Axel Seuser, Thomas Wallny, Johannes Oldenburg (Hrsg.)

Hämophilie und Schmerz

WellerVerlag

Dr. med. Axel Seuser
Orthopädische Abteilung
Kaiser-Karl-Klinik GmbH
Graurheindorfer Straße 137
53117 Bonn

Prof. Dr. med. Thomas Wallny
Orthopädisch-traumatologisches Zentrum
St.-Bernhard-Hospital
Bürgermeister-Schmelzing-Straße 90
47475 Kamp-Lintfort

Prof. Dr. med. Johannes Oldenburg
Institut für Experimentelle Hämatologie und Transfusionsmedizin
Universitätsklinikum Bonn
Sigmund-Freud-Straße 25
53105 Bonn

Bibliografische Information Der Deutschen Bibliothek
Die Deutsche Bibliothek verzeichnet diese Publikation in der Deutschen Nationalbibliografie; detaillierte bibliografische Daten sind im Internet über *http://dnb.d-nb.de* abrufbar.

Wichtiger Hinweis: Wie jede Wissenschaft ist die Medizin ständigen Entwicklungen unterworfen. Forschung und klinische Erfahrung erweitern unsere Kenntnisse, insbesondere was Behandlung und medikamentöse Therapie anbelangt. In diesem Buch enthaltene Angaben zu Dosierungen oder Applikationen wurden mit aller Sorgfalt hinsichtlich des aktuellen Wissensstandes überprüft. Dennoch übernehmen Herausgeber, Autoren und Verlag – auch im Hinblick auf mögliche Druckfehler – keine Gewähr für die Richtigkeit. Dem Anwender wird empfohlen, diese Angaben anhand des Beipackzettels oder anderer Unterlagen des Herstellers zu überprüfen. Dies gilt insbesondere bei selten verwendeten oder neu auf den Markt gebrachten Präparaten.

Peter-Schnellbach-Straße 41/1, 69151 Neckargemünd
Printed in Germany

Lektorat: Dr. med. Anatol Kurme, Hamburg
Grafik: Anna Dragmanli, Neckargemünd
Satzkonvertierung: ProSatz Unger, Weinheim
Druck: betz-druck GmbH, Darmstadt

ISBN 978-3-933315-10-6

Geleitwort

Ist die Blutung die phänotypische Auswirkung des durch den Gendefekt erheblich beeinträchtigten Gerinnungsprozesses, so ist der Schmerz das erste Symptom der akuten hämophilen Blutung und damit häufig ein ständiger Begleiter des Hämophilen. Da die Blutungen zwar am häufigsten in den Gelenken und der Muskulatur, aber – wenn auch selten – ubiquitär in allen Organen und Körperregionen auftreten können, spielt für den Hämophilietherapeuten der Kenntnisstand der Schmerzentstehung in seinen vielfältigen Wahrnehmungen eine wesentliche Rolle, um gezielt helfen zu können.

Im „Pschyrembel" wird der Schmerz als *„komplexe Sinneswahrnehmung unterschiedlicher Qualität, die in der Regel durch Störung des Wohlbefindens als lebenswichtiges Symptom von Bedeutung ist und in chronischer Form einen eigenständigen Krankheitswert erlangt"* definiert. Dieser Individualität der Schmerzwahrnehmung und Schmerzempfindung sowie seiner durch die Grunderkrankung bedingten therapeutischen Einschränkungen Rechung zu tragen, hat sich dieses Buch zur Aufgabe gestellt.

In der Hämophiliebehandlung muss grundsätzlich der akute Schmerz von dem durch blutungsbedingte Veränderungen des Bewegungsapparates hervorgerufenen chronischen Schmerz unterschieden werden. Beide Arten des Schmerzes erfordern unterschiedliche therapeutische Maßnahmen. So ist einerseits die ausreichende und rechtzeitige Substitution des fehlenden Gerinnungsfaktors anlässlich einer akuten Blutung die Therapie der Wahl und daher eine individuell angepasste Prophylaxe von entscheidender Bedeutung, um die Häufigkeit akuter Blutungen drastisch zu senken. Andererseits erfordern die durch rezidivierende Blutungsereignisse im Bereich der Gelenke und Muskulatur verursachten Gelenkdestruktionen und die sich daraus ergebenden oft schmerzhaften Behinderungen der meist älteren Patienten andere und oft unterschiedliche therapeutische Maßnahmen. Diesen Gegebenheiten versucht dieses Buch gerecht zu werden.

So werden zunächst die Physiologie und Psychologie des Schmerzes ausführlich dargestellt und die zum Teil deutlichen pathophysiologischen Unterschiede detailliert erläutert. Hieraus ergeben sich vielfältige therapeutische Möglichkeiten, die neben den Grundlagen der allgemeinen Schmerztherapie besondere Kenntnisse in ihrer hämophiliespezifischen Anwendung erfordern. So sind z. B. Schmerztherapeutika auszuschließen, welche die durch die Grunderkrankung gegebene Blutungsneigung verstärken würden. Darüber hinaus muss zusätzlich besondere Sorgfalt bei der Auswahl von Schmerzmedikamente bei Patienten berücksichtigt werden, die sich durch nichtvirusinaktivierte Gerinnungspräparate plasmatischer Herkunft in den 1960er und 1970er Jahren eine chronische Hepatitisinfektion und/oder Ende der

1970er und frühen 1980er Jahre eine HIV-Infektion zugezogen haben. Auf die verschiedenen Möglichkeiten der therapeutischen Anwendung durch gezielte Physiotherapie sowie der Anwendung physikalischer Maßnahmen zur Schmerzlinderung bei vorhandenen Behinderungen wird intensiv eingegangen, wobei auch jene noch gesunden Gelenke Berücksichtigung finden müssen, die durch Arthropathien angrenzender Gelenke in Mitleidenschaft gezogen werden. Auch alternative Therapien werden besprochen, die bisher hinsichtlich ihrer therapeutischen Wirkung bei Hämophilen noch weitgehend unbekannt sind. Nicht selten ist die operative Intervention die letzte Möglichkeit, schwere arthropathische Gelenkbeschwerden zu beseitigen oder zumindest zu lindern. Auch diesbezüglich wird deutlich gemacht, dass eine ausreichende Kenntnis und Erfahrung der Grunderkrankung wesentlich zum Erfolg des Eingriffs wie auch seiner Nachsorge beiträgt. Da psychische Prozesse die Wahrnehmung des Schmerzes und seine Verarbeitung gerade in der Entwicklung des Kindes zum Erwachsenen nicht unwesentlich beeinflussen, werden ebenso psychotherapeutische Verfahren und Maßnahmen im Verhalten gegenüber Kindern ausführlich beschrieben. Der Tatsache, dass Kinder keine „kleinen Erwachsenen“ sind, wird in einem eigenen Kapitel Rechnung getragen und dezidiert erläutert.

Dieses Buch ist die erste Veröffentlichung, die den Schmerz des Hämophilen aus möglichst vielen Gesichtspunkten beleuchtet und die vielfachen therapeutischen Optionen umfassend, differenziert und mit hohem wissenschaftlichen Anspruch darstellt. Deutlich wird die Individualität der Schmerzempfindung des einzelnen Hämophilen, der aufgrund seiner angeborenen lebenslangen Grunderkrankung, der im Rahmen der „ärztlich kontrollierten Selbstbehandlung“ erlernten Grundsätze, des im Laufe seines Lebens erlebten Krankheitszustandes sowie seiner individuellen Probleme Erfahrungen gerade im Hinblick auf „seine persönliche Schmerzproblematik“ erwirbt. Diese sollten von jedem ihn behandelnden Arzt respektiert, berücksichtigt und damit therapeutisch genutzt werden.

Hans-Hermann Brackmann

Vorwort

Die Hämophilie ist eine Erkrankung des Gerinnungssystems mit direktem durch Blutungen bedingten Einfluss auf den Bewegungsapparat. Erste und wichtigste Symptome sind neben der Schwellung des blutenden Gelenkes oder bei Blutungen in die Muskulatur die Entzündung und der Schmerz, die Lebensbegleiter des Hämophilen.

In den letzten Jahren galt die vorrangige Forschung der Optimierung der hämostaseologischen Therapie: Verfügbarkeit von Faktor VIII und IX, Virussicherheit und verbesserte Darreichungsform. So war der jeweils zur Blutstillung verabreichte Gerinnungsfaktor jahrelang das einzige Schmerzmittel bei hämophilen Patienten.

Eine erste genauere Untersuchung zu Hämophilie und Schmerz wurde erst 1998 durchgeführt. Einige Jahre später folgten Untersuchungen speziell bei Kindern. In diesen Studien zeigte sich eines der Hauptprobleme: Hämophile Erwachsene und Kinder sind stille Dulder („silent sufferer"), die den Schmerz als Schicksal akzeptiert haben.

Nur selten wird bei ihnen eine spezifische Schmerztherapie durchgeführt und langfristig eine Schmerzprävention eingeleitet, die gleichzeitig eine Vorbeugung der Hämarthropathie bedeutet. Dies liegt sicherlich daran, dass das auf Forschung und Erfahrung basierende Wissen über Schmerztherapie in den interdisziplinären Teams rund um den hämophilen Patienten nur eingeschränkt vorhanden ist.

Hierbei handelt es sich aber auch um ein gesamtgesellschaftliches Problem, da die Bedeutung einer kausalen Schmerztherapie in Deutschland und Westeuropa lange Jahre vernachlässigt wurde.

Die vorgenannten Studien führten zur Entstehung dieses Buches. Hämatologen, Internisten, Pädiater, Orthopäden, Schmerztherapeuten und Psychologen beleuchten jeweils aus ihrer Sicht das Problem Schmerz unter Berücksichtigung der Besonderheiten des Krankheitsbildes Hämophilie.

All denen, die hämophile Patienten betreuen und mit deren Schmerzen konfrontiert werden, sei dieses Buch empfohlen.

Bonn, im Oktober 2008 *Die Herausgeber*

Danksagung

Wir danken Baxter Deutschland GmbH, die das Erscheinen dieses Buches ermöglichte, sowie Herrn Dr. Kurme für seine wertvolle redaktionelle Hilfe.

Anmerkung: In diesem Buch werden personenbezogene Begriffe nur in der männlichen Sprachform verwendet. Dies geschieht allein aus Gründen der Lesbarkeit. Die Leserinnen werden um Verständnis gebeten.

Autoren

Dr. med. Philipp Berdel
Klinik und Poliklinik für Orthopädie
und Unfallchirurgie
Universitätsklinikum Bonn
Sigmund-Freud-Straße 25
53127 Bonn

Dr. med. Hans-Hermann Brackmann
Elisabethstraße 14
53177 Bonn

Dr. med. Christian Dierke-Dzierzon
Facharzt für Anästhesiologie
Im Mühlenbach 2 b
53127 Bonn

Dr. med. Sven Gutsche
Facharzt für Kinder- und Jugendmedizin
Stresemannstraße 4
23564 Lübeck

Dr. med. Barbara Niemann
Institut für Experimentelle Hämatologie
und Transfusionsmedizin
Hämophiliezentrum
Universitätsklinikum Bonn
Sigmund-Freud-Straße 25
53105 Bonn

Prof. Dr. med. Johannes Oldenburg
Institut für Experimentelle Hämatologie
und Transfusionsmedizin
Hämophiliezentrum
Universitätsklinikum Bonn
Sigmund-Freud-Straße 25
53105 Bonn

Dr. med. Wolfgang Paul
Klinik für Anästhesie und operative
Intensivmedizin
St.-Bernhard-Hospital
Bürgermeister-Schmelzing-Straße 90
47475 Kamp-Lintfort

Prof. Dr. med. Jürgen K. Rockstroh
Innere Rheuma-Tropen-Ambulanz
Medizinische Universitätsklinik und
Poliklinik I
Sigmund-Freud-Straße 25
53105 Bonn

Dipl.-Psych. Elisabeth Schulze Schleithoff
Institut für Experimentelle Hämatologie
und Transfusionsmedizin
Hämophiliezentrum
Universitätsklinikum Bonn
Sigmund-Freud-Straße 25
53105 Bonn

Dr. med. Axel Seuser
Orthopädische Abteilung
Kaiser-Karl-Klinik GmbH
Graurheindorfer Straße 137
53117 Bonn

Prof. Dr. med. Thomas Wallny
Orthopädisch-traumatologisches
Zentrum
St.-Bernhard-Hospital
Bürgermeister-Schmelzing-Straße 90
47475 Kamp-Lintfort

Inhalt

1 Einführung

Hans-Hermann Brackmann

Die Hämophilie ist durch einen X-chromosomalen rezessiven Gendefekt bedingt. Durch verschiedenste Mutationen im Bereich des Faktor-VIII-Gens (Hämophilie A) bzw. des Faktor-IX-Gens (Hämophilie B) kommt es bei Hämophiliepatienten zu deutlichen Verminderungen der körpereigenen Faktor-VIII- bzw. Faktor-IX-Aktivitäten bis hin zu deren völligem Fehlen. In Abhängigkeit vom Ausmaß der Verminderung spricht man von einer leichten (Restaktivität 6–15%), mittelschweren (Restaktivität 1–5%) und schweren (Restaktivität unter 1%) Verlaufsform der Hämophilie A bzw. B. Durch den geschlechtsgebundenen Erbgang erkranken ausschließlich männliche Neugeborene, während die betroffenen Frauen als Konduktorinnen die Krankheit weitervererben, ohne selbst zu erkranken.

Die Gerinnungsfaktoren VIII und IX spielen in dem komplexen Ablauf des plasmatischen Gerinnungsvorganges eine zentrale Rolle. Bleibt die bei einer Gefäßverletzung einsetzende Ausbildung eines den Gefäßdefekt abdichtenden Gerinnungspfropfes aus, kommt es zu Blutungen. Die Faktoren VIII und IX sind im sog. Tenasekomplex an der Aktivierung von Faktor X beteiligt. Dieser aktiviert Prothrombin zu Thrombin, das letztendlich Fibrinogen zu Fibrin umwandelt, welches neben Thrombozyten den Hauptbestandteil eines Blutgerinnsels bildet. Fehlt der Faktor VIII oder Faktor IX, wird die Gerinnungskaskade unterbrochen, und es kommt phänotypisch zu Blutungen.

Die Ergebnisse einer vom Bonner Hämophiliezentrum über einen Zeitraum von fünf Jahren durchgeführten Analyse der Blutungshäufigkeit und -lokalisation unter Auswertung von insgesamt 17 224 Blutungsdokumentationen bei 642 Hämophiliepatienten zeigte, dass 93% der Blutungen im Bereich des Bewegungsapparates (80% Gelenke und 13% Muskulatur) auftraten, wobei hinsichtlich der Gelenke in abnehmender Reihenfolge die Knie-, Sprung- und Ellenbogengelenke am häufigsten betroffen waren. Blutungen nach außen, im Mund- oder Halsbereich sowie innere Blutungen zeigten sich dagegen selten.

Wurde in den 1950er Jahren eine Blutung mit Vollblut – teilweise als Direktübertragung – oder Plasma behandelt, so standen in den 1960er Jahren gering konzentrierte Plasmafällungen wie die Cohn-Fraktion (Plasmafraktion I nach Cohn durch Alkoholfällung) oder Kryopräzipitat (Kryopräzipitation durch Fällung in der Kälte) zur Verfügung, die ausschließlich in der Klinik Anwendung fanden. Hierdurch bedingt nahm das Ausmaß der Blutungen in Abhängigkeit von der Zeit, die zwischen dem Auftreten der Blutung und ihrer Behandlung in der Klinik verstrich, zum Teil dramatisch zu und damit einhergehend auch die Beschwerdesymptomatik.

Durch die Einführung der ärztlich kontrollierten Selbstbehandlung – 1971 erstmalig in Europa – und die nahezu zeitgleiche Entwicklung gereinigter und damit wesentlich standardisierterer und konzentrierterer Gerinnungspräparate konnte die oben beschriebene fatale Zeitspanne zwischen dem Auftreten der Blutung und ihrer Behandlung überwunden werden. Der Patient war von diesem Zeitpunkt an selbst in der Lage, die notwendige Behandlung nach ärztlicher Anweisung zu Hause durchzuführen, sobald er die Blutung erkannte.

Die mit dieser Behandlungsform verbundene Möglichkeit der Einführung prophylaktischer Behandlungsmaßnahmen war eine logische Konsequenz orthopädisch-klinischer Erfahrungen. Diese zeigten, dass auch eine frühzeitige Therapie nach Auftreten von Blutungen, abhängig von deren Frequenz, Ausmaß und Lokalisation, dennoch häufig zu Gelenkveränderungen führte.

Leider hatte die Behandlung mit Blut in den 1950er Jahren oder den aus Plasma gewonnenen Produkten – Cohn-Fraktion, Kryopräzipitat – in den 1960er Jahren sowie den aus menschlichem Plasma hergestellten Gerinnungspräparaten in den 1970er Jahren eine hohe Rate an Hepatitis-B- und -C-Infektionen und Ende der 1970er sowie Anfang der frühen 1980er Jahre auch HIV-Infektionen zur Folge. Gerade die HIV-Infektion führte aufgrund ihrer bis in die Mitte der 1990er Jahre kaum vorhandenen Behandlungsmöglichkeiten nicht selten zum Tod und hat die Hämophiliegemeinschaft aufs Schwerste getroffen.

Durch die Einführung virusinaktivierter plasmatischer Gerinnungspräparate und in der weiteren Entwicklung auch gentechnologisch hergestellter Konzentrate wurden keine weiteren Infektionen mit den genannten humanpathogenen Keimen beobachtet.

Um zukünftige gravierende Nebenwirkungen frühzeitigst erkennen und ausschalten zu können, hat das Bundesgesundheitsministerium deshalb 1993 ein aus Experten verschiedenster Disziplinen bestehenden Arbeitskreis „Blut" ins Leben gerufen.

Auch heute sind Betroffenheit und Angst der Eltern bzw. der betroffenen Familien groß, wenn diese zum ersten Mal mit der Diagnose Hämophilie A oder B konfrontiert werden. Diese Angst lässt sich sehr rasch durch die ausführliche Erläuterung der heutigen therapeutischen Möglichkeiten mindern. Im Vordergrund stehen dabei die in den „Leitlinien zur Therapie mit Blutkomponenten und Plasmaderivaten" der Bundesärztekammer 2003 zusammengefassten Ziele der Hämophilietherapie:

- Verhütung von Blutungen,
- Behandlung von Blutungen, deren Komplikationen und Folgeschäden,
- Erhaltung und/oder Wiederherstellung der Gelenkfunktionen sowie
- Integration des Hämophilen in ein normales soziales Leben.

So wird bei schweren und zum Teil auch mittelschweren Verlaufsformen – diese sind durch rezidivierende spontane bzw. mikrotraumatisch ausgelöste Blutungen vorwiegend in die Gelenke gekennzeichnet – die prophylaktische Behandlung bereits im Kleinkindesalter mit einer Dosierung von 20–40 I.E./kg Körpergewicht mindestens dreimal in der Woche und auch im Erwachsenenalter eine Fortführung der Prophylaxe in individueller Anpassung empfohlen.

Das Ziel der Hämophiliebehandlung ist die Verhinderung von Blutungen und deren sekundären Folgen (Gelenkarthropathien, Muskelatrophien) und damit auch die Vermeidung von Schmerzen. Da eine Normalisierung der Gerinnung durch dauernde Substitution des fehlenden Gerinnungsfaktors zwar theoretisch möglich, praktisch aber wegen fehlender Ressourcen und exorbitanter Kosten nicht durchführbar ist, bleibt der Spagat zwischen einer ausreichenden Behandlung in individuell angepasster Dosierung, um einerseits Blutungen und deren Sekundärfolgen weitgehend zu vermeiden und andererseits auch die Kontrolle der Kosten zu gewährleisten.

Dies schließt die Behandlung der derzeit schwerwiegendsten Nebenwirkung der Hämophilietherapie – die Entwicklung eines Hemmkörpers – mit ein. Hierbei handelt es sich um Alloantikörper, die bei Faktor-VIII-Mangel in ca. 30% und bei Faktor-IX-Mangel in ca. 3% der Fälle auftreten. Durch sie werden die mit den spezifischen Gerinnungspräparaten zugeführten Faktor-VIII- bzw. -IX-Proteine neutralisiert. Die Therapie wird somit unwirksam. Eine Eradikation dieser Antikörper lässt sich derzeit am erfolgreichsten mit einer Immuntoleranztherapie nach dem Bonn-Protokoll durchführen, die sehr hohe Faktor-VIII- bzw. -IX-Dosierungen vorsieht, mit denen der Hemmkörper dauerhaft eliminiert werden kann.

Um die Therapie in der Zukunft durch ausreichende Kompetenz zu sichern, hat der Gesetzgeber im Rahmen des Gesundheitsmodernisierungsgesetzes in § 116b SGB V die Anforderungen an ein Hämophiliezentrum formuliert. Diese Voraussetzungen umfassen insbesondere eine ausreichende personelle und räumliche Ausstattung sowie die unmittelbare Verfügbarkeit aller für die medizinische Versorgung der Hämophilen notwendigen Fachrichtungen.

Diese umfassende interdisziplinäre Betreuung und Behandlung schließt den Patienten mit seiner ärztlich kontrollierten Selbstbehandlung ein. Dieser wird aufgefordert, durch ein entsprechendes Verhalten einerseits und den sorgfältigen Umgang mit den kostenintensiven Gerinnungspräparaten einschließlich ihrer exakten Dokumentation andererseits auf der Basis einer individuellen Dosierungsanleitung ein Optimum an Effizienz im Hinblick auf die Vermeidung von Blutungen und damit deren Folgen zu erreichen.

Wie bei anderen schwerwiegenden chronischen Krankheitsbildern spielen auch in der Hämophilie die beiden großen Selbsthilfegruppen, die Deutsche Hämophiliegesellschaft (DHG) sowie die Interessengemeinschaft Hämophiler (IGH), eine entscheidende Rolle in der Unterstützung aller an der Verbesserung der Hämophiliebehandlung und -betreuung beteiligten Parteien.

2 Physiologie des Schmerzes

Christian Dierke-Dzierzon

Nach einer Definition der International Association of Pain (IASP) ist „*Schmerz ein unangenehmes Sinnes- und Gefühlserlebnis, das mit einer aktuellen oder potenziellen Gewebeschädigung einhergeht oder mit Begriffen einer solchen Schädigung beschrieben wird*".

Schmerz ist somit eine an den Wachzustand gebundene subjektive Empfindung. Nach ihrer Dauer werden akute von chronischen Schmerzen unterschieden.

Akute Schmerzen können einerseits bereits durch Reize bei drohender Gewebeschädigung entstehen. Sie haben dann eine wichtige Warnfunktion. Andererseits führen Verletzung oder Entzündung zu Gewebeschäden, die akute Schmerzen verursachen. Diese lösen dann ein biologisch sinnvolles Schonverhalten aus.

Chronische Schmerzen sind im Gegensatz dazu oft Ausdruck einer Fehlfunktion und haben jede physiologische Bedeutung verloren. Sie können zur Schmerzkrankheit führen. Nach einer Schmerzdauer von zwei bzw. drei Monaten und länger zeigen sich Beeinträchtigungen auf kognitiv-emotionaler, sozialer, Verhaltens- und physiologisch-organischer Ebene mit zum Teil erheblichen Funktionseinschränkungen.

Der Übergang vom akuten zum chronischen Schmerz wird nicht nur durch die Zeitdauer bestimmt, sondern bedeutet vor allem auch einen qualitativen Sprung vom physiologisch Sinnvollen zur pathophysiologischen Entgleisung der Schmerzverarbeitung auf verschiedenen Ebenen.

2.1 Nozizeptorschmerz

Nozizeptoren sind freie Nervenendigungen, die in allen Geweben außer dem Gehirn vorkommen. Mechanische, thermische und chemische Reize erregen diese speziell für die Schmerzwahrnehmung verantwortlichen Sinnesfühler. Die Erregung wird dann über schwach myelinisierte Aδ-Fasern oder nichtmyelinisierte C-Fasern zum Zentralnervensystem (ZNS) über mehrfach synaptische Verschaltungen weitergeleitet. Besonders eindrucksvolle Beispiele für Nozizeptorschmerzen sind Schmerzen bei intraluminalen Druckerhöhungen (Koliken) und Durchblutungsstörungen der Muskulatur (Claudicatio intermittens und Angina pectoris). An den Gelenken können Entzündungen Nozizeptoren stimulieren, z. B. beim aktivierten Arthroseschmerz, und eine Chronifizierung der Schmerzen einleiten.

Beim Phänomen der Sensibilisierung von Nozizeptoren durch die Freisetzung von Prostaglandinen und Neuropeptiden im Gewebe kommt es zur Erniedrigung der Erregbarkeitsschwelle, die neuronale Entladungsfrequenz nimmt zu bis hin zur Spontanaktivität. Im Rahmen des Chronifizierungsprozesses bei Entzündungen und chronischen Läsionen kann eine Rekrutierung stummer nozizeptiver Afferenzen, die unter physiologischen Bedingungen nicht aktiv sind, zur Schmerzintensivierung beitragen. Diese Veränderungen im Rahmen der peripheren Sensitivierung resultieren in einer gesteigerten Schmerzwahrnehmung von noxischen Reizen (Hyperalgesie). Die gesteigerte Schmerzempfindlichkeit für mechanische oder thermische Reize wird als primäre Hyperalgesie bezeichnet. Für die Entstehung der sekundären Hyperalgesie in der Umgebung der primären Hyperalgesiezone sind Veränderungen in zentralnervösen Strukturen der Schmerzverarbeitung verantwortlich.

Das Hinterhornneuron des Rückenmarkes ist eine zentrale Relaisstation für die Verarbeitung aller Signale der Erregung und Schmerzreizhemmung. Der Neurotransmitter Glutamat führt zu einer Aktivierung der AMPA-Rezeptoren (α-Amino-3-hydroxy-5-methyl-4-isoxazol-Propionsäure). Diese vermitteln Informationen über Lokalisation, Intensität und Dauer der Schmerzimpulse. Sie werden direkt oder über Zwischenneurone zum Thalamus und somatosensorischen Kortex weitergeleitet, wo in Verbindung mit dem limbischen System der Sinneseindruck Schmerz entsteht. Bei einer wiederholten Stimulation der sensorischen Hinterhornneurone werden dann zusätzlich NMDA-(N-Methyl-D-Aspartat-)Rezeptoren aktiviert. Die Freisetzung weiterer Neuropeptide, wie z. B. die Substanz CGRP („calcitonin gene-related peptide“) und NGF (Nervenwachstumsfaktor), aus den afferenten Neuronen führt dann zu lang anhaltender Erregung der Hinterhornneurone und damit zur räumlichen und zeitlichen Bahnung des Schmerzimpulses. Im Zusammenhang damit kommt es zu einem Anstieg der intrazellulären Konzentration von Kalziumionen und über eine Phosphorylierung intrazellulärer Proteine zu gesteigerter Genexpression. Dies führt zu einer phänotypischen Veränderung der nozizeptiven Neurone, die auch als neuronale Plastizität bezeichnet wird. Diese neuroplastischen Veränderungen setzen sich bis in die übergeordneten Zentren der Schmerzempfindung fort und führen zur Ausbildung eines Schmerzgedächtnisses. Es können Phänomene wie mechanische und thermische Allodynie und Hyperalgesie entstehen. Körpereigene schmerzhemmende Mechanismen werden zurückgedrängt.

Aus der primär sinnvollen Erregung der Nozizeptoren bei einer akuten Schmerzempfindung kann aufgrund der Neuroplastizität des ZNS eine chronische Schmerzkrankheit resultieren. Die Balance zwischen erregenden Impulsen und hemmenden Regulationsmechanismen ist gestört.

2.2 Neuropathischer Schmerz

Schmerzen können nicht nur durch Erregung von Nozizeptoren, sondern auch durch Läsionen oder eine gestörte Funktion des Nervensystems selbst entstehen. Die Ursachen liegen häufig im afferenten Teil des Nervensystems, z. B. Druck auf den Medianusnerv beim Karpaltunnelsyndrom oder Störung der Erregungsleitung bei der diabetischen Polyneuropathie. Zentral gelegene Strukturen können durch Einblutung (Hirninfarkt), Folge eines Traumas (Querschnittslähmung) oder Entzündung (Encephalomyelitis disseminata) betroffen sein und zu schwer therapierbaren, meist primären chronischen Schmerzzuständen führen.

Die Kombination aus Schmerz, sensorischen Defiziten, Dysästhesien und Parästhesien ist charakteristisch für den neuropathischen Schmerz. Dafür sind neben peripheren auch spinale und supraspinale Prozesse verantwortlich. Am häufigsten wird über brennende, zum Teil ziehende Dauerschmerzen mit elektrisierender Komponente geklagt. Paroxysmale attackenartige Schmerzen können singulär auftreten oder sich dem Dauerschmerz aufpfropfen. Bei 20–30% der Patienten lassen sich evozierbare Schmerzen nachweisen. Eine besondere Form ist dabei die Allodynie, wobei Schmerzsensationen durch nichtnoxische Reize wie leichte Berührung, Kälte- oder Wärmeapplikation ausgelöst werden.

Bei einigen neuropathischen Schmerzzuständen spielt das sympathische Nervensystem eine zentrale Rolle. Zur Differenzierung seiner Mitbeteiligung wurden die Begriffe SMP („sympathetically maintained pain") und SIP („sympathetically independent pain") geprägt und Unterscheidungskriterien für diese beiden Formen des neuropathischen Schmerzes festgelegt.

Infolge einer Funktionsstörung des sympathischen Nervensystems kann sich ein besonderes Schmerzbild entwickeln: die sympathische Reflexdystrophie oder besser das komplexe regionale Schmerzsyndrom („complex regional pain syndrome", CRPS). Eine Trias aus Störungen des sensiblen, motorischen und autonomen Nervensystems ist charakteristisch für dieses Krankheitsbild, das in 20–50% der Fälle zu einem persistierenden Funktionsdefizit als Spätkomplikation führen kann.

Die Ursachen für neuropathische Schmerzen können vielfältig sein. Bei Mitbeteiligung des sympathischen Nervensystems laufen sehr komplexe Mechanismen ab. Hierbei gilt im Besonderen, dass eine Therapie der Schmerzen bereits in der Frühphase ihres Auftretens eingeleitet werden muss, um der Chronifizierung und den Spätschäden vorzubeugen.

Literatur

Woolf CJ, Salter MW (2000) Neuronal plasticity: increasing the gain in pain. Science 288: 1765–1769

3 Psychologie des Schmerzes

Elisabeth Schulze Schleithoff

Das Phänomen Schmerz ist ein multidimensionales Geschehen, bei dem somatische, neurologische und psychosoziale Faktoren eine Rolle spielen und ineinander greifen. Ein psychologisch relevantes Thema ist der Schmerz nicht nur deshalb, weil er Auswirkungen auf das menschliche Denken, Erleben und Verhalten hat, sondern auch, weil das Schmerzempfinden selbst das Ergebnis eines komplexen Verarbeitungsprozesses ist, der von kognitiven, emotionalen und sozialen Bedingungen geprägt wird. Ein rein mechanistisches Schmerzverständnis, demzufolge der Schmerz ausschließlich die sensorische Begleiterscheinung einer somatischen Schädigung ist, muss heute als überholt gelten.

Eine gängige Schmerzdefinition aus dem Jahr 1979 stammt von der International Association for the Study of Pain (IASP). Darin wird Schmerz charakterisiert als *„ein unangenehmes Sinnes- und Gefühlserlebnis, das mit einer aktuellen oder potenziellen Gewebeschädigung verknüpft ist oder mit Begriffen einer solchen Schädigung beschrieben wird“*. Mit dieser Definition wird die mechanistische Sichtweise verlassen und die psychologischen Komponenten des Schmerzerlebens finden Berücksichtigung. Gleichzeitig wird anerkannt, dass Schmerz zwar immer als ein körperliches Phänomen erfahren wird und gewöhnlich auch auf einer Gewebeschädigung beruht, diese aber nicht notwendig voraussetzt. *„Schmerz ist auch dann Schmerz, wenn für ihn keine organischen Ursachen oder Auslösebedingungen nachweisbar sind.“* Inzwischen sind psychologische Prozesse als Faktoren anerkannt, die das Schmerzerleben wie auch das Schmerzverhalten modulieren, und zum Ansatzpunkt für therapeutische Interventionen der Schmerzreduktion geworden.

Auch unter psychologischen Gesichtspunkten ist die Unterscheidung von akutem und chronischem Schmerz sinnvoll und notwendig. Der *akute Schmerz* hat in der Regel klar erkennbare Auslöser und ist gut zu lokalisieren. Er weist auf eine drohende oder bereits eingetretene Gewebeschädigung hin und hat insofern eine wichtige Warn- und Schutzfunktion. Da er als Bedrohung der körperlichen Integrität verstanden werden kann, geht er meistens mit autonomer Erregung und Angst einher. Das Ausmaß des akuten Schmerzes steht in einer engen Beziehung zur Intensität des schmerzauslösenden Reizes. *Chronische Schmerzen* sind zumeist nicht gut lokalisierbar. Eine enge Kopplung zwischen organischer Schädigung und erlebter Schmerzintensität liegt gewöhnlich nicht vor und häufig lassen sich gar keine physiologisch/organischen Auslösefaktoren nachweisen. Ihre Schutz- und Warnfunktion haben chronische Schmerzen daher fast völlig verloren. Sie führen dementsprechend auch weniger zu Angstzuständen als vielmehr zu Gefühlen der Hilflosigkeit und der Depression. Chronischer Schmerz, der von der ursprünglich zugrunde liegenden Schädigung weitgehend abgekoppelt ist, muss als eigenständiges Krankheitsbild betrachtet werden. Zwar wird jeder Schmerz durch psychische und soziale Faktoren beeinflusst, bei der Entwicklung und dem Fortbestehen des chronischen Schmerzes kommt diesen Einflussfaktoren aber ein besonderes Gewicht zu.

In der Hämophiliebehandlung haben wir es mit beiden Schmerzformen zu tun: Akuter Schmerz tritt als Folge von frischen Blutungen und medizinischer Behandlung auf, chronischer Schmerz vorwiegend im Zusammenhang mit Blutungsfolgen, z. B. Gelenkschädigungen und Muskelkontrakturen. Akute Schmerzen haben in der Hämophiliebehandlung eine wichtige diagnostische Funktion. Sie sind gewöhnlich der erste Hinweis auf eine (beginnende) Blutung und geben Rückmeldung über den Blutungsverlauf. Gleichzeitig wird durch akute Blutungsschmerzen das Bewegungsverhalten reguliert und übermäßige Aktivität verhindert. Chronischer und akuter Schmerz können sich allerdings auch überlagern, wenn eine Blutung in einem schon chronisch schmerzenden Bereich auftritt. Ausmaß und Verlauf dieser akuten Blutung sind dann aufgrund des Schmerzerlebens nur schwer zu beurteilen. Während Bewegungsreduktion bei einem akuten Blutungsgeschehen sinnvoll oder sogar notwendig ist, ist sie bei chronischen Schmerzen problematisch und oft auch schädlich. Schonung kann der Beginn einer Spirale von ungünstigen Schonhaltungen, Abbau von Muskeln, weiteren Schmerzen und fortgesetzter Inaktivität sein. Schmerzmanagement hat im Bereich der Hämophilie die schwierige Aufgabe, chronische Schmerzen zu minimieren, ohne die Sensibilität und Aufmerksamkeit für akute (Blutungs-)Schmerzen zu beeinträchtigen.

3.1 Schmerzerfassung

Schmerz ist eine komplexe Reaktion, die auf der verbal-subjektiven, der motorisch-verhaltensbezogenen und der physiologisch-organischen Ebene beschrieben werden kann. Eine sorgfältige Schmerzmessung erfordert die Einbeziehung aller drei Reaktionsebenen, da zwischen ihnen oft keine hohe Übereinstimmung besteht. Eine umfassende Schmerzdiagnostik – als Grundlage für therapeutisches Handeln – sollte nicht nur die Intensität und Qualität eines Schmerzes bestimmen, sondern auch die Bedingungen, in die das Schmerzgeschehen eingebettet ist.

Die *verbal-subjektive Ebene* des Schmerzes umfasst das aktuelle Schmerzempfinden, einschließlich der zugehörigen Gedanken, Vorstellungen und Gefühle. Zugang zu dieser Ebene erlangt man durch verbale Äußerungen des Patienten. Auch die Schmerzverarbeitung, die Schmerzvorgeschichte und die psychosozialen Konsequenzen des Schmerzes sollten unbedingt erfasst werden. Zur Erleichterung und Standardisierung der klinischen Diagnostik liegen diverse, zum Teil psychometrisch gut abgesicherte Messinstrumente vor.

Zu den *motorisch-verhaltensbezogenen Schmerzreaktionen* gehören: mimischer Ausdruck, spezifische Lautmuster des Schreiens und Weinens, Körpersprache (z. B. Reiben, Abstützen), reflektorische Rumpf- und Extremitätenbewegungen, Schonhaltungen, Medikamenteneinnahme, Inaktivität usw. Auch zur Erfassung des Schmerzverhaltens gibt es eine Reihe standardisierter Verfahren.

Physiologisch-organisch äußert sich Schmerz durch eine generelle autonome Hyperaktivierung, also durch einen Anstieg von Blutdruck, Hautwiderstand, Herzfrequenz, Atmung, Muskelspannung etc. Gleichzeitig treten Veränderungen in der Elektroenzephalographie (EEG) auf und es werden chemisch bestimmbare Schmerzstoffe freigesetzt, wie z. B. Serotonin, Substanz P oder körpereigene Opioide, die analgetisch wirken. Für die klinische Diagnostik ist besonders das Oberflächenelektromyogramm interessant, mit dem sich prüfen lässt, inwieweit abnorme Veränderungen der Muskelspannung mit dem Schmerz einhergehen. Inadäquate Spannungserhöhungen oder -asymmetrien, z. B. infolge von Fehlhaltungen, dürften gerade bei Hämophiliepatienten für das Schmerzgeschehen eine Rolle spielen. Autonome Maße wie Herzrate, Fingertemperatur, Blutvolumen oder Hautleitfähigkeit korrelieren mit verschiedenen psychologischen Zuständen und sind nicht spezifisch für Schmerz.

Besondere Anforderungen stellt die Schmerzerfassung bei *Kindern*. Kindliche Schmerzäußerungen sind nur schwer von anderen Distressreaktionen (z. B. Angst) zu unterscheiden und variieren stark in Abhängigkeit vom kognitiven Entwicklungsstand (Entwicklung von Körperschema und Zeitperspektive, Sprachvermögen etc). Schmerzberichte von Kindern werden stark von situativen Faktoren, wie z. B. Anwesenheit der Eltern, Ort, Zeitpunkt, momentane Verfassung und Erwartung der Konsequenzen, beeinflusst. Hinsichtlich ihrer Reaktionen auf akuten und chronischen Schmerz unterscheiden sich Kinder deutlich von Erwachsenen: Während akute Schmerzreize bei ihnen zumeist sehr heftige Reaktionen hervorrufen, bleiben die schmerzbezogenen Äußerungen und Verhaltensweisen beim chronischen Schmerz eher gering. Chronischen Gelenkschmerz können Kinder offenbar nur schwer verbal einschätzen und sie äußern ihn auch weniger als Erwachsene durch Klagen. Dies ist in der Hämophiliebehandlung zu berücksichtigen. Auch für Kinder gibt es verschiedene standardisierte Messinstrumente.

3.2 Psychische Faktoren der Wahrnehmung und Aufrechterhaltung von Schmerz

Das Schmerzempfinden eines Menschen ist aus einer zugrunde liegenden somatischen Schädigung allein nur unzureichend abzuleiten, da Verarbeitungsprozesse eine beträchtliche Schmerzmodulation bewirken. Es kann eindrucksvoll herabgesetzt sein, wie z. B. bei den Feuerläufern oder Fakiren. Es kann andererseits aber auch so sehr gesteigert sein, dass schon leichte Berührungsreize zu einer Schmerzempfindung führen, teilweise sogar ohne Vorliegen eines pathologischen Befundes. Auch bei Hämophiliepatienten gibt es oft erhebliche Diskrepanzen zwischen der Schmerzwahrnehmung und dem „objektiven" Gelenkzustand. Viele Patienten kommen erstaunlich gut mit schwersten Gelenkschädigungen zurecht.

Die Verarbeitung noxischer Reize zu Schmerz wird durch komplexe neurophysiologische Prozesse im peripheren Nervensystem, im Rückenmark und im Gehirn gesteuert. Die psychischen Faktoren, die an verschiedenen Stellen darauf einwirken und somit an der Schmerzmodulation beteiligt sind, werden im Folgenden etwas genauer erläutert.

Ein schmerzmodulierender Faktor ist *Angst*. Schmerz verursacht Angst, diese wiederum kann das Schmerzerleben erheblich verstärken. Leicht wird ein Teufelskreislauf von Schmerz und Angst ausgelöst. Schmerzverstärkend wirkt Angst aber nur, wenn dabei die Aufmerksamkeit auf den Schmerz fokussiert ist. Angst, die sich auf andere, schmerzirrelevante Ereignisse und Gegebenheiten richtet, kann die Schmerzschwelle sogar anheben. Die Aufmerksamkeitslenkung fungiert hier also als intermittierende Variable.

Ebenso wie Angst kann auch jeder andere unspezifische *Stress* auf dem Wege sympathischer Aktivierung und einer Steigerung der Muskelspannung schmerzverstärkend wirken. Auch hier kann ein Prozess gegenseitiger Aufschaukelung stattfinden. Im psychobiologischen Schmerzkonzept wird davon ausgegangen, dass solche stress- und/oder schmerzinduzierten Muskelspannungserhöhungen, sofern sie lange andauern oder häufig stattfinden, bei der Entwicklung von chronischen Schmerzsyndromen eine erhebliche Rolle spielen. Sie könnten auch beim Gelenkschmerz Hämophiler von Bedeutung sein. Durch akuten Stress wird außerdem das endogene opioide System aktiviert. Die Ausschüttung körpereigener analgetischer Stoffe vermindert vorübergehend die Sensibilität für schmerzhafte Stimuli, es kommt zur sog. Stressanalgesie. Dieser Vorgang wird offensichtlich von kognitiven Prozessen beeinflusst.

Eine deutliche Korrelation besteht zwischen *Depression* und Schmerz. Einige Autoren interpretieren Schmerzen, bei denen eine erhebliche Diskrepanz zum somatischen Befund besteht, als eine Variante der depressiven Störung. Dieser Auffassung ist aufgrund von empirischen Daten vielfach widersprochen worden. Stattdessen geht man davon aus, dass sich eine depressive Verstimmung infolge einer Schmerzproblematik entwickeln kann. Passivität und Hilflosigkeitsgefühle, die mit der Depressivität verbunden sind, können Schmerz allerdings ungünstig beeinflussen.

Eine vermittelnde Variable ist hier das *Kontrollerleben*. Darunter versteht man die Überzeugung, eine Situation durch eigene Reaktionen so beeinflussen zu können, dass sie weniger belastend erlebt wird. Dabei genügt die subjektive Wahrnehmung der Kontrolle, sie muss nicht objektiv gegeben sein. Kontrollerleben kann auf situative Gegebenheiten bezogen sein, beinhaltet aber auch die Erwartung eines Patienten, die eigenen Empfindungen und Gefühle – hier Schmerzen – regulieren bzw. aushalten zu können. Kontrollerleben ist einer der wichtigsten schmerzreduzierenden Faktoren und erlaubt oft eine bessere Vorhersage der Schmerzintensität und der schmerzbedingten Beeinträchtigungen als die „objektiven" somatischen Bedingungen. Die kognitive Aktivierung von opioidvermittelten schmerzhemmenden Mechanismen scheint dabei eine Rolle zu spielen. Die Hämophilie war vor Einführung der Faktor-VIII- und -IX-Konzentrate eine objektiv nicht zu kontrollierende Erkrankung. Dementsprechend zeigen viele ältere Hämophile auch ein eher passives und oft informationsvermeidendes Bewältigungsverhalten, das für die Schmerzverarbeitung ungünstig ist. Gerade unter den älteren Patienten verfügen aber auch etliche über ein hervorragendes Schmerzmanagement, das eher auf Kontrollerleben und positive Selbstwirksamkeitserwartungen – trotz objektiver Unkontrollierbarkeit – schließen lässt.

Zur erfolgreichen Schmerzbewältigung dieser Patienten trägt vermutlich vor allem die *Aufmerksamkeitsablenkung* erheblich bei. Aufmerksamkeitslenkung ist ein starker schmerzmodulierender Faktor. Gelingt es, die Aufmerksamkeit vom Schmerz abzulenken, verringert sich nicht nur die Schmerzempfindung, sondern auch der Stress. Konzentriert sich eine Person dagegen auf einen Schmerzreiz, so empfindet sie ihn intensiver und es tritt keine Gewöhnung auf. Chronische Schmerzpatienten neigen möglicherweise dazu, durch eine übermäßige Lenkung der Aufmerksamkeit auf körperliche Signale und deren Überinterpretation eine Schmerzsensibilisierung hervorzurufen. Experimentell lässt sich zeigen, dass sich uneindeutige, affektiv neutrale Reize je nach entsprechender Vorinformation in Richtung schmerzhaft oder angenehm verändern lassen. Auch andere *Bewertungsprozesse* wirken sich auf das Schmerzempfinden aus: Wird Schmerz beispielsweise als Zeichen einer Krankheitsverschlechterung angesehen, wird er intensiver erlebt als bei einer positiveren Interpretation. Angemessene Aufmerksamkeitslenkung ist für Hämophiliepatienten schwierig. Während chronischer Schmerz eher eine Ablenkung erfordert, ist für die Blutungsbehandlung eine möglichst genaue und schnelle Wahrnehmung der entsprechenden körperlichen Signale wichtig. Schon Kinder werden daher in der Regel angehalten, auf Zeichen einer beginnenden Blutung zu achten. Ob dies zu einer präziseren Wahrnehmung von Körpersignalen oder eventuell auch zu einer Schmerzsensibilisierung führt, ist schwer abzuschätzen.

Eng mit Schmerz und Schmerzerleben verknüpft ist auch die Variable *„Aktivität“*: Um weitere Schmerzen zu vermeiden, reagieren Schmerzpatienten häufig mit einer Reduktion des Aktivitätsniveaus. Hierdurch kann sich bei etlichen chronischen Schmerzsyndromen das Problem sogar verschärfen, da lang andauernde Inaktivität zu einer Schwächung der Muskulatur und weiteren Schmerzen führen kann. Gleichzeitig besteht die Gefahr einer Aufmerksamkeitslenkung auf innere Vorgänge und eines Verlustes an Kontrollerleben. Körperliche Belastung kann dagegen – vermutlich durch eine Aktivierung zentraler schmerzhemmender Mechanismen – sogar zu einer zeitweiligen Herabsetzung der Schmerzempfindlichkeit führen.

Die Schmerzproblematik ist *geschlechtsabhängig*. Frauen leiden deutlich häufiger an Schmerzen als Männer. Die Unterschiede im Schmerzerleben sind offensichtlich nicht allein biologisch zu erklären, sondern werden vermutlich durch die Unterdrückung bzw. Aktivierung „männlicher“ Gefühle wie Selbstsicherheit, Dominanz, Aggression und „weiblicher“ Gefühle wie Schwäche, Hilflosigkeit, Abhängigkeit vermittelt. Eine andauernde Schmerzproblematik führt wiederum möglicherweise zu einer Veränderung des geschlechtsrollenbezogenen Selbstbildes bei Männern. Dies zeigt die Bedeutung gesellschaftlicher und sozialer Faktoren bei der Entstehung, Wahrnehmung und Verarbeitung von Schmerz.

Soziale Orientierungen und Normen werden u. a. durch *Modelllernen* erworben. Auch das Schmerzerleben ist durch die Beobachtung anderer Menschen, insbesondere enger Bezugspersonen beeinflussbar. Kinder von Schmerzpatienten leiden selbst überdurchschnittlich oft an Schmerzen und es gibt regelrechte „Schmerzfamilien". Durch Beobachtung lernen Kinder nicht nur das Schmerzverhalten. Sie lernen auch die Wahrnehmung und Interpretation von körperlichen Symptomen sowie ihre Einstellungen und Kontrollüberzeugungen zu Gesundheit und Krankheit. Es konnte experimentell sogar gezeigt werden, dass sich bei Beobachtern eines Modells, das schmerzhaften Reizen ausgesetzt war, stellvertretend physiologische Reaktionen konditionieren ließen.

Respondente und operante Lernvorgänge sind an der Entstehung und Aufrechterhaltung von chronischen Schmerzen beteiligt. Akuter Schmerz führt zu zentraler Aktivierung und Erhöhung der Muskelspannung. Diese ursprünglich unkonditionierte Reaktion kann als konditionierte Reaktion auch an Umweltreize geknüpft werden, die mit dem Schmerz assoziiert sind. Sympathische Aktivierung und Muskelspannungserhöhungen wiederum wirken schmerzverstärkend und es kann zu einem Teufelskreislauf von Schmerz und Spannung kommen. Auch akute Belastungssituationen und die Antizipation von Schmerz in potenziell schmerzerzeugenden Situationen können diesen Zirkel offensichtlich auslösen. Operantes Lernen trägt erheblich zur Aufrechterhaltung chronischer Schmerzen bei. Wird Schmerzverhalten durch positive Zuwendung oder das Vermeiden unangenehmer Konsequenzen belohnt, d.h. verstärkt, so steigt seine Intensität und Häufigkeit. Auch angstbesetztes Vermeidungsverhalten in potenziell schmerzverursachenden Situationen mit den daraus resultierenden Folgen für Aktivität (s.o.) und Stimmung wird operant gesteuert. Wie neuere Untersuchungen zeigen, ist nicht nur das Schmerzverhalten durch Verstärkungsprozesse beeinflussbar, sondern auch das subjektive Erleben und die physiologischen Reaktionen.

Eine zunehmende wissenschaftliche Beachtung hat in den letzten Jahren das *Schmerzgedächtnis* erfahren. In ihm sind die eigenen oder die durch Modelllernen erworbenen Schmerzerfahrungen eines Menschen gespeichert. Sie beeinflussen die aktuellen Schmerzerfahrungen durch Schmerzvergleiche und -antizipation sowie durch die Aktualisierung assoziierter Reaktionstendenzen. Die Fähigkeit, sich an Schmerz zu erinnern, ist wahrscheinlich schon bei Neugeborenen vorhanden, spätestens aber im Alter von 6 Monaten. Frühe moderate und kontrollierte Schmerzerfahrungen scheinen die spätere Schmerzempfindlichkeit zu reduzieren. Traumatisierende Schmerzerfahrungen im Neugeborenen- und frühen Kindesalter dagegen können, wie eine Reihe von Untersuchungen belegt, lang andauernde Verhaltensänderungen, Hypersensitivität auf nachfolgende Reize und sogar eine spätere Anfälligkeit für bestimmte chronische Schmerzen zur Folge haben. Schmerzerfahrungen hinterlassen nicht nur bewusstseinsnahe, prinzipiell abrufbare Gedächtnisspuren, die den autobiographischen Erinnerungen zuzurechnen sind. Sie können, wenn sie lange andauern oder sehr intensiv sind, auch neuroplastische Veränderungen im Rückenmark und im Gehirn hervorrufen. Dieses sog. somatosensorische Schmerzgedächtnis, das dem Bewusstsein nicht zugänglich ist, führt zu erhöhter Schmerzempfindlichkeit und fördert die Chronifizierung. Mit bildgebenden Verfahren kann man heute nachweisen, dass starke Schmerzerfahrungen zu einer Umorganisation der Karte des Körpers im Gehirn führen können. Sowohl die Größe als auch die Lage, mit der ein Körperteil im Gehirn repräsentiert ist, kann sich verändern. Je größer ein

Körperteil im Gehirn repräsentiert ist, desto größer ist auch seine Empfindlichkeit. Die bei Schmerzpatienten häufig zu beobachtende Überempfindlichkeit für Schmerz und Berührungsreize könnte teilweise auf diesen zentralen Veränderungen beruhen. Aufgrund der heute erwiesenen Plastizität des menschlichen Gehirns ist anzunehmen, dass unerwünschte Lernerfahrungen in Form von neuroplastischen Veränderungen auch wieder verlernt werden können. Gelänge dies, so würde mit einer gewissen Wahrscheinlichkeit auch das chronische Schmerzerleben vermindert. Geeignete therapeutische Interventionen werden derzeit in verschiedenen Projekten erforscht. Zur Prävention von Chronifizierung ist die Vermeidung starker Akutschmerzen wichtig. Das sollte auch in der Hämophiliebehandlung berücksichtigt werden, ganz besonders in der Behandlung von Neugeborenen und Kleinkindern, deren Zentralnervensystem aufgrund seiner außergewöhnlich großen Plastizität für schädliche Stimulierungen besonders anfällig ist. Hier ist vor allem an die wiederholten Venenpunktionen bei der Substitutionsbehandlung zu denken.

Das Schmerzerleben ist immer in hohem Maße durch psychische Prozesse mitbestimmt. Dies muss in der Diagnostik und Therapie von Schmerz berücksichtigt werden. Zu wünschen ist ein interdisziplinäres Behandlungskonzept, das psychologisches Wissen über die Wahrnehmung und Aufrechterhaltung von Schmerz sowie psychologische Interventionsstrategien zur Schmerzkontrolle integriert.

Literatur

Basler H-D, Zimmer C, Rehfisch, HP (1997) Schmerz und Schmerzbehandlung. In: Schwarzer R (Hrsg) Gesundheitspsychologie. Ein Lehrbuch. Hogrefe, Göttingen, S 479–513

Denecke H, Hünseler C (2000) Messen und Erfassen von Schmerz. Schmerz 5: 302–308

Droste C (1991) Körperliche Belastung, endogene Opiate und Schmerz. Schmerz 5: 138–147

Flor H (1991) Psychobiologie des Schmerzes. Empirische Untersuchungen zur Psychophysiologie, Diagnostik und Therapie chronischer Schmerzsyndrome der Skelettmuskulatur. Huber, Bern

Flor H, Hermann C (1999) Schmerz. In: Flor H, Birbaumer N, Hahlweg K (Hrsg) Grundlagen der Verhaltensmedizin. Enzyklopädie der Psychologie, Serie II: Klinische Psychologie, Bd 3. Hogrefe, Göttingen, S 249–330

Kanfer EH, Seidner ML (1973) Self-control: factors enhancing tolerance of noxious stimulation. J Pers Soc Psychol 25: 249–283

Knost B, Flor H, Birbaumer N (1999) Schmerzverhalten, Partnerreaktion und somatosensorisch evozierte Potentiale chronischer Schmerzpatienten bei akuten Schmerztests. Z Klin Psychol 28: 242–247

Kröner-Herwig B (1996) Chronischer Schmerz – eine Gegenstandsbestimmung. In: Basler HD, Franz C, Kröner-Herwig B, Rehfisch HP, Seemann H (Hrsg) Psychologische Schmerztherapie, 3. Aufl. Springer, Berlin, S 3–21

Litt MD (1988) Self-efficacy and perceived control: cognitive mediators of pain tolerance. J Pers Soc Psychol 54: 149–160

Petermann F, Wiedebusch S, Kroll T (Hrsg) (1994) Schmerz im Kindesalter. Hogrefe, Göttingen

Sandkühler J (2001) Schmerzgedächtnis. Entstehung, Vermeidung, Löschung. Dtsch Ärztebl 42: 2725–2730

Sandkühler J (2005) Neurobiologische Grundlagen des Schmerzgedächtnisses. Psychoneuro 31: 77–80

Schumacher J, Brähler E (2002) Psychologische Aspekte akuter und chronischer Schmerzen. In: Brähler E, Strauß B (Hrsg) Handlungsfelder der psychosozialen Medizin. Hogrefe, Göttingen
Teuber N, Thiele A, Eberhardt B (2006) Geschlechtsrolle und Schmerzerleben. Schmerz 20: 307–313
Vaughan KB, Lanzetta JT (1980) Vicarious instigation and conditioning of facial expressive and autonomic responses to a model's expressive display of pain. J Pers Soc Psychol 38: 909–923

4 Schmerzentstehung beim Hämophilen

Axel Seuser, Thomas Wallny

Um die Entstehung von Schmerzen beim Hämophilen auf struktureller und funktioneller Ebene zu verdeutlichen, wird auf die Pathogenese der hämophilen Gelenkarthropathie näher eingegangen.

Im Zentrum der Schmerzentstehung steht – pathognomonisch für das Krankheitsbild der Hämophilie – die Blutung (Abb. 4.1). Darunter sind nach neueren Erkenntnissen nicht nur die Massenblutung in die Muskulatur und/oder in ein Gelenk zu verstehen. Auch kleinere Mikroblutungen können über eine Chronifizierung wahrscheinlich dieselben Mechanismen in Gang setzen.

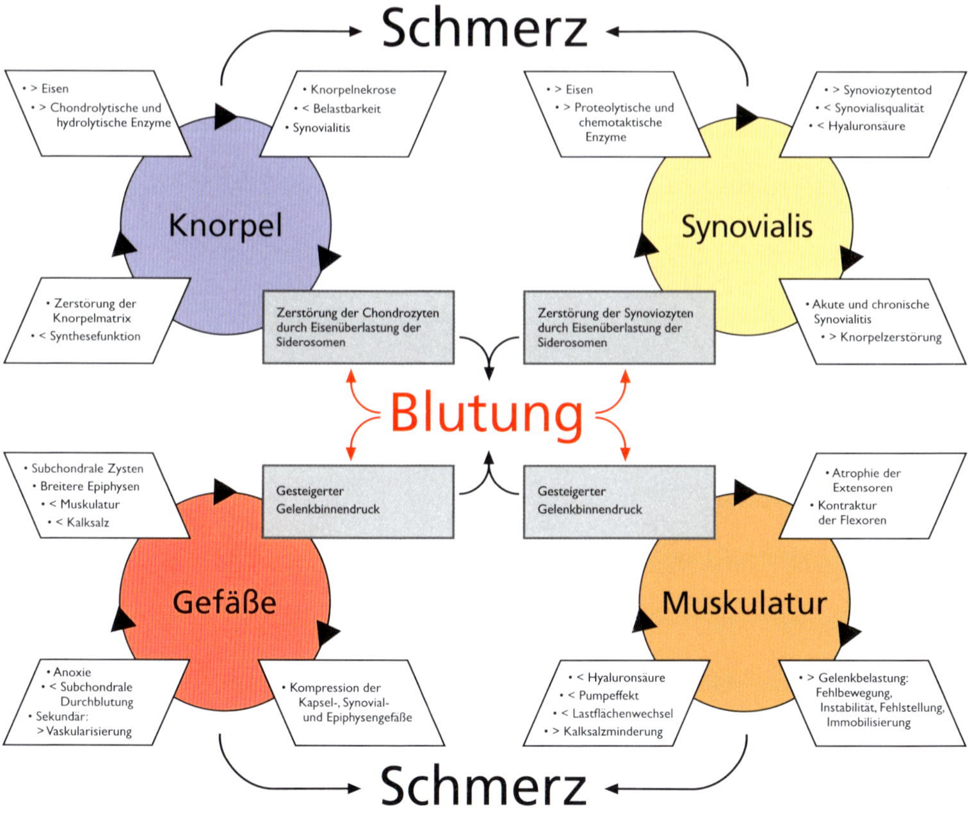

Abb. 4.1 Pathogenese der hämophilen Arthropathie

4.1 Synovialis

Durch die Gelenkmassenblutung oder häufige Mikroblutungen kommt es zu Veränderungen in der Synovialis (Abb. 4.2). Die Synoviozyten werden durch Eisenüberlastung der Siderosomen zerstört. Dadurch kommt es zur Freisetzung von Eisen, proteolytischen und chemotaktischen Enzymen in das Synovialgewebe und in die Synovialflüssigkeit. Die Folge ist zunächst eine akute, später auch eine chronische Synovialitis, die langfristig zur Knorpelzerstörung führen kann. Schon in diesem kleinen Kreislauf von blutungsbedingten Reaktionen gibt es mehrere Faktoren, die zu einem arthrogenen Schmerz führen.

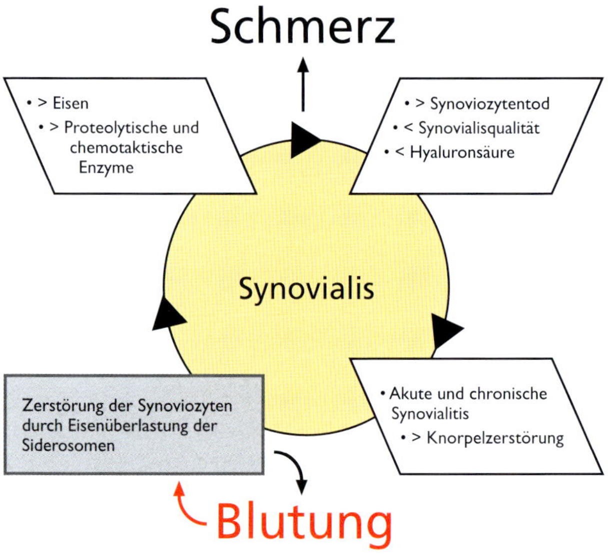

Abb. 4.2 Durch Blutung verursachte Veränderungen der Synovialis

Der akuten Synovialitis folgt, wie allen Entzündungen im Körper, eine Sensibilisierung der Schmerzfasern; durch sie wird die Schmerzschwelle insgesamt herabgesetzt. Als Folge der Perpetuierung dieses Kreislaufes kommt es zur selbständigen Verstärkung der Entzündung und damit der Schmerzen.

Schon früh induziert die Entzündung messbare Fehlbewegungen im Gelenk. Der ohnehin stark beanspruchte Knorpel wird durch diese noch zusätzlich belastet. Ein multifaktorieller, sich selbst unterhaltender Kreislauf beginnt.

4.2 Knorpel

Ein weiterer Weg zu vermehrten Schmerzen führt über den Knorpel (Abb. 4.3). Die Blutung leitet hier die Zerstörung der Chondrozyten durch Eisenüberlastung, ähnlich wie bei der Synovialis, ein. Daraus resultiert ebenfalls eine Freisetzung von Eisen sowie von proteolytischen und hydrolytischen Enzymen aus der Knorpelzelle. Wird

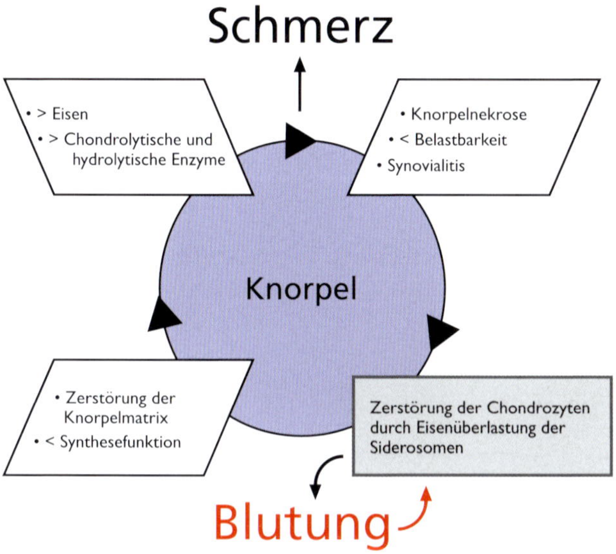

Abb. 4.3 Durch Blutung verursachte Knorpelveränderungen

dieser Prozess unterhalten, kommt es zu einer Zerstörung der Knorpelmatrix und verringerten Synthesefunktion. Das Ergebnis ist dann die Knorpelnekrose und damit eine verminderte Belastbarkeit des Knorpels sowie eine Verstärkung der Synovialitis.

Anders als die Synovialis ist das eher bradytrophe Gewebe des Knorpels nahezu ohne nervale Versorgung. Der Schmerz entsteht bei dem durch Blutungen geschädigten Knorpel über einen anderen Mechanismus. Die Knorpelnekrose und die verminderte Belastbarkeit führen schon frühzeitig zu biomechanischen Funktionsstörungen (s. Abb. 4.6 und 4.7). Diese bedeuten eine physikalische Mehrbelastung des Gelenkes, die zunächst unbemerkt ansteigt. Aber schon zu einem frühen Zeitpunkt lassen sich, wie eine Untersuchung von hämophilen Kindern zeigte, an spezifischen Muskeln und Sehnen sowie Bandansatzpunkten Druckschmerzen auslösen. Ursache dieses Schmerzes ist die Überlastung der passiven Strukturen bei überforderter Muskulatur, z. B. aufgrund von Funktionsstörungen bei verminderter Knorpelbelastbarkeit oder akuter, aber auch chronischer Entzündung.

4.3 Muskulatur

Noch intensiver wird dieser Prozess direkt über die Muskulatur ausgelöst (Abb. 4.4). Eine Blutung hat einen gesteigerten Gelenkbinnendruck, beispielsweise im Kniegelenk, zur Folge. Dieser führt reflektorisch zur Verkürzung der Beinbeugemuskulatur und bei länger anhaltender Problematik zum Kraftverlust und zur Ausbildung einer Muskelatrophie zunächst nur der Streckmuskulatur am Kniegelenk. Es kommt zur muskulären Dysbalance. Dadurch steigt die Gelenkbelastung enorm. Bei chronischem Verlauf entwickeln sich Fehlbewegungen und Instabilität, des Weiteren auch Fehlstellungen und Immobilisierung. Dadurch verliert der Knorpel seinen Pump-

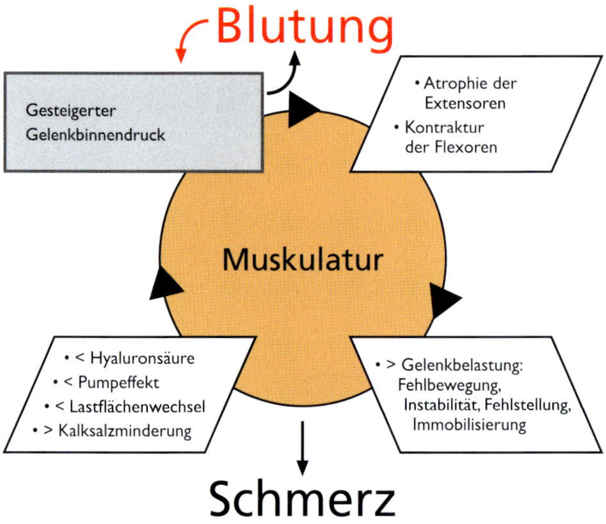

Abb. 4.4 Durch Blutung verursachte muskuläre Veränderungen

effekt und den Lastflächenwechsel auch aufgrund eines verschlechterten Roll-Gleit-Mechanismus. Das bedeutet, der Knorpel wird weniger durch Druck und Entlastung durchwalkt. Der kaum durchblutete Gelenkknorpel braucht diese mechanische Hilfe bei der Ausscheidung der Stoffwechselendprodukte und bei der Nährstoffaufnahme. Der zu vermehrtem Gleiten verschobene Roll-Gleit-Mechanismus führt zusätzlich zu einer schrägen, den Knorpel belastenden Krafteinleitung. Daraus resultiert eine Knorpelschädigung. Über die verminderte und/oder suboptimale Belastung der knöchernen Anteile kommt es zusätzlich zur Kalksalzminderung. Durch Fehlbewegung und ungenügende Durchflutung des Gelenkes mit synovialer Flüssigkeit, deren Anteil an Hyaluronsäure vermindert ist, entstehen weitere Knorpelschädigungen.

Dies ist die Ebene, die beim Patienten mit Hämophilie Kapselband- und muskuläre Schmerzen verursacht. Direkter als bei der Knorpelschädigung kommt es zu messbaren Fehlbewegungen bis hin zur Instabilität und den damit verbundenen physikalischen Mehrbelastungen des Gelenkes. Der reflektorische Einfluss der Blutung auf die Muskulatur führt zur sofortigen Überlastung von Sehnen und Muskelansätzen sowie der äußeren, gelenkstabilisierenden Bandstrukturen.

4.4 Blutgefäße

Eine weitere Struktur, die Schmerzen bei Hämophilen auslösen kann, sind die Blutgefäße (Abb. 4.5). Der gesteigerte Binnendruck im blutgefüllten Gelenk führt zur Kompression der kapsulären, synovialen und epiphysären Gefäße. Diese löst eine zelluläre Anoxie mit verminderter subchondraler Durchblutung und sekundärer Hypervaskularisierung aus. Die zelluläre Anoxie allein reicht aus, um Schmerzen zu verursachen. Die Hypervaskularisierung, vor allem der Synovialis, fördert zusätzlich die Blutung wie auch den synovialen Entzündungsprozess und damit die Schmerz-

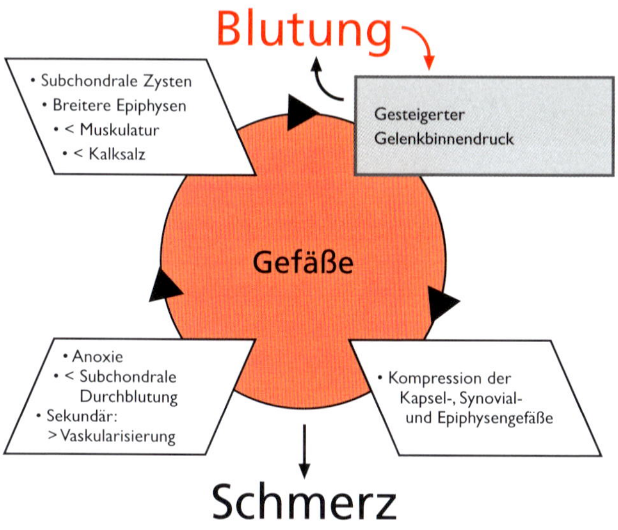

Abb. 4.5 Durch Blutung verursachte Gefäßveränderungen

entstehung. Durch die verminderte subchondrale Durchblutung entstehen subchondrale Zysten und aufgrund der sekundären Hypervaskularisierung verbreitern sich die Epiphysen. Daraus resultiert eine Muskelatrophie mit den geschilderten Folgen.

4.5 Auswirkungen auf den Bewegungsapparat

In ihrem Auftreten und ihrer Wirkung sind Schmerz und Entzündung von einer Blutung nicht zu trennen. Auch wenn bei Adaptation nach mehreren Blutungen das Schmerzempfindungsniveau sinkt, sind die negativen Einflüsse auf den Bewegungsapparat immer noch vorhanden und führen zu langfristiger Schädigung und Chronifizierung der Bewegungsstörung und des Schmerzes.

Grundsätzlich entwickeln sich bei der heutigen hervorragenden hämostaseologischen Behandlung im Sinne einer frühen prophylaktischen Substitutionstherapie mit Faktor-VIII- bzw. -IX-Konzentrat die oben genannten Veränderungen nur langsam. Es ist davon auszugehen, dass sie schon eine geraume, nicht näher bestimmbare Zeit auf das betroffene Gelenksystem eingewirkt haben, bis sich ein Symptom wie der Schmerz in das Bewusstsein des hämophilen Patienten vorgearbeitet hat.

Der Mensch ist anfänglich imstande, krankhafte Veränderungen am Bewegungsapparat zu kompensieren. Der Körper hat eine enorme Plastizität, die eine Adaptation an innere und äußere Einflüsse ermöglicht. Erst das Überschreiten dieser Adaptationsgrenze bedeutet auch das Bemerkbarwerden von Schmerzen. Typischerweise klagen die jungen Patienten kaum über Beschwerden, lassen aber klinisch nachweisbare Befunde erkennen. Dabei handelt es sich um Druckschmerzen an spezifischen Gelenkpunkten oder um Bewegungseinschränkungen, die sich außerhalb des täglich notwendigen Bewegungsrahmens befinden und daher noch zu keiner manifesten Einschränkung geführt haben. Es können aber auch Veränderungen beispielsweise an einer Gelenkkapsel sein, die sich sehr langsam entwickeln. Dem Körper bleibt genügend Zeit zur Adaptation und die Situation wird wieder als „normal" an die höheren Zentren (Gehirn) gemeldet.

Bewegungsanalysen haben gezeigt, dass diese Form der für uns nicht spürbaren Symptome doch Einfluss auf den Bewegungsapparat nimmt. In der multizentrischen Studie „Bewegung ist Leben" wurden bisher bei mehr als 300 Kindern und Jugendlichen mit Hämophilie in 21 Hämophiliezentren Bewegungsanalysen und körperliche Untersuchungen durchgeführt. Die Bewegungsanalyse beinhaltete eine Überprüfung beider Kniegelenke bei der Bewegung auf dem Laufband und bei der Kniebeuge. Nach der Bestandsaufnahme erhielten die Patienten eine auf ihre Bewegungsstörung ausgerichtete krankengymnastische Therapieempfehlung. Wiederholungsmessungen ließen einen positiven Effekt dieser Maßnahme erkennen. In solchen dreidimensionalen Bewegungsuntersuchungen reproduzieren sich subtile Störungen der inneren Gelenkabläufe. Diese zeigen Veränderungen der Standphase beim Gehen (Abb. 4.6), Probleme in Bewegungsumkehrphasen mit Beschleunigungsspitzen während des Bewegungsablaufes (Abb. 4.7) oder Störungen im spezifischen Roll-Gleit-Verhalten, z. B. des Kniegelenkes. All diese Einflüsse sind jeweils mit einer physikalischen Mehrbelastung des Bewegungsapparates verbunden.

Es ist eine Frage der Zeit, wann diese Mehrbelastungen sich zu erkennbaren Symptomen addieren und von funktionellen zu strukturellen Veränderungen führen. Für den Bewegungsapparat gilt folgende Symptomhierarchie:

- Erste Anzeichen von Veränderungen im Bewegungsapparat zeigen sich bei dreidimensionalen Bewegungsanalysen. Hier sind funktionelle Abweichungen zu erkennen, die sich weder durch eine Untersuchung noch durch eine Befragung des Patienten sichtbar machen lassen (s. Abb. 4.6 und 4.7).
- Anhaltende kinematische Abweichungen können zu leichten strukturellen Veränderungen zunächst am Kapsel-Band-Apparat und an der Muskulatur der Bewegungskette führen. Diese werden vom Betroffenen vorerst nicht beobachtet, offenbaren sich dem Untersucher jedoch als gelenkassoziierte muskuläre Symptome und Druckschmerzen an spezifischen Punkten.
- Erst viel später bemerkt der Patient Schwellung, Schmerz, Überwärmung und/oder Bewegungseinschränkung.

Ein Beispiel soll den Zusammenhang genauer erläutern: Ein sechsjähriges Schulkind mit einer schweren Hämophilie A und einem dem Alter entsprechenden guten Bewegungsablauf stößt sich das Knie. Es kommt zu keiner weiteren Schwellung, der kurze Schmerz lässt relativ schnell nach und gerät in Vergessenheit, folglich wird auch nicht mit Faktor VIII substituiert. Ein kleiner blauer Fleck verbleibt und verschwindet innerhalb von 2–4 Wochen. Trotzdem ist nicht auszuschließen, dass es zu Mikroblutungen ins Gelenk gekommen ist. Diese können Mikroentzündungen zur Folge haben, welche die Funktionalität des Kniegelenkes möglicherweise messbar beeinflussen.

Dieser Vorgang kann eine typische Antwort der das Gelenk umgebenden Muskulatur provozieren. Am Kniegelenk ist eine dezente, kaum merkbare Abschwächung des M. vastus medialis sowie eine unauffällige Verkürzung der Beinbeugemuskula-

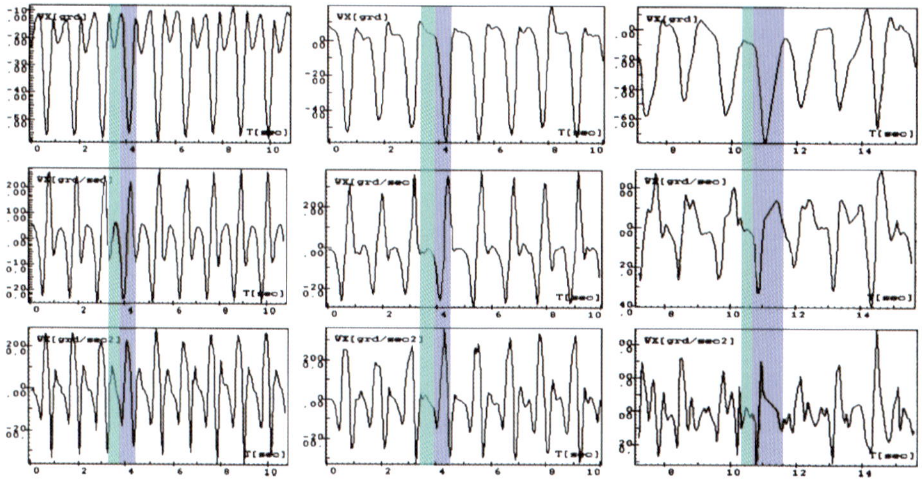

Abb. 4.6 Ganganalysen des Kniegelenkes von drei Kindern mit Hämophilie A (schwere Verlaufsform). *Obere Reihe*: Gelenkwinkel bei der normalen Gangfunktion des Kniegelenkes in Extension/Flexion (von der Seite gesehen). *Mittlere Reihe*: Winkelgeschwindigkeit. *Untere Reihe*: Winkelbeschleunigung des Kniegelenkes beim Gang. *Türkis*: Standphase, *blau*: Schwungphase. Keines der Kinder klagte über Schmerzen. *Linke Spalte*: Normales Gangbild. *Mittlere Spalte*: Leichte Gangstörung in der Standphase. Das Kniegelenk wird im gebeugten Zustand, statt strecknah, in die Schwungphase geführt. *Rechte Spalte*: Starke Gangstörung mit Störungen in der Stand- und Schwungphase sowie erhöhten und häufigen Beschleunigungsstößen

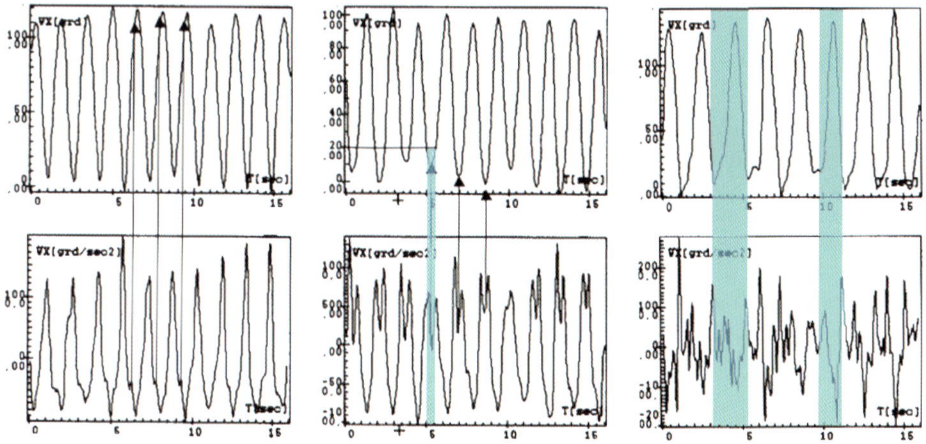

Abb. 4.7 Kniebeuge dreier hämophiler Kinder (s. Abb. 4.6). Nahezu ideale Kniewinkelkurve beim 1. Kind (*links oben*). Kleine Veränderungen in der Winkelbeschleunigungskurve (*links unten*) immer bei 110° Beugung (*Pfeile*). Winkelkurve des 2. Kindes ohne Besonderheiten (*Mitte*). Die Beschleunigungskurve weist aber bei 20° Beugung und Streckung (*türkiser Balken und Pfeile*) Umkehrphasenbeschleunigungen auf. Beim 3. Kind auch schon eine gestörte Kniewinkelkurve (*rechts oben*). Die Beschleunigungskurve zeigt Beschleunigungsstöße (*türkiser Balken*) während des gesamten Bewegungsablaufes (*rechts unten*)

tur am wahrscheinlichsten. Es folgt eine Überlastung der das Knie umgebenden Bänder, die zunächst nicht spürbar ist. Erst Monate, manchmal Jahre später kann es dann zu ersten Schmerzen in diesem Gelenk kommen. In einer gezielten Untersuchung könnte jedoch bereits wenige Wochen nach dem Ereignis eine Verkürzung der beinrückseitigen Muskulatur erkennbar sein und es ließen sich Druckschmerzen an der Kniescheibenspitze, am Innen- oder Außenband feststellen.

Auch Jungen mit Hämophilie A, die sich aufgrund mangelnder koordinativer Schulung funktionell schlechter bewegen, könnten von einer frühen Untersuchung profitieren. Ohne Behandlung müssen sie zusätzliche Energie aufbringen, die möglicherweise zu einer leicht verstärkten Blutungsneigung und entsprechenden Mikroveränderungen, wie sie oben beschrieben sind, führen.

Eine Blutung setzt über einen gesteigerten Binnendruck im Gelenk bzw. über die Zerstörung von Synoviozyten und Chondrozyten einen sich selbst unterhaltenden Prozess in Gang. Dieser löst sowohl primär einen arthrogenen und sofort danach auch einen muskulären Schmerz aus. Sekundär folgen Kapselband- und ligamentäre Schmerzen. Infolge der chronischen Entzündung werden die Schmerzsensoren empfindlicher; zusätzlich kommt es durch rezidivierende Blutungen zur Chronifizierung des Schmerzbildes. Unter der modernen Substitutionstherapie könnte dieser Teufelskreis weitaus subtiler und langfristiger ablaufen, ohne wirklich unterbrochen zu werden. Deshalb ist eine gute Prävention durch regelmäßige körperliche Untersuchungen geeignet, „stille" Überlastungen zu entdecken. Dann kann durch gezielte Therapie und individuelles Training positiv auf den Bewegungsapparat eingewirkt werden.

Literatur

Roosendal G, Vianen ME, Marx JJ, Berg HM van den, Lafeber FP, Bijlsma JW (1999) Blood-induced joint damage. A human in vitro study. Arthritis Rheum 42: 1025–1032

Bittscheidt W, Hofmann P, Schumpe G (1978) Elektromyographische Untersuchung an der Oberschenkelmuskulatur bei hämophilem Gelenkerguß und bei Reizzuständen des Kniegelenkes. Z Orthop 116: 56–60

Seuser A, Kusch E (2006) Multi center study of orthopaedic outcome of the lower extremitities in 249 children with haemophilia. Haemophilia 12 (Suppl 2): 84

Seuser A, Schumpe G, Brackmann H-H, Wallny T (2004) Functional disorders and treatment modalities in hemophilic children. 34th Hemophilia Symposium Hamburg 2003. Springer, Heidelberg, pp 125–134

Seuser A, Kurme A, Trunz E, Böhm P, Brackmann H-H, Wallny T (2004) Fit for life – fitness levels of young hemophiliacs today. 34th Hemophilia Symposium Hamburg 2003. Springer, Heidelberg, pp 232–237

5 Schmerzwahrnehmung und -verarbeitung beim Hämophilen

Thomas Wallny, Axel Seuser

Patienten mit schwerer Hämophilie, die vor Beginn der Selbstbehandlung aufwuchsen, weisen in aller Regel deutliche Hämarthropathien auf. In der Literatur war dieses Thema bis Anfang der 80er Jahre des letzten Jahrhunderts lediglich von psychologischer bzw. sozialtherapeutischer Seite relevant, ohne dass Daten von größeren Patientengruppen existierten, die den Stellenwert und die Behandlung dieser Arthropathien evaluierten. Deshalb wurde 1999 in der Hämophilieambulanz Bonn in Kooperation mit der Orthopädischen Universitätsklinik Bonn ein Projekt initiiert, um zu klären, welche Bedeutung die durch Hämarthropathie hervorgerufenen Schmerzen für die Patienten haben und inwieweit die therapeutischen Maßnahmen deren Befindlichkeit beeinflussen.

5.1 Fragebogenaktion

In einer Fragebogenaktion wurden 71 Patienten mit schwerer Hämophilie A (Faktor-VIII-Aktivität <1%) sowohl zu ihren Beschwerden als auch zu den angewandten lindernden Maßnahmen im gesamten Jahr 1999 befragt.

Die Schmerzen der großen Gelenke und der Wirbelsäule sollten auf einer visuellen Analogskala (VAS) bewertet und die subjektive Beeinflussung und Therapie eingeschätzt werden. Anhand des Fragebogens (Abb. 5.1) wurde zwischen Haupt- und Nebenschmerz sowie der tageszeitlichen Schwankung und Schmerzqualität differenziert. Darüber hinaus sollten Angaben zu den therapeutischen Anwendungen und Wirkungen gemacht werden. Der durch die Arthropathien gegebenenfalls veränderte soziale Status wurde ebenfalls evaluiert.

Das Durchschnittsalter der Teilnehmer betrug 43 Jahre (Mindestalter 21, Höchstalter 63 Jahre). Von den befragten Patienten gingen 79% einer regelmäßigen Beschäftigung nach, 21% waren berentet. Eine Dauerbehandlung führten 87% durch, wobei diese so definiert war, dass mindestens 3000 I.E. Faktor VIII pro Woche appliziert werden mussten.

Bitte schauen Sie sich die folgende Skala an und füllen Sie danach die Tabelle aus:
(eine *10* in der Spalte Ellenbogen rechts bedeutet z. B., dass Sie am rechten Ellenbogen stärkste vorstellbare Schmerzen haben, eine *4* mäßige Schmerzen, eine *0* für keine Schmerzen)

0	1	2	3	4	5	6	7	8	9	10
Keine Schmerzen										Stärkste vorstellbare Schmerzen

Ort	Wo findet sich Ihr Hauptschmerz?	Wo verspüren Sie zusätzliche Schmerzen?	Wie empfinden Sie die Schmerzen? (*a* stechend, *b* bohrend, *c* brennend, *d* einschießend, *e* dumpf, *f* hell)
Schulter rechts			
Schulter links			
Ellenbogen rechts			
Ellenbogen links			
Hüfte rechts			
Hüfte links			
Knie rechts			
Knie links			
Sprunggelenk rechts			
Sprunggelenk links			
Sonstige Gelenke			
Rücken			

Was ist die häufigste Ursache Ihrer Schmerzen?
❑ Blutungen ❑ chronische Gelenkschmerzen ❑ Schmerzen beim Anlaufen
❑ bei längerer Belastung ❑ „falsche" Bewegungen ❑ Treppen laufen ❑ Sonstiges

Haben Sie über den ganzen Tag Schmerzen?
a) ohne Medikamente: ❑ ja ❑ nein ❑ manchmal
b) nach Faktorengabe: ❑ ja ❑ nein ❑ manchmal
c) nach Faktorengabe und Zusatzmedikation: ❑ ja ❑ nein ❑ manchmal

Wann haben Sie im Tagesverlauf die größten Schmerzen?
❑ morgens ❑ mittags ❑ nachmittags ❑ abends ❑ nachts

Haben Ihre Schmerzen Ihre Aktivitäten und Bedürfnisse im letzten Jahr eingeschränkt?
❑ nein ❑ gelegentlich ❑ deutlich ❑ stark

Wurde Ihre Stimmung im letzen Jahr durch die Schmerzen beeinträchtigt?
❑ nein ❑ gelegentlich ❑ deutlich ❑ stark

Bitte schätzen Sie die Schmerzstärke ein, mit der Sie leben können:

0	1	2	3	4	5	6	7	8	9	10
Keine Schmerzen										Stärkste vorstellbare Schmerzen

War es Ihnen möglich, die Schmerzen zu lindern?
❑ nein ❑ ein bisschen ❑ deutlich ❑ sehr gut

Abb. 5.1 Fragebogen zur Ermittlung von Schmerzwahrnehmung und -therapie

Führen Sie grundsätzlich eine Dauerbehandlung durch (unabhängig von einer Blutung)?
❑ ja ❑ nein

Welche Maßnahmen wurden ergriffen, um die Schmerzen zu lindern?
(bitte verwenden Sie eine *1* für regelmäßige, eine *2* für zeitweise Anwendung)

Ort	Faktoren-konzentrat	Antirheumatika (z. B. Voltaren®, Rantudil® usw.)	Kortison	Salben	Bandagen	Schuhversorgung
Schulter rechts						
Schulter links						
Ellenbogen rechts						
Ellenbogen links						
Hüfte rechts						
Hüfte links						
Knie rechts						
Knie links						
Sprunggelenk rechts						
Sprunggelenk links						
Sonstige Gelenke						
Rücken						

Falls Sie Schmerzmedikamente nehmen, welches Präparat oder welche Präparate?

In welcher Dosierung?
❑ 1-mal täglich ❑ 2-mal täglich ❑ 3-mal täglich ❑ bei Bedarf

Sind die Schmerzmedikamente in ihrer Wirkung ausreichend?
❑ ja ❑ nein

Führen Sie ein regelmäßiges Muskel- und Gelenktraining durch (z. B. Schwimmen, Radfahren, Gymnastik)?
❑ täglich ❑ bis zu 2- bis 3-mal/Woche ❑ 1-mal/Woche ❑ weniger als 1-mal/Woche

Waren Sie wegen der Gelenkschmerzen im vorangegangenen Jahr mehr als 2-mal schul-/arbeitsunfähig?
❑ ja ❑ nein

Sind Sie wegen der Gelenkschmerzen berentet?
❑ ja ❑ nein

5.2 Ergebnisse

Die Patienten gaben durchschnittlich vier Gelenke als Hauptschmerzpunkte an, die Wirbelsäule wurde zehnmal (14%) genannt. Wie Abb. 5.2 zeigt, wurden bei den Gelenken die Sprunggelenke (45%) als Hauptschmerzregion am häufigsten angeführt, gefolgt von Knie- (39%) und Ellenbogengelenken (7%). Ein Großteil der Interviewten war von schmerzenden polyartikulären Arthropathien betroffen: 2% gaben eine Schmerzregion, 14% zwei Schmerzregionen an. 44% der Patienten hatten Beschwerden in bis zu vier Gelenken, 28% in bis zu sechs und 12% in mehr als sechs Gelenken. Die subjektive Einschätzung auf der VAS (0 Punkte: „keine Schmerzen" bis 10 Punkte: „stärkste vorstellbare Schmerzen") betrug durchschnittlich für die Hauptschmerzpunkte 5 und für den Nebenschmerz 4 Punkte. Subjektiv wurde das Ellenbogengelenk als am schmerzhaftesten empfunden, danach folgte das Sprung- und Kniegelenk.

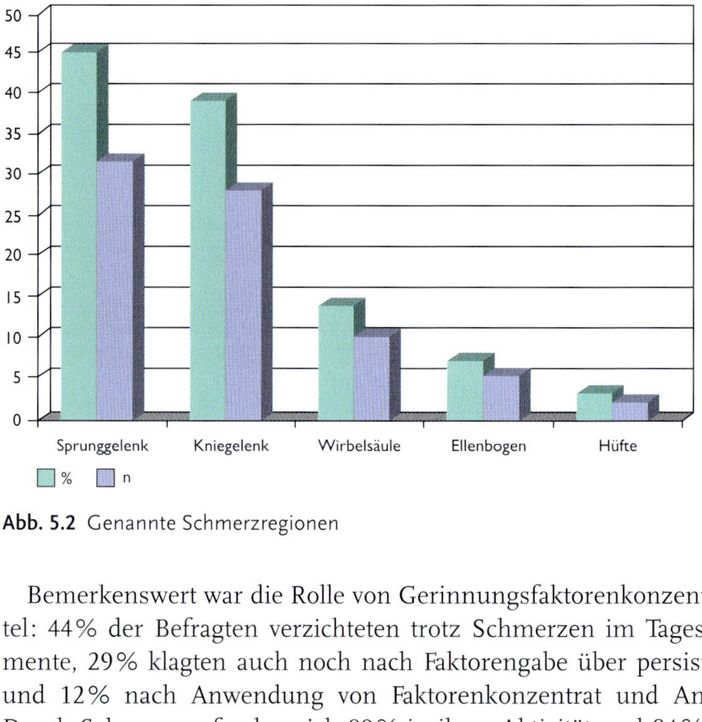

Abb. 5.2 Genannte Schmerzregionen

Bemerkenswert war die Rolle von Gerinnungsfaktorenkonzentrat als Schmerzmittel: 44% der Befragten verzichteten trotz Schmerzen im Tagesverlauf auf Medikamente, 29% klagten auch noch nach Faktorengabe über persistierende Schmerzen und 12% nach Anwendung von Faktorenkonzentrat und Analgetika (Abb. 5.3). Durch Schmerzen fanden sich 89% in ihrer Aktivität und 84% in ihrer Stimmung beeinträchtigt. Zur Beschwerdeminderung wurden Schuhzurichtungen, Faktor-VIII-Konzentrat, nichtsteroidale Antirheumatika (NSAR), Kortison und Salben – Häufigkeit in absteigender Reihenfolge – genannt (Abb. 5.4). Die am häufigsten verabreichten NSAR waren Acemetacin und Diclofenac. 76% der Patienten nahmen Schmerzmittel ein, davon lediglich 38% regelmäßig. 24% schätzten die von ihnen eingenommenen Medikamente als nicht ausreichend in ihrer Wirkung ein.

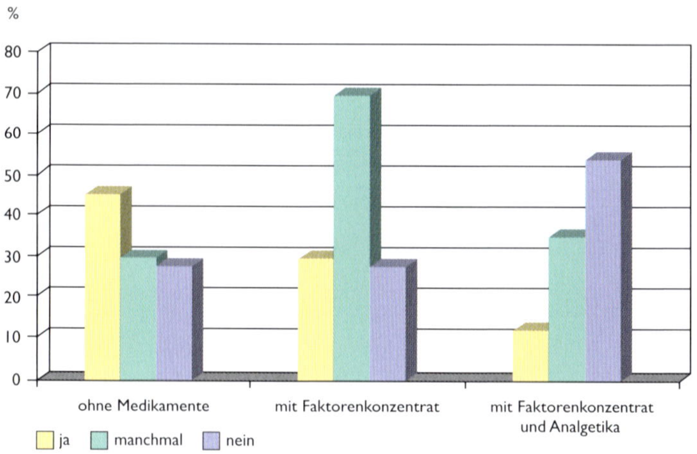

Abb. 5.3 Beantwortung der Frage: „Haben Sie über den ganzen Tag Schmerzen?"

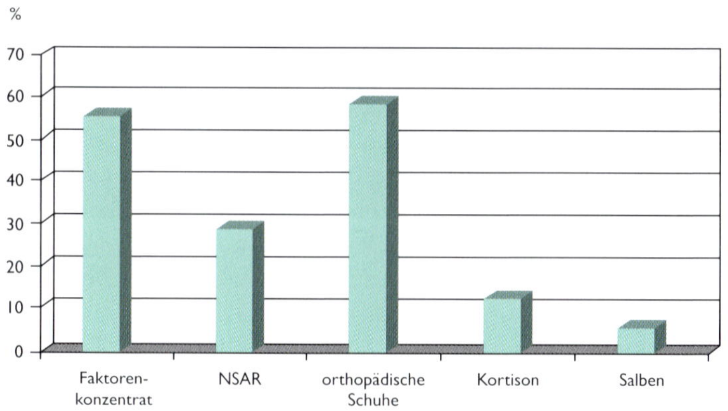

Abb. 5.4 Regelmäßig angewendete Schmerzmittel (Mehrfachnennungen möglich)

In einer weiteren Auswertung wurden den o.g. subjektiven Werten die objektiven klinischen und radiologischen Parameter des Scores des Orthopedic Advisory Committee der World Federation of Hemophilia (WFH) bzw. des Pettersson-Scores gegenübergestellt. Dabei zeigte sich besonders bei Knie- und Sprunggelenken eine positive Korrelation von klinischen und radiologischen Parametern hinsichtlich der Schmerzstärke sowie eine negative Korrelation bei der Stimmung und Aktivität.

5.3 „Stille Dulder" oder erfolgreiche „Verdränger"?

Mittlerweile hat eine Vielzahl von Autoren erkannt, dass das Thema Schmerz und Lebensqualität eine enorme Bedeutung für den hämophilen Patienten hat. Selbst Kinder, die in der Ära der Prophylaxe aufwuchsen, sind nicht frei von Schmerzerfahrung. Dass nur ein Teil der durch Arthropathie veränderten Gelenke Schmerzen bereitet, ist hinlänglich bekannt. Dass andererseits ein radiologisch unverändertes Gelenk mit Beschwerdefreiheit und Patientenzufriedenheit gleichzusetzen ist, darf bezweifelt werden.

Ein wichtiger Punkt hierbei ist der unterschiedliche psychische Umgang des einzelnen Hämophilen mit seiner Krankheit. So wurde ein erhöhtes Schmerzbewusstsein bei Hämophilen allein aufgrund des Wissens um ihre Krankheit gegenüber gerinnungsgesunden Patienten mit einem ähnlichen Gelenkstatus festgestellt. Andere Autoren fanden heraus, dass „psychologische Variablen“ und nicht so sehr die Gelenkschädigungen die entscheidenden Faktoren für das Wohlergehen dieser Patienten sind. Daraus kann gefolgert werden, dass soziale Kontakte, Arbeitsfähigkeit oder das Leben in einer festen Beziehung ein ähnliches Gewicht haben wie eine suffiziente Schmerztherapie.

Interessanterweise scheinen Hämophile trotz ihrer chronischen Erkrankung mit unterschiedlichen multiplen Einschränkungen keine per se geringere Lebensqualität zu verspüren. Dies wird damit begründet, dass sie es gewohnt sind, lebenslang mit ihren Behinderungen und Schmerzen umzugehen. Erst wenn sie beispielsweise durch einen Fragebogen auf die Problematik aufmerksam gemacht werden, rückt das Thema wieder in den Vordergrund. Hämophile machen einen Lernprozess in der Art durch, dass sie sich an die chronische Gelenkschädigung und die mit ihr verbundenen Schmerzen gewöhnen. Sie erreichen schließlich eine andere, positivere Sichtweise ihrer Lebensqualität und schenken ihren Schmerzen mit steigendem Alter eine nicht mehr ganz so intensive Beachtung. Bei allen Unterschieden bezüglich des Schmerzempfindens darf tendenziell trotzdem festgestellt werden: Je mehr und ausgeprägter hämophile Arthropathien vorliegen, um so größer sind die damit verbundenen Schmerzen und die Einschränkung der täglichen Aktivitäten.

Die Therapie dieser Beschwerden kann aber nach den Ergebnissen der Fragebogenauswertung nicht als befriedigend angesehen werden. So war es für die Autoren überraschend, dass obwohl drei- bis viermal im Jahr eine ärztliche Konsultation erfolgte, fast 25 % der Patienten ihre Schmerztherapie als nicht ausreichend bezeichneten. Mit dem Schmerzfragebogen besteht die Möglichkeit, dieses Problem zu erkennen und auch diesen Patienten eine differenziertere Behandlung anzubieten.

Darüber hinaus eröffnen sich aber auch andere Therapieansätze: Das Nachdenken über seine Beschwerden könnte dem hämophilen Patienten helfen, besser mit seinen Behinderungen zurechtzukommen. Eine kognitive Verhaltenstherapie bei Arthritispatienten und Hämophilen beispielsweise zeigte einen positiven Effekt. Bei 11 rheumatisch erkrankten Patienten und insgesamt 5 Hämophilen wurde eine Verminderung des Gebrauchs von Schmerzmitteln festgestellt und damit verbunden ein reduziertes subjektives Schmerzempfinden (VAS), eine verbesserte Fähigkeit des Treppensteigens, weniger Fehltage in Schule bzw. Beruf und weniger stationäre Behandlungstage.

Die Wirbelsäule eines Hämophilen ist üblicherweise von Blutungen wegen der geringen Menge an Synovialis selten betroffen. Sekundär müssten aber die durch Beinlängendifferenzen und Achsenfehlstellungen relativ häufigen Beckenschiefstände bzw. durch Beugekontrakturen verursachten Hyperlordosen zumindest Facettenarthropathien hervorrufen. Warum bei lediglich zehn Patienten, die ihre Wirbelsäule als schmerzhaft einschätzten, diese Probleme vom subjektiven Empfinden her eine untergeordnete Rolle spielen, kann diese Studie nicht beantworten (s. Kap. 21). Es scheint jedoch eine hämophilietypische Schmerzverarbeitung zu geben, die weniger starke Schmerzen nicht (mehr) wahrnehmen lässt.

Bemerkenswert war die häufige Nennung von Faktorenkonzentrat als Schmerzmittel. Natürlich kann durch die regelmäßige Applikation das Blutungsrisiko vermindert werden. Die durch Arthropathie hervorgerufenen Schmerzen sog. ausgebrannter Gelenke beruhen aber nur in der Minderzahl auf frischen Blutungen. Auch wenn ein gewisser psychischer Effekt nicht verdrängt werden soll, bleibt pathophysiologisch und pharmakologisch unklar, wie Faktor-VIII-Konzentrat (subjektiv?) schmerzlindernd wirken kann (s. auch Kap. 20).

Hämophiliepatienten (Faktor-VIII-Aktivität <1%) mit Hämarthropathien aufgrund unzureichender Behandlungsmöglichkeiten in früheren Jahren sind als chronische Schmerzpatienten zu bezeichnen. Mit dem Selbsteinschätzungsbogen lassen sich gerade diejenigen Patienten herausfinden, die ihre Schmerzen in der Sprechstunde häufig nicht ausreichend artikulieren. Denn vor allem ihnen sollte eine adäquate Schmerztherapie angeboten werden können.

Literatur

Aznar JA, Magallon M, Querol F, Gorina E, Tusell JM (2000) The orthopaedic status of severe haemophiliacs in Spain. Haemophilia 6: 170–176

Beeton K, Neal D, Lee C (2005) An exploration of health-related quality of life in adults with haemophilia – a qualitative perspective. Haemophilia 11: 123–132

Genderen FR van, Fischer K, Heijnen L et al. (2006) Pain and functional limitations in patients with severe haemophilia. Haemophilia 12: 147–153

Molho P, Rolland N, Lebrun T et al. (2000) Epidemiological survey of the orthopedic status of severe haemophilia A and B patients in France. Haemophilia 6: 23–32

Schoenmakers MAGC, Gulmans VAM, Helders PJM, Berg HM van den (2001) Motor performance and disability in Dutch children with haemophilia: a comparison with their healthy peers. Haemophilia 7: 293–298

Spitzer A (1993) The significance of pain in children's experiences of hemophilia. Clin Nurs Res 2: 5–18

Wallny T, Hess L, Seuser A, Zander D, Brackmann HH, Kraft CN (2001) Pain status of patients with severe haemophilic arthropathy. Haemophilia 7: 453–458

Wallny T, Lahaye L, Brackmann HH, Heß L, Seuser A, Kraft CN (2002) Clinical and radiographic scores in haemophilic arthropathies: how well do these correlate to subjective pain status and daily activities? Haemophilia 8: 802–808

6 Schmerz und Funktion

Axel Seuser

Der Hauptausgangspunkt für Schmerzen bei Hämophilen ist der Bewegungsapparat und damit die Bewegung. Die Bewegung ist ein sehr komplexes Geschehen, das in unserem Gehirn den Anfang nimmt. Zunächst entsteht ein Bewegungswille im Frontalhirn. Im nächsten Schritt ist diesem Willen ein Plan zuzuordnen. Die Hirnregion für den Bewegungsplan ist der Gyrus praecentralis, der dann die nötigen motorischen Aktionen im motorischen Kortex steuert. Der ganze Weg vom Motor zum Sensor ist interaktiv und wird dreidimensional über das Kleinhirn und Rückenmark koordiniert.

Bewegung wird durch viele andere Hirnzentren mit innerviert. Dazu gehören auch sämtliche assoziativen Felder (Freude, Leid, Libido). Beeinflusst wird die Bewegung zudem durch sich selbst. So führt z. B. ein Hinken unter Umständen zu einer immer größeren Belastung und Störung auch in anderen Bereichen des Bewegungsapparates. Naturgemäß beeinflusst Schmerz über thalamische Verbindungen das Bewegungsverhalten enorm.

Die Muskulatur als unser Hauptbewegungsorgan ist ein großer Sensor. Hier findet sich eine Vielzahl von Rezeptoren, die verschiedene Aufgaben haben (Tabelle 6.1). Rezeptoren vom Typ Ia, wie die primäre Muskelspindel, kontrollieren die Muskellänge und -veränderung und Rezeptoren vom Typ Ib den Golgi-Sehnenapparat, der für die Optimierung der Muskelspannung zuständig ist. Weiterhin gibt es den Typ-IIa-Rezeptor, die sog. sekundäre Muskelspindel, die einen weiteren Kontrollmechanismus für die Muskellänge darstellt. Nichtmuskelspindelendigungen gehören zu den Typ-IIb-Rezeptoren und erfassen tiefen Druck und Tiefensensibilität. Freie Nervenendigungen vom Typ III (Aδ-Fasern) sind für die Schmerzleitung, aber gleichzeitig auch für die Anpassung an Trainings- und Therapieeffekte zuständig. Die reinen freien Nervenendigungen vom Typ IV (C-Fasern) leiten hauptsächlich Schmerz.

Tabelle 6.1 Muskulatur als großer Sensor

Typ	Rezeptor	Sensitivität
Ia	Primäre Muskelspindel	Muskellänge und -veränderung
Ib	Golgi-Sehnenapparat	Muskelspannung
IIa	Sekundäre Muskelspindel	Muskellänge
IIb	Nichtmuskelspindelendigungen	Tiefer Druck
III	Freie Nervenendigungen	Schmerz und Anpassung an Training
IV	Freie Nervenendigungen	Schmerz

6.1 Aufgabe der Bewegungszentrale

Die Aufgabe der Bewegungszentrale ist es, effektive Bewegung zu etablieren. Dafür nutzt sie eine Vielzahl von Eindrücken visueller, vestibulärer, aber hauptsächlich somatosensorischer Art. Das Ergebnis sollte eine Bewegung sein, die in jedem Falle regelmäßig, rhythmisch und rund ist (Abb. 6.1). Dies gilt nicht nur für die Bewegung, die in einem Gelenk stattfindet, sondern auch für die Koordination von mehrgelenkigen Bewegungen, die in unserem Alltag die Regel sind.

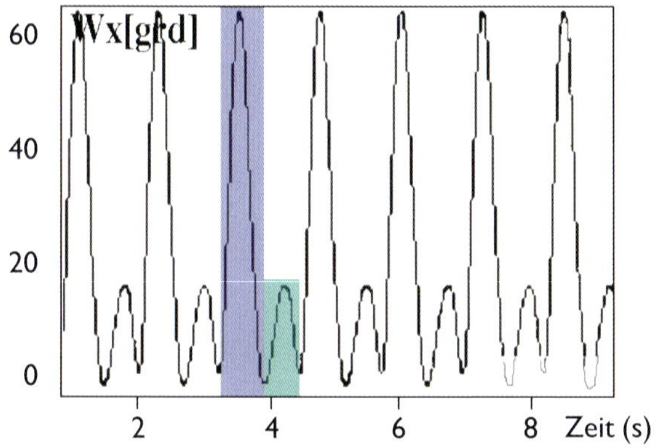

Abb. 6.1 Regelmäßig, rhythmisch, rund: optimale Kniewinkelkurve beim Gehen.
X-Achse: Zeit in Sekunden,
Y-Achse: Kniewinkel in Grad.
Der *blaue* Streifen markiert die Schwungphase, der *türkise* die Standphase. Darstellung von fast 7 Schritten

Diese Aufgabe ist enorm schwierig und Bewegungsanalysen zeigen, wie leicht diese Effektivität verloren gehen kann. Hier spielt insbesondere der Schmerz in all seinen Erscheinungsformen eine große Rolle. Bei näherer Betrachtung des Teufelskreises der Schmerzmotorik wird deutlich: Gleichgültig, aus welcher Richtung der Schmerz in unser Bewegungssystem eindringt, verursacht er monotone reflektorische Veränderungen, die nach außen hin erkennbar erst nach einer individuellen Latenz eine Erhöhung der muskulären Spannung mit sich bringen. Es folgt die Bewegungsstörung und diese kann den Schmerz erhöhen.

6.2 Gefahr der Chronifizierung

Wie in Kapitel 4 bereits dargestellt wurde, können die aus einer Chronifizierung resultierenden Veränderungen im Muskel-Gelenk-System vielfältig sein. Auf alle Fälle kommt es bei Schmerzen sofort zu einer Veränderung der Gelenkfunktion. Die bei jedem Patienten individuelle Bewegungsstörung bedeutet eine intensivere Belastung des Gelenkes. Die Wahrscheinlichkeit eines verstärkten Verschleißes wächst und beinhaltet die Möglichkeiten einer Chronifizierung, die einen steigenden Verbrauch an Gerinnungsfaktorenkonzentraten und Invalidität nach sich zieht. Höhere Kosten sind das unvermeidliche Resultat.

Nachlassende Schmerzen und sinkender Muskeltonus bedeuten keineswegs, dass sich die Bewegungsstörungen automatisch zurückbilden. Betrachtet man unter die-

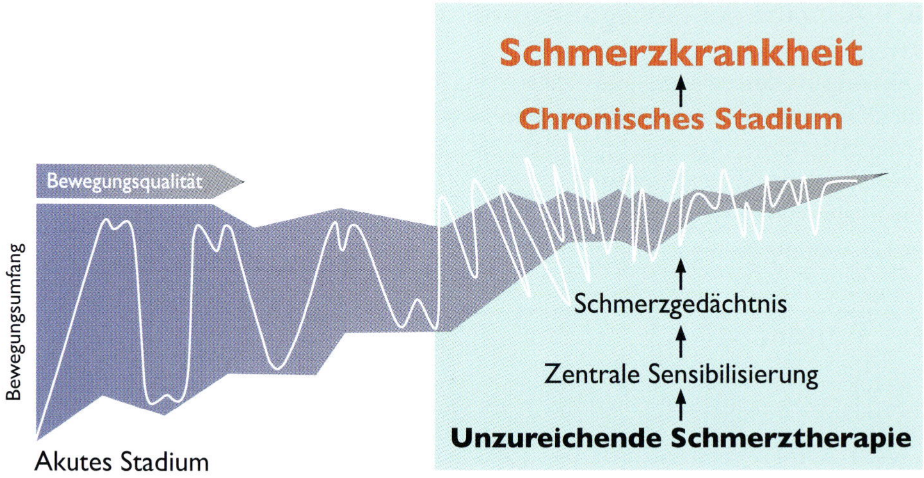

Abb. 6.2 Bewegung und Chronifizierung bei unzureichender Schmerztherapie. Auf dem Verlust der Regelmäßigkeit, der Rhythmik oder des Bewegungssinus basiert der Anstieg der physikalischen Belastung des Gelenkes

sem Aspekt den Zusammenhang zwischen Schmerz, Bewegung und Chronifizierung eingehender, wird verständlich, dass eine unzureichende Schmerztherapie nicht nur zur zentralen Sensibilisierung und zur Ausprägung eines Schmerzgedächtnisses, sondern im chronischen Stadium zur Schmerzkrankheit führt (Abb. 6.2).

Zusätzlich kommt es – ausgehend vom akuten Schmerzereignis – zum Verlust des Bewegungsumfanges und der Bewegungsqualität. Das bedeutet auf funktionsanalytischer Ebene auch den Verlust der Regelmäßigkeit, der Rhythmik oder des Bewegungssinus. Auf ihm basiert der Anstieg der physikalischen Belastung des Gelenkes.

6.3 Schmerzsenkung und Bewegungsverbesserung

Der erste Grundsatz einer „funktionellen Schmerztherapie" sollte im effektiven Einsatz von Schmerzmitteln bestehen. Diese müssen schnell und zuverlässig wirksam sowie gut steuerbar und verträglich sein. Insbesondere dürfen sie sich nicht nachteilig auf die bei Hämophilen erheblich eingeschränkte Hämostase auswirken (s. Kap. 10). Im Idealfall wird diese Schmerztherapie sofort nach Diagnosestellung begonnen und so schnell wie möglich wieder beendet.

Welche Auswirkungen Schmerzen auf die Bewegungsfunktion haben, lässt sich anhand einer Studie mit 10 Patienten, die im Durchschnitt seit 7,3 Jahren Schmerzen an der Lendenwirbelsäule hatten, exemplarisch beschreiben. Die Patienten wurden vor ihrer schmerztherapeutischen Einstellung einer Muskelfunktionsanalyse mithilfe eines Elektromyogramms (EMG) an der Wirbelsäule und an den Hüften unterzogen. Zusätzlich erfolgte eine Bewegungsanalyse von Wirbelsäule und Hüften sowie ein Fitnesstest zur Überprüfung von Ausdauer, Koordination, Kraft, Beweglichkeit und Körperfett. Die Dosierung und Zusammensetzung der anschließenden medikamentösen Schmerztherapie wurde anhand der von den Patienten genannten Schmerzwerte auf der visuellen Analogskala (VAS) bis zum Erreichen des individuellen Zielbereiches festgelegt. Nach Erreichen des Zielbereiches wurde die Messsequenz noch einmal durchgeführt und der Unterschied ausgewertet.

Die Ergebnisse zeigen, dass bei allen Patienten der individuelle Zielbereich erreicht werden konnte. Die erfolgreiche Schmerztherapie senkte nicht nur den Schmerz zufriedenstellend, sondern beeinflusste in komplexer Art auch die Funktion des Bewegungsapparates. So stieg sowohl die Bauch- als auch die Rückenmuskelkraft im signifikanten Bereich an. Die Beweglichkeit der Beinrückseite verbesserte sich erheblich und die Koordination wurde ebenfalls signifikant besser. Die Parameter Ausdauer und Fettgehalt blieben unverändert.

Das Oberflächen-EMG der Hüfte wurde in der Ruhe, bei Abspreizen des gestreckten Beines in der Seitenlage und bei maximaler isometrischer Abduktion durchgeführt. Die EMG-Untersuchung der paravertebralen Muskulatur erfolgte in Ruhe, in der Extension, Flexion, im Stand, gegen die Schwerkraft und bei maximaler Streckung aus der Bauchlage heraus. Das auffälligste Ergebnis war die Senkung des erhöhten Ruhetonus in der Lendenwirbelsäule nach effektiver Schmerztherapie. Tendenziell konnte die muskuläre Ansteuerungsstörung des Musculus erector spinae der betroffenen Seite ausgeglichen werden, sodass sich die vorher gemessene Differenz zwischen dem rechten und linken Musculus erector spinae verringerte. Dasselbe galt für die mittlere Glutealmuskulatur.

Die Bewegungsanalyse der Hüfte zeigte auf der betroffenen Seite tendenziell eine Besserung des Bewegungsumfanges, jedoch keine Verbesserung der Bewegungsqualität. Der Bewegungsumfang an der Wirbelsäule ließ sich zwar verdoppeln, insbesondere hinsichtlich der Rechts-/Linksneigung sowie der Rotation der Schulter und des Beckens, er erreichte jedoch keinesfalls den Normwert. Die Qualität der Schulter-Becken-Bewegung konnte jedoch verbessert werden (Abb. 6.3).

Schmerz und Funktion sind eng gekoppelt. Solange Schmerz besteht, wird die Trainier- und Therapierbarkeit behindert. Schmerz in einer Körperregion zieht immer Funktionsstörungen in angrenzenden Gelenken nach sich. Die bisherigen Erkenntnisse zeigen, dass durch eine ausreichende medikamentöse Schmerztherapie ein pathologisch gesteigerter Muskeltonus gesenkt werden kann. Abgeschwächte Muskeln werden wieder kräftiger. Es kommt zu einer Symmetrisierung der Muskelgruppen rechts/links und zu einem vergrößerten Bewegungsumfang. Jedoch besteht nach der Schmerzsenkung noch eine erhebliche Reststörung, die nun durch weitere intensive krankengymnastische Behandlung, kombiniert mit physikalischen Therapiemethoden und medizinischer Trainingstherapie, in Angriff genommen werden muss (s. Kap. 9 und 12).

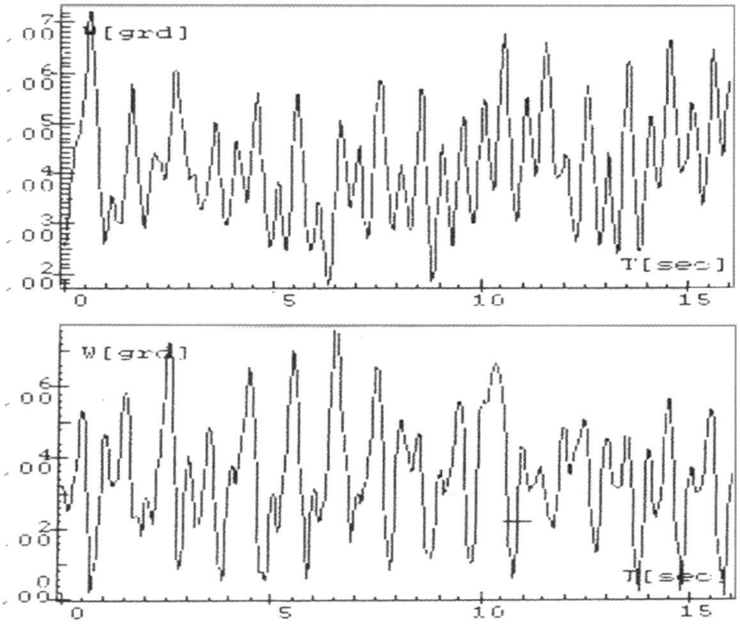

Abb. 6.3 Schulter-Becken-Winkel anterior-posterior. *X-Achse*: Zeit in Sekunden, *Y-Achse*: Winkel in Grad. *Oben* vor Therapie: Minimum 2,0°, Maximum 4,5°, Mittel 2,5°, 62 Umkehrpunkte. *Unten* nach Therapie: Minimum 3,0°, Maximum 7,0°, Mittel 5,0°, 48 Umkehrpunkte. Die Anzahl der Umkehrpunkte steht für die Energiebelastung des Systems

Literatur

Seuser A, Schuhmacher M, Diercke-Dzierzon C, Schumpe G (2007) Schmerz und Funktion. (Noch nicht veröffentlichte Daten)

Kandel ER, Schwartz JH, Jessel TM (eds) (2000) Principles of neural science, 4th edn. McGraw-Hill, New York

Seuser A, Schumpe G, Gäbel H (1994) Quantifizierung von rehabilitativen Therapiemaßnahmen und Qualitätssicherung durch die Verlaufskontrolle mittels Ultraschalltopometrie. Wien Med Wochenschr 110: 15

Seuser A, Schumpe G, Hallbauer T (1993) Die Bedeutung der 3D-Bewegungsanalyse und ihre Parameter für die Diagnostik in der Orthopädie. Orthop Mitt 2: 208

7 Grundlagen der medikamentösen Schmerztherapie

Christian Dierke-Dzierzon, Axel Seuser

Die Voraussetzung für eine effektive Schmerztherapie ist eine umfassende Diagnostik. Dazu gehört vor allem die sorgfältige Anamnese und die Schmerzdokumentation. Danach ist – möglichst in interdisziplinärer Zusammenarbeit – ein Therapiekonzept zu erstellen, das sowohl eine medikamentöse Behandlung als auch ergänzende Verfahren beinhaltet.

In diesem Kapitel ist unter den Behandlungsoptionen das Hauptaugenmerk auf die medikamentöse Therapie des Schmerzes gerichtet. Dabei werden verschiedene Medikamentengruppen, deren Stellenwert im WHO-Stufenschema und ihre potenziellen Nebenwirkungen vorgestellt. Darüber hinaus wird auf weitere ergänzende Therapieverfahren zur Schmerzlinderung hingewiesen, die sich in besonderen Fällen bewährt haben.

7.1 Schmerzanamnese, Dokumentation, Therapieziele

Eine umfangreiche Erhebung einer Schmerzanamnese ist die Basis für eine Einordnung des vorliegenden Schmerztyps und des zugrunde liegenden Schmerzmechanismus. Sie rangiert vor der körperlichen Untersuchung und den apparativen Untersuchungsmethoden.

Die Lokalisation des Schmerzes muss möglichst exakt erfragt werden, ebenso die Schmerzdauer, die neben anderen Kriterien die Chronizität des Leidens widerspiegelt. Der Schmerzverlauf gibt Auskunft über einen akut einsetzenden oder schleichend verlaufenden Prozess. Dabei können plötzliche Veränderungen der Schmerzqualität und -intensität das Auftreten eines symptomatischen Schmerzes signalisieren. Die zirkadiane Rhythmik des Schmerzes mit ihren Auswirkungen auf Belastbarkeit, Schlafqualität und Arbeitsfähigkeit ist zu eruieren. Die Schmerzqualität einerseits gestattet Hinweise auf die zugrunde liegende Schmerzursache und andererseits zeigen die durch den Patienten gewählten Adjektive den Leidensdruck an.

Bei den Fragen nach der Schmerzintensität haben sich die visuelle Analogskala (VAS) bzw. numerische Ratingskalen (NRS) als Standard durchgesetzt. Sie werden als einfaches Hilfsmittel ebenso in der Verlaufsdokumentation verwendet. Spezielle Smiley-Skalen kommen im Kleinkindesalter zur Anwendung.

Des Weiteren beinhaltet eine umfassende Schmerzanamnese Fragen nach dem Verhalten beim Schmerz und patienteneigenen Strategien zur Schmerzbeeinflussung. Begleitsymptome bei Schmerzattacken sowie beim Dauerschmerz gestatten

Hinweise auf die Schmerzursache und müssen gegebenenfalls adjuvant therapiert werden. Aktuelle medizinische Begleiterkrankungen sollen erfragt und in Relation zu den Schmerzen gesetzt werden. Bereits durchgeführte Therapiemethoden sind zu analysieren und nach Erfolg oder Misserfolg einzuordnen. Dazu zählen auch stationäre Aufenthalte, welche die Behandlung der Schmerzen zum Ziel hatten.

Die psychosoziale Anamnese, die eventuell auch um eine Fremdanamnese ergänzt wird, hat bei chronischen Schmerzpatienten einen hohen Stellenwert, um die Krankheit begünstigende Faktoren festzustellen. Hierzu können folgende soziale Belastungsmomente zählen:

- familiäre Belastung,
- Unzufriedenheit am Arbeitsplatz,
- eingeschränkte Arbeitsfähigkeit,
- Rentenverfahren und
- sonstige persönliche Probleme.

Bei Patienten mit chronischen Schmerzen ist die Evaluation der psychischen Beeinträchtigung in Form von Angst und depressiver Verstimmung von eminenter Bedeutung. Neben dem persönlichen Gespräch sind zur Erfassung dieser Komponenten der Schmerzkrankheit Fragebogen im Gebrauch. Sie sind in den Deutschen Schmerz-Fragebogen eingearbeitet, der gemeinsam von der Deutschen Gesellschaft für Schmerztherapie e.V. (DGS) und der Deutschen Gesellschaft zum Studium des Schmerzes e.V. (DGSS) erarbeitet worden ist (Abb. 7.1).

Die Dokumentation der Befunde eines Patienten mit chronischen Schmerzen sollte mit diesem oder einem vergleichbaren Fragebogen erfolgen. Zusätzlich muss der Grad der Chronifizierung erfasst werden. Gerbershagen et al. entwickelten eine Stadieneinteilung, bei der sowohl klinische Merkmale als auch Kriterien der bisherigen Behandlung bewertet werden (Abb. 7.2). Grundsätzlich umfasst die Klassifika-

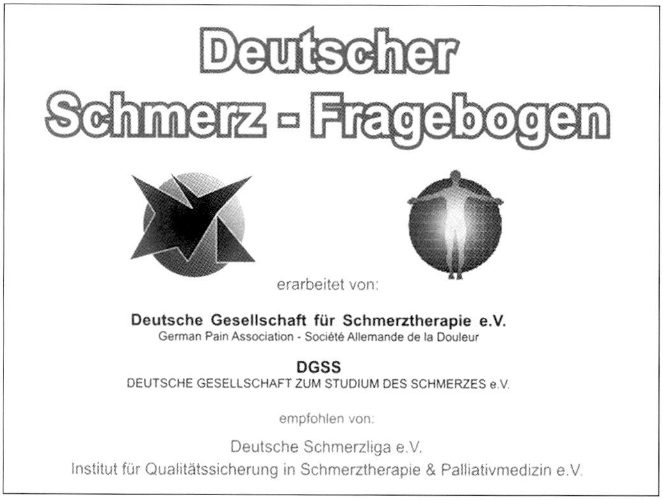

Abb. 7.1 Deutscher Schmerz-Fragebogen der DGS und der DGSS (ISBN 3-00-017440-0)

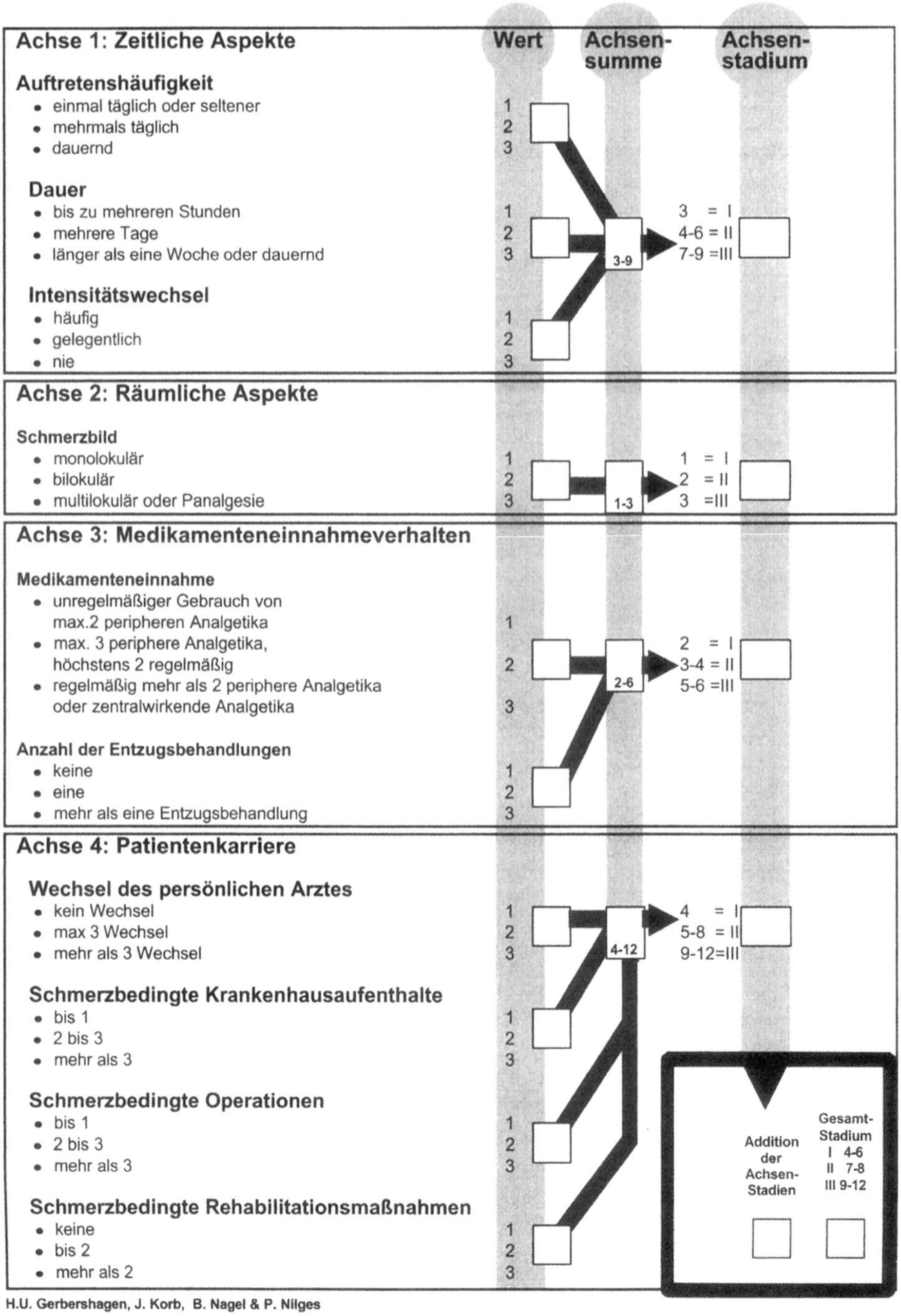

H.U. Gerbershagen, J. Korb, B. Nagel & P. Nilges

Abb. 7.2 Auswertungsformular des Mainzer Stadienmodells der Schmerzchronifizierung (MPSS)

tion der Chronifizierung drei Stadien, die mit diesem einfachen Instrument validiert werden können.

Nach einer körperlichen und neurologischen Untersuchung, evtl. ergänzt um Verfahren der neurophysiologischen, speziell orthopädischen und radiologischen Diagnostik, werden mit dem Patienten die Ergebnisse besprochen und die geplanten therapeutischen Wege erörtert. Die Vorstellung des Patienten in einer interdisziplinären Schmerzkonferenz kann bei schwierigen Fällen hilfreich sein.

Das zu formulierende Therapieziel muss individuell und realistisch sein. Dabei sollten patienteneigene Ressourcen einbezogen werden und unangenehme Wahrheiten, z. B. über psychosomatische Zusammenhänge und ihre Therapienotwendigkeit, in einem multimodalen Konzept ausgesprochen werden.

Die Basis für eine erfolgreiche Therapie ist die sorgfältige und umfassende Anamneseerhebung des Patienten mit drohenden oder bereits manifesten chronischen Schmerzen. Das frühzeitige Erkennen psychosozialer Komponenten und ihre Einbeziehung in das Therapiekonzept erhöht die Erfolgschance eines medikamentösen bzw. ergänzenden Therapieverfahrens.

7.2 Medikamentöse Schmerztherapie

Neben der im Vordergrund stehenden kausalen Therapie der Schmerzursachen stützt sich die Schmerztherapie chronischer Erkrankungen des Bewegungsapparates auf drei Säulen:

- Pharmakotherapie mit Analgetika, Lokalanästhetika, Koanalgetika,
- Methoden der physikalischen Medizin, wie Wärme- und Kälteanwendungen, Physiotherapie (s. Kap. 9 und 12) und
- Psychotherapie, wie kognitiv-verhaltensorientierte Verfahren, Entspannungstechniken u. a. (s. Kap. 8).

Die medikamentöse Therapie stellt somit nur einen Teil eines multimodalen Therapieansatzes dar. Im Gegensatz zur Akutschmerztherapie, die nach erfolgter Diagnosestellung direkt und über einen begrenzten Zeitraum erfolgt, liegt der Behandlung chronischer Schmerzen ein umfassendes Konzept zugrunde. Dabei stellen primär die festgestellten Schmerzursachen und erst sekundär die Schmerzintensität die Basis für eine medikamentöse Therapie dar. Diese umfasst dabei nicht selten die Kombination von Vertretern verschiedener Substanzklassen, wobei durch den sinnvollen Einsatz diverser Medikamente ein Synergieeffekt erzielt werden kann.

7.2.1 WHO-Stufenschema

Die WHO hat 1986 ein Schema veröffentlicht, das die Tumorschmerztherapie optimieren und den Einsatz der dabei verwendeten verschiedenen Medikamentengruppen systematisieren sollte. Der didaktische Wert des WHO-Stufenschemas (Abb. 7.3)

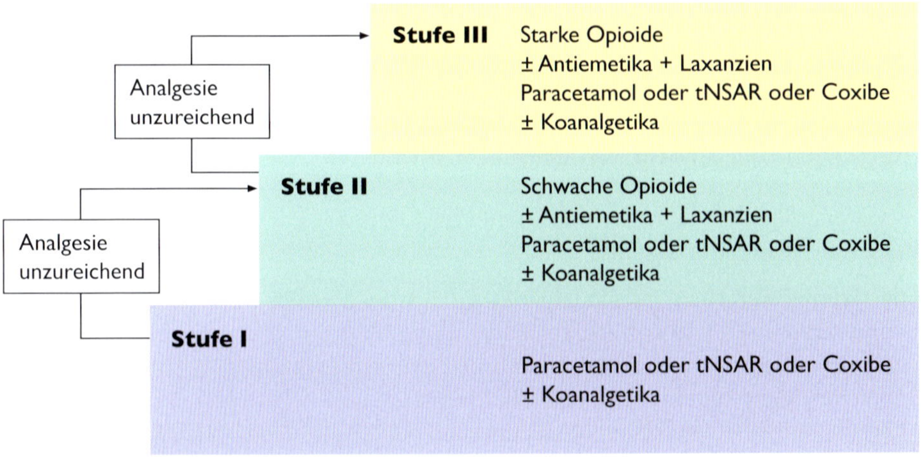

Abb. 7.3 WHO-Stufenschema zur Therapie chronischer Schmerzen. Modifiziert nach Fauler (2007). *tNSAR* traditionelle nichtsteroidale Antirheumatika, *Coxibe* selektive COX-2-Hemmer

ist unstrittig, da erstmals versucht wurde, eine Rationale in die Schmerztherapie einzuführen und Medikamente stufenweise zum Optimum ihrer Wirkung zu bringen. Überflüssige invasive Behandlungsverfahren sollten damit verhindert werden. Allerdings kann eine zu enge Auslegung des Schemas der individuellen Situation des Patienten möglicherweise nicht gerecht werden. Hauptkriterium für die Indikation der jeweiligen Medikamentengruppe stellt immer die Schmerzursache dar, erst in zweiter Linie ist die Schmerzstärke maßgebend. Dies kann dazu führen, dass ein Patient mit einem neuropathischen Schmerzanteil von hoher Intensität primär mit einer Medikamentenkombination der Stufe III unter Verzicht auf ein Nichtopioidanalgetikum behandelt wird.

Auch eine besondere Risikokonstellation für Nebenwirkungen eines Medikamentes kann bei einem Patienten das Überspringen einzelner Stufen des WHO-Schemas nach sich ziehen. Ein Vorteil des Stufenschemas liegt zweifelsohne darin, dass auf allen drei Stufen immer wieder an die mögliche Kombination verschieden wirkender Medikamente erinnert wird, was im Idealfall zu deutlicher Schmerzlinderung bei geringeren Nebenwirkungen führt.

Das WHO-Stufenschema ist mit der Zeit auch auf die Behandlung von Patienten mit chronischen Nichttumorschmerzen übertragen worden. Die anfängliche Euphorie unter den Therapeuten über ein solches Instrument ist in den letzten Jahren einer nüchternen Betrachtungsweise gewichen, da der zu sorglose Einsatz von schwachen als auch starken Opioidanalgetika zu Abhängigkeitsproblemen bei nicht ausreichend diagnostizierten Patienten führen kann. Die strenge Indikationsstellung für Opioidanalgetika – auch in retardierter Applikationsform – muss berücksichtigt werden. Ebenso sind Kontraindikationen für deren Einsatz zu beachten.

Das WHO-Stufenschema hat seit seiner Erstveröffentlichung einen Bedeutungswandel erfahren. Seit es auch als Behandlungskonzept für Nichttumorschmerzen Anwendung findet, wird zunehmend darauf verwiesen, die medikamentöse Therapie nicht zu schematisch, sondern ganz individuell an der Schmerzursache und erst sekundär an der Schmerzintensität zu orientieren.

7.2.2 Nichtopioidanalgetika

Die Gruppe der Nichtopioidanalgetika gehört zu den am häufigsten verordneten Schmerzmitteln überhaupt. In der Behandlung akuter und chronischer Schmerzen des Bewegungsapparates aufgrund degenerativer oder entzündlicher Veränderungen haben ihre Vertreter einen hohen Stellenwert erlangt.

Zu den zuerst entwickelten Medikamenten gehört die aus der Salicylsäure abgeleitete Acetylsalicylsäure, die in den letzten 30 Jahren um eine Reihe pharmakologischer Abkömmlinge ergänzt wurde. Diese Wirkstoffe – es handelt sich dabei um schwache organische Säuren – werden als saure antientzündlich wirkende antipyretische Analgetika charakterisiert. Für die Vertreter dieser Gruppe wurde die Kurzbezeichnung NSAR (nichtsteroidale Antirheumatika) eingeführt. Im Gegensatz zu diesen sind Paracetamol und die Phenazonderivate keine Säuren und werden als nichtsaure antipyretische Analgetika bezeichnet.

Nichtsaure antipyretische Analgetika

Die Gruppe der nichtsauren antipyretischen Analgetika setzt sich aus dem Anilinderivat Paracetamol sowie den Pyrazolonen Phenazon, Propyphenazon und Metamizol zusammen. Ihre Wirkungsweise beruht auf einer zentralen Hemmung der Prostaglandinsynthese. Sie sind antipyretisch wirksam. Im entzündeten oder entzündlich veränderten Gewebe wurde keine Hemmung der Prostaglandinproduktion gefunden. Den Substanzen fehlt somit in analgetischen Dosen eine antiphlogistische Wirkung.

Für Paracetamol konnte in tierexperimentellen Studien eine Hemmung der Cyclooxygenase-Isoform-3-Aktivität nachgewiesen werden. In ausreichend hoher Initialdosis (1000 mg) und parenteral verabreicht, hat Paracetamol derzeit einen besonderen Stellenwert in der postoperativen Schmerztherapie. In Kombinationspräparaten zusammen mit schwachen Opioiden (Codein, Tramadol) kommt es auch in der medikamentösen Therapie schwacher bis mittelstarker Nozizeptorschmerzen zum Einsatz. Die Tageshöchstdosis sollte 4 g nicht überschreiten. Bei Lebervorschädigung ist besondere Vorsicht geboten.

Metamizol zeichnet sich neben seiner potenten analgetischen Wirkung, besonders bei Applikation als intravenöse Kurzinfusion, auch durch seine tonusreduzierende Wirkung auf glatte Muskelzellen aus. Die spasmolytische Wirkung ist bei kolikartigen Schmerzen von besonderem Wert. Dieser sich auch auf die glatte Muskulatur der Gefäße erstreckende Effekt könnte allerdings die Erklärung für schockartige Kreislaufreaktionen sein, die besonders nach zu schneller intravenöser Injektion beobachtet wurden. Als besonders schwerwiegende Unverträglichkeitsreaktion kann nach Metamizolgabe sehr selten eine Agranulozytose auftreten (1:1000000). Nach Studien in Skandinavien soll diese Komplikation dort aufgrund einer genetischen Disposition häufiger als in Mitteleuropa sein. In den skandinavischen Ländern, Großbritannien und den USA ist Metamizol daher nicht zugelassen.

Sehr schwankende Halbwertszeiten für die Pyrazolone zwischen 5 und 25 Stunden auch bei Patienten mit normaler Leber- und Nierenfunktion können nach Mehrfachapplikation dieser Substanzen zu einer Kumulation und potenziell zu Arzneimittelinteraktionen führen. Eine besondere Vorsicht ist deswegen bei Patienten mit nennenswerten Einschränkungen der hepatischen Eliminationsleistung geboten. Metamizol sollte, wenn es intravenös gegeben wird, für starke Schmerzen reserviert bleiben, besonders für sonst nicht zu beherrschende Spasmen der glatten Muskulatur und Tumorschmerzen.

Einen Überblick über die Wirkprofile nichtsaurer Analgetika und einiger Vertreter der im nächsten Abschnitt folgenden Gruppe der NSAR gibt Tabelle 7.1.

Tabelle 7.1 Wirkprofile von Nichtopioidanalgetika

Wirkstoff	Analgetisch	Antiphlogistisch	Antipyretisch	Spasmolytisch
Paracetamol	++	–	++	–
Metamizol	+++	+	+++	++
Ibuprofen	+++	++	+	–
Diclofenac	+++	+++	+	–

– Nicht, + leicht, ++ mittel, +++ stark wirksam

Nachdem die Gruppe der NSAR in den letzten Jahren eine Neubewertung ihres Risikoprofils erfahren hat, sind die nichtsauren antipyretischen Medikamente wieder vermehrt ins Blickfeld der Therapeuten geraten. Je nach Schmerzart und individueller Risikokonstellation stellen sie eine sinnvolle Ergänzung bzw. Ersatz für NSAR dar.

Nichtsteroidale Antirheumatika

Bei den nichtsteroidalen Antirheumatika handelt es sich um eine heterogene Gruppe verschiedener Substanzen, die sich als schwache Säuren mit hydrophil-lipophiler Polarität definieren lassen. Ihre Unterschiede liegen vor allem in der jeweiligen Halbwertszeit im Organismus. Davon abhängige Parameter sind Steuerbarkeit und Dosierungsintervalle. In Tabelle 7.2 werden einige Vertreter der Nichtopioidanalgetika in Bezug auf Wirkdauer und Dosierungen vergleichend gegenübergestellt.

Das gemeinsame Wirkprinzip der NSAR besteht in einer Hemmung des Schlüsselenzyms Cyclooxygenase bei der Umwandlung der Arachidonsäure in Prostaglandin. Das Problem dieser Substanzen liegt darin, dass im menschlichen Organismus zwei

Tabelle 7.2 Wirkdauer und Dosierungen von Nichtopioidanalgetika

Wirkstoff	**Handelsname**	**Einzeldosis**	**Wirkungsdauer**	**Dosierungsvorschlag**	**Tageshöchst-dosis**
	(Beispiel)	**(mg/kg KG)**	**(h)**	**(mg/Tag)**	**(mg)**
Paracetamol	ben-u-ron®	15	6	4–6 × 500–1000	4000
Metamizol	Novalgin®	10	4	4 × 500–1000	4000
Diclofenac	Voltaren®	1	8	3 × 50	150
Ibuprofen	IbuHexal®	10	8	3–4 × 400–600	2400
Dexketoprofen	Sympal®	0,3	6	3 × 25	75
Flupirtin	Katadolon®	1,5	4	3 × 100–200	600
Celecoxib	Celebrex®	1,5	5–6	2 × 100–200	400
Etoricoxib	Arcoxia®	0,9	>24	1 × 60–90	120

Isoformen der Cyclooxygenase existieren, die sog. COX-1- und COX-2-Synthetase. Während COX-1 in fast allen Zelltypen konstitutiv exprimiert wird und als „house-keeping enzyme" physiologische Adaptationsvorgänge reguliert, wird COX-2 im entzündlich alterierten Gewebe vermehrt gebildet. Die entstehenden Prostaglandine bewirken als Neuromodulatoren eine Sensibilisierung der Nozizeptoren, die nun wiederum auf Schmerzreize empfindlicher ansprechen. Des Weiteren sorgen sie für eine Vasodilatation und Migration von Blutzellen in das Gewebe. Auf der Basis dieser Wirkungen sind Prostaglandine neben anderen Entzündungsmediatoren wie Bradykinin, Serotonin, Histamin und Substanz P an den Symptomen einer Entzündung beteiligt: Rubor, Calor, Tumor, Dolor und Functio laesa. In diesem Fall spielt das Isoenzym COX-2 eine maßgebliche Rolle. Seine Hemmung durch einen selektiven COX-2-Hemmer wäre der Schlüssel zur Lösung des Problems.

Die traditionellen NSAR (tNSAR) hemmen nichtselektiv COX-1 und COX-2, wodurch sich ihre Nebenwirkungen auf die Schleimhaut des Gastrointestinaltraktes, die Gerinnung, den Blutdruck und die Nierenfunktion erklären lassen. Erkrankungen dieser Organsysteme, die beim älteren Patienten fast die Regel sind, limitieren somit den Einsatz dieser Analgetika. Doch auch den selektiven COX-2-Hemmern (Coxibe) sind aufgrund neuerer Untersuchungen Nebenwirkungen eigen, da COX-2 nicht ausschließlich an Entzündungsvorgänge gebunden, sondern auch konstitutiv im Rückenmark, in der Niere und dem supraspinalen Zentralnervensystem (ZNS) vorhanden ist. Daraus resultierten bei Anwendung der Coxibe in der Vergangenheit Nebenwirkungen, die zur Rücknahme einiger Präparate führte, sodass heute nur noch Celecoxib, Etoricoxib, Lumiracoxib zur oralen sowie Parecoxib zur intravenösen Anwendung im Handel sind.

Für Osteoarthrosen und rheumatoide Arthritis haben Celecoxib und Etoricoxib ihre Indikation, wenn keine Risiken vonseiten des Herz-Kreislauf-Systems, der Niere bzw. des ZNS vorliegen. Da sie bei Langzeitanwendung durch die Hemmung des protektiven COX-2-Prinzips das prothrombotische Potenzial des thrombozytären COX-1-Isoenzyms vermehren könnten, sind kardiovaskuläre Komplikationen denkbar. Untersuchungen im Vergleich zu den traditionellen NSAR Diclofenac, Ibuprofen, Naproxen ergaben auch für diese, dass mit Dauer und Dosis der Therapie das potenzielle kardiovaskuläre Risiko steigt. Daher sollte nach Möglichkeit einer Kurzzeittherapie immer der Vorzug gegeben werden.

Als Kontraindikationen für den Einsatz von tNSAR und Coxibe gelten somit: nicht ausreichend eingestellte Hypertonie, koronare Herzkrankheit, zerebrovaskuläre Erkrankungen, Herzinsuffizienz (NYHA II–IV), schwere Leber- und Nierenfunktionsstörungen, entzündliche Darmerkrankungen, peptische Ulzera und aktive gastrointestinale Blutungen.

Bei Langzeitanwendung der tNSAR und Coxibe sollte immer auf eine mögliche gastrointestinale Schleimhautschädigung geachtet werden, da unter der Behandlung mit tNSAR das Spektrum von funktionellen Beschwerden über leichtere bis hin zu schweren Blutungen mit einer Letalität zwischen 2 und 5% reicht. Die Indikation für einen Protonenpumpenhemmer muss frühzeitig bei Einschätzung des Risikoprofils gestellt werden.

Erhält ein Patient noch andere Medikamente, können sich bei der Gabe von NSAR einige nicht zu unterschätzende Wechselwirkungen ergeben, die unbedingt beachtet werden sollten (Tabelle 7.3).

Tabelle 7.3 Wechselwirkungen der NSAR mit anderen Stoffgruppen

Medikamenten-/Substanzgruppe	Klinische Auswirkung
Digoxin	Wirkspiegel erhöht
Lithium	Wirkspiegel erhöht
Phenytoin	Wirkspiegel erhöht
Methotrexat	Wirkspiegel erhöht
Diuretika	Wirkung vermindert, Gefahr der Hyperkaliämie
Antihypertonika	Wirkung vermindert
Glukokortikoide	Gastrointestinale Blutungsgefahr erhöht
Antikoagulanzien	Blutungsgefahr
Orale Antidiabetika	Wirkung verstärkt

Die neu entwickelten COX-2-Hemmer haben trotz ihrer guten antiphlogistischen und damit analgetischen Eigenschaften leider auch einige vor allem für ältere Patienten bedeutsame Nebenwirkungen, die ihren Einsatz deutlich limitieren. Vergleichsuntersuchungen mit tNSAR haben allerdings auch bei diesen zur Neubewertung einiger Nebenwirkungen geführt, sodass der länger dauernde Einsatz von Vertretern dieser beiden Medikamentengruppen gut fundiert sein oder bei drohenden gastrointestinalen Nebenwirkungen mit Protonenpumpenhemmern kombiniert werden muss.

7.2.3 Opioidanalgetika

Opioide sind in der Schmerztherapie von eminenter Bedeutung. Alle Substanzen lassen sich auf die Kernsubstanz Morphin zurückführen. In den letzten Jahren sind neue retardierte Wirkstoffzubereitungen und moderne Applikationsformen (transdermal) auf den Markt gekommen und haben das Spektrum der Opioide bereichert.

Die Opioide entfalten ihre Wirkung im Organismus über Opioidrezeptoren. Affinität zum Rezeptor meint die Bindungsstärke einer spezifischen Substanz am Rezeptor. Diese macht zusammen mit der intrinsischen Aktivität, d.h. der Umwandlung des Rezeptormoleküls durch Öffnung eines Ionenkanals, die analgetische Stärke einer Substanz aus.

Vor einer Langzeitanwendung von Opioiden bei nicht tumorbedingten Schmerzen müssen funktionelle Schmerzen, eine psychische Komorbidität (Depression, Angsterkrankung) und eine bestehende Suchtproblematik ausgeschlossen werden. Die Anwendung von retardierten Opioiden bei Schmerzattacken mit schmerzfreien Intervallen ist ebenfalls nicht zweckmäßig.

Grundsätzlich lässt sich aus dem Pathomechanismus eines Schmerzes die Wirksamkeit der Opioide nicht ableiten. Erst ein Behandlungsversuch zeigt, ob die Schmerzen mit diesen Medikamenten zu lindern sind. Aufgrund eines genetischen Polymorphismus sprechen 20–30% der Bevölkerung nicht auf Opioide an. Von einer echten Opioidresistenz kann allerdings erst gesprochen werden, wenn auch nach einem Opioidwechsel eine Schmerzreduktion ausbleibt.

Vor dem Einsatz von Opioiden muss also entschieden werden, ob ein opioidsensitiver oder sogar opioidpflichtiger Schmerz vorliegt. Opioidsensitiv ist ein Schmerz dann, wenn er sich mit Opioiden bei nur geringen bzw. leicht beherrschbaren Nebenwirkungen ausreichend lindern lässt. Die Wirksamkeit der Opioide wird nur vom Patienten bestimmt, deshalb ist eine ausgiebige Dokumentation in der Einstellungsphase unumgänglich. Die notwendige Dosis richtet sich nach dem schmerzlindernden Effekt und der Verträglichkeit. Die Dosistitration erfolgt mit oralen retardierten Präparaten. Eine Umstellung auf andere Applikationsformen kann danach mit Äquivalenztabellen vorgenommen werden.

Des Weiteren muss der Patient darüber aufgeklärt werden, dass auch die Opioidtherapie in der Regel nur eine ca. 50%ige Schmerzreduktion erwarten lässt. Die medikamentöse Behandlung mit Opioiden sollte Bestandteil eines multimodalen Therapiekonzeptes sein, das eine Physio- und Psychotherapie mit einschließt. Vor der erstmaligen Verordnung von Opioiden muss eine besondere Aufklärung des Patienten über Risiken und Gefahren sowie über mögliche Nebenwirkungen in der Einstellungsphase erfolgen. Sie sollte folgende Punkte beinhalten:

- Als mögliche Nebenwirkungen kommen Schwindel, Übelkeit und Konzentrationsstörungen infrage.
- Die Behandlung ist mit Obstipation verbunden, die therapiert werden muss.
- In der Phase der Dosisfindung besteht für den Patienten Fahrverbot.

- Eigenmächtige Dosissteigerungen oder -reduktionen durch den Patienten sind untersagt.
- Bei Non-Compliance droht die Beendigung der Therapie.

Es empfiehlt sich, die erfolgte Aufklärung zu dokumentieren und vom Patienten gegenzeichnen zu lassen.

Opioidnaive Patienten werden, wenn es die Schmerzintensität zulässt, zuerst mit Opioiden der WHO-Stufe II eingestellt. Aus der Menge der Medikamentendosis in retardierter Form plus der Escape-Medikation (Zusatzgabe eines schnell anschlagenden und kurz wirksamen Opioids bei Schmerzattacken) wird dann die Gesamtmenge pro 24 Stunden errechnet und auf zwei, gelegentlich drei Dosen retardierter Substanz verteilt. Bei unzureichender Schmerzlinderung sollte vor einem Opioidwechsel erst die Dosis des bisherigen Präparates angepasst werden. Treten unter der Opioidtherapie intolerable und therapierefraktäre Nebenwirkungen, eine inkonstante Resorption der Wirksubstanz und persistierende Schmerzen auf, ist bei erwiesener Opioidsensitivität ebenfalls eine Indikation zum Wechsel des Opioids gegeben.

Bei Umstellungen auf ein anderes Präparat werden Äquivalenztabellen herangezogen (Tabelle 7.4). Man sollte dann allerdings nur mit der Hälfte der ursprünglichen Dosis beginnen, da eine deutlich verbesserte Wirkung der neuen Substanz möglich ist. Eine Bedarfsmedikation dient der Sicherheit und soll Schmerzdurchbrüche beherrschen helfen. Bei regelmäßig auftretenden belastungsinduzierten Schmerzen wird eine geeignete schnell anflutende, ausreichend dosierte Bedarfsmedikation die

Tabelle 7.4 Opioid-Umrechnungstabelle

Wirkstoff	Handelsname	Äquivalenzdosen (mg)								
	(Beispiel)	Bei Einmalgabe	Bezogen auf 24-h-Mengen							
Tramadol oral	Tramal® long	150	300		450	600				
Tramadol s.c., i.v.	Tramal®	100	200		300	400	500			
Morphin oral	MST®	30	60	80	90	120	150	160	180	210
Morphin s.c., i.v.	MSI®	10	20		30	40	50		60	70
Oxycodon oral	Oxygesic®		30			60			90	
Hydromorphon oral	Palladon® retard	4	8		12	16	20		24	28
Fentanyl TTS (μg/h)	Durogesic® SMAT	12,5	25			50			75	
Buprenorphin s.l.	Temgesic®		0,6	0,8		1,2		1,6		
Buprenorphin TTS (μg/h)	Transtec PRO®			35		52,5		70		

TTS transdermales Pflaster, *s.l.* sublingual

für den Patienten adäquate Lösung sein. Die zur Verfügung stehenden Opioide lassen sich grundsätzlich in die Gruppe der schwachen und der starken Opioidanalgetika unterteilen.

Schwache Opioidanalgetika

Zur Gruppe der schwachen Opioidanalgetika (WHO-Stufe II, s. Abb. 7.3) gehören Tramadol und Tilidin/Naloxon. Beide Substanzen liegen sowohl in retardierter Form und auch als flüssige Rescue-Medikation (schnell anschlagende Bedarfsmedikation) vor. Gegenüber dem an Bedeutung verlierenden Codein zeichnen sie sich durch eine weniger obstipierende Nebenwirkung aus: Bei der Tilidin-Naloxon-Kombination z. B. ist die antagonistische Wirkung des Naloxons an den Opioidrezeptoren der Darmwand für die geringere Obstipation verantwortlich.

Für ältere Patienten ist auch bei der Einnahme schwacher Opioide Vorsicht geboten, da sie zu Schwindel und Gleichgewichtsproblemen, teilweise auch zu Euphorie oder Dysphorie führen können. Anfänglich niedrige Einstiegsdosen und ein allmähliches Herantasten an die Wirkdosis sind angeraten.

Starke Opioidanalgetika

Bei den Vertretern der starken Opioide (WHO-Stufe III, s. Abb. 7.3) lassen sich reine μ-Agonisten, die sich in der Mehrzahl befinden, von partiellen Agonisten unterscheiden. Buprenorphin gehört zur letztgenannten Gruppe und ist sowohl in intravenöser als auch in sublingualer und transdermaler Applikationsform verfügbar. Ein früher für Buprenorphin beschriebener Ceilingeffekt (Dosissteigerung ab einer bestimmten Gesamttagesdosis ohne zusätzlichen analgetischen Effekt bei gesteigerten Nebenwirkungen) ist äußerst selten. Im Falle einer Intoxikation und einer dann möglicherweise auftretenden Atemdepression kann Naloxon nicht zur Antagonisierbarkeit von Buprenorphin eingesetzt werden.

Unter den reinen μ-Agonisten zeichnet sich das Oxycodon in seiner retardierten Form durch ein biphasisches Freisetzungsverhalten der Substanz aus, d. h. einer schnellen initialen Aufnahme innerhalb der ersten halben Stunde folgt eine verzögerte Freisetzung über zwölf Stunden aus der retardierten Galenik. Die Substanz besitzt eine hohe Bioverfügbarkeit. In einer neuen Darreichungsform gibt es Oxycodon in Kombination mit Naloxon (Targin®), mit der ähnlich wie bei der Tilidin-Naloxon-Kombination die opiatinduzierte Obstipation verringert werden soll.

Eine weitere Substanz ist Hydromorphon. Neben seiner hohen Bioverfügbarkeit weist es eine geringe Eiweißbindung auf, was vor allem für ältere Risikopatienten mit einer Polymedikation von Vorteil ist und die Kumulationsgefahr mindert.

Fentanyl ist in transdermaler Applikationsform im Handel und ähnlich wie das Buprenorphin-Matrixpflaster für opioidsensitive Dauerschmerzen geeignet. Dies gilt besonders auch für Patienten mit Schluckstörungen und starker Neigung zur Obstipation, da bei der transdermalen Form die Opioidrezeptoren der Darmwand nicht in dem Maße besetzt werden wie bei der oralen Medikation. Nach dem Kleben der Pflaster vergehen allerdings 12–16 Stunden, bis die Wirkspiegel im Blut erreicht werden. Bei Intoxikationen muss an das Reservoir im subkutanen Gewebe gedacht werden, das sich nach Entfernen des Medikamentenpflasters auch erst über ca. 12 Stunden entleert. Diese Patienten müssen also stationär überwacht werden.

Die transdermale Darreichungsform ist für den Patienten sehr leicht zu handhaben, wenn die Indikation dafür gegeben ist und keine Hautirritationen auftreten. Nach einem Intervall von 72 Stunden muss das Pflaster in der Regel erneuert werden, das Transtec PRO® erst nach 96 Stunden. Neu auf dem Markt ist ein niedrig dosiertes Buprenorphin-Pflaster Norspan®, das 5, 10 oder 20 µg/h Buprenorphin freisetzt, alle 7 Tage erneuert werden muss und speziell für die Therapie arthrosebedingter Schmerzen konzipiert wurde.

Auf die Substanzgruppe der Cannabinoide soll in diesem Zusammenhang nicht eingegangen werden, da sie in ihrem therapeutischen Stellenwert derzeit noch sehr umstritten ist.

Opioidtypische Nebenwirkungen

Bei den opioidtypischen Nebenwirkungen kann zwischen zentralen und peripheren unterschieden werden. Zu den ersteren zählt eine häufig passagere Müdigkeit bzw. Konzentrationsstörung. Wenn gegen diese keine Toleranz auftritt, sollte hier allerdings die Dosis reduziert oder die Interaktion mit anderen Medikamenten, wie Antikonvulsiva, Muskelrelaxanzien und Psychopharmaka, abgeklärt werden. Opioide können durch ihre dämpfende Wirkung auf den Sympathikus eine orthostatische Dysregulation verursachen. Ebenso ist eine Miosis bei den Patienten zu beobachten.

Die gefürchtete Atemdepression tritt äußerst selten auf und vor allem dann nicht, wenn sich die Dosistitration streng an der Schmerzintensität orientiert. Zusatzmedikamente, welche die Vigilanz dämpfen, müssen wegen ihrer potenzierenden Wirkung beachtet werden.

Unter schmerzmodulierenden Maßnahmen, wie invasive Techniken (Blockaden mit Lokalanästhetika, Kathetertechniken, Elektrostimulationsverfahren u. a.), Operationen, Bestrahlungen, Entspannungstechniken usw., sollte gegebenenfalls auch eine Dosisanpassung der Opioide vorgenommen werden. Bevor eine Atemdepression eintritt, sind in der Regel ausgeprägte Müdigkeit und Miosis frühe Warnzeichen. Bei manifester Atemdepression müssen Atemfrequenz und Vigilanz unter der Gabe von Naloxon in kleinen repetitiven Gaben intravenös stationär überwacht werden. Eine Abklärung der Ursachen ist hier neben einer Dosisoptimierung unumgänglich.

Die Übelkeit unter Opioidtherapie wird ebenfalls zentral ausgelöst. Sie ist auf eine Erregung der Chemorezeptoren der Area postrema zurückzuführen und zählt zu den typischen Nebenwirkungen. Adjuvanzien sollten prophylaktisch rezeptiert werden, da bei 20–30% der Patienten Übelkeit und seltener Erbrechen in der Anfangsphase der Opioidtherapie auftreten können. Beispiele für Antiemetika sind in Tabelle 7.5 aufgeführt.

Auf die bereits erwähnte Verstärkung der Obstipationsneigung muss ebenfalls hingewiesen werden. Sie beruht auf einem erhöhten Tonus der Muskulatur des Magen-

Tabelle 7.5 Antiemetika: Dosierungen (pro Tag) und Nebenwirkungen

Substanz	Handelsname (Beispiel)	Galenik	Dosierung für Erwachsene	Hinweise/ Nebenwirkungen
Metoclopramid	Paspertin®	Tropfen 4 mg/ml = 12 Tropfen	3–4 × 30 Tr.	Müdigkeit, verringertes Reaktionsvermögen
		Filmtabletten 10 mg	3–4 × 1 Tabl.	
Dimenhydrinat	Vomex A®	Dragees 50 mg	1–4 × 1–2 Drg.	Müdigkeit
		Sirup 33 mg/10 ml	3–4 × 10 ml	
		Retardkapseln 150 mg	2 × 1 Kps.	
		Suppositorien 150 mg	1–3 × 1 Supp.	
Domperidon	Motilium®	Filmtabletten 10 mg	3–4 × 1 Tabl.	Sedierung, Leberfunktion
		Tropfen 10 mg/ml	3–4 × 1 ml	
Promethazin	Atosil®	Filmtabletten 25 mg	1–2 × 25 mg	Sedierung, Mundtrockenheit, Reaktionsvermögen und Krampfschwelle erniedrigt
		Tropfen 22,6 mg/ml	3 × 10–20 Tr.	
Haloperidol	Haldol-Janssen®	Lösung 2 mg/ml = 20 Tropfen	3 × 3–5 Tr.	In niedriger Dosierung stark antiemetisch
Ondansetron	Zofran®	Tabletten 4 und 8 mg	4–8 mg alle 12 h	Kopfschmerzen, Obstipation

Darm-Traktes mit verlängerter Passagezeit für den Darminhalt und herabgesetztem Defäkationsreiz. Die Obstipation kann zum Dauerproblem werden, wenn nicht spezielle Opioid-Antagonist-Kombinationen eingesetzt werden, wie oben bereits dargestellt wurde. Eine prophylaktische Laxanzienverordnung gehört an den Beginn einer Opioidtherapie (Tabelle 7.6). Neben Medikamenten mit dem Wirkstoff Macrogol haben sich in erster Linie Laktulosepräparate bewährt. In schwierigen Fällen von opioidinduzierter Verstopfung kann ein Stufenschema für die Laxanziengabe herangezogen werden (Tabelle 7.7).

Eine Störung der Blasenentleerung durch Erhöhung des Sphinktertonus kann anfangs ebenfalls auftreten, normalisiert sich in der Regel aber nach wenigen Tagen.

Morphininduzierte Hyperalgesie, Myoklonien oder intensiver Pruritus, letzterer als Folge intradermaler Histaminfreisetzung aus Mastzellen, sind ebenfalls Nebenwirkungen peripherer Natur. Sie erfordern eine Behandlung und können Gründe für einen Opioidwechsel sein.

Da bei 20 % der mit Opioiden behandelten Patienten hormonelle Dysfunktionen und Störungen der Sexualität nachgewiesen wurden, kann man auch hier versuchen, durch einen Wechsel des Präparates Besserung zu erzielen.

Ein vielfach mit den Patienten zu erörterndes Problem sind die Fragen nach physischer und psychischer Abhängigkeit unter Opioiden. Durch kontinuierliche Beset-

Tabelle 7.6 Laxanzien: Dosierungen (pro Tag) und Wirkprofile

Substanz	Handelsname (Beispiel)	Galenik	Dosierung für Erwachsene	Wirkeintritt
Osmotische und quellende Mittel				
Macrogol	Isomol® Movicol®	Trinklösung	1–3 × 1 Btl.	24–48 h bei Erstanwendung
Lactulose	Bifiteral®	Sirup 66,7 g/100 ml	3 × 15–30 ml (1 Essl.)	2–10 h
		Pulver/Beutel zu 10 g	5–10 g	
Osmotische und reizende Mittel				
Na-picosulfat	Laxoberal®	Tropfen 7,5 mg/ml	10–18 Tr. abends	10–12 h
		Tabletten 5 mg	1 Tabl.	
		Perlen 2,5 mg	2–4 Perlen	
Bisacodyl	Dulcolax®	Dragees 5 mg	1–2 Drg.	5–10 h
		Suppositorium	1 Supp.	15–30 min
Gleitmittel				
Paraffin	Obstinol® M	Emulsion 10 g/30 ml	50–100 ml	8–48 h
Klysma				
Sorbitol u. a.	Microklist®	Klistier 5 ml	1 Klistier	Innerhalb weniger Minuten

Tabelle 7.7 Stufentherapie der Obstipation

Stufen	Wirkstoff	Handelsname (Beispiel)	Dosierung/Tag
Stufe 1	Natriumpicosulfat	Laxoberal®	1–2 × 10–20 Tr.
	Lactulose	Bifiteral®	3 × 15–30 ml (1 Essl.)
	Macrogol	Movicol®	1–3 × 1 Btl.
Stufe 2	Paraffin	Obstinol®	1–3 × 1 Messbecher
Stufe 3	Sorbitol	Mikroklist®	1 Miniklistier

zung der Opioidrezeptoren entsteht zwangsläufig eine körperliche Abhängigkeit, die zur Folge hat, dass eine Reduktion oder ein Ausschleichen der Opioide immer langsam und unter Berücksichtigung der substanzspezifischen Bindungskinetik und Pharmakodynamik vorzunehmen ist. Ansonsten können Entzugssymptome wie Unruhe, Schweißausbruch und Dysphorie auftreten. Psychische Abhängigkeit dagegen kann bei Beachtung der geltenden Leitlinien, zeitkontingentierter Gabe von retardierten Opioiden und stets individueller, kontrollierter Verabreichung vermieden werden. Aufmerksamkeit ist dann geboten, wenn Einnahmeregeln verletzt und inadäquate Dosissteigerungen vor allem nichtretardierter Substanzen vom Patienten vorgenommen werden oder psychisch belastende Ereignisse eintreten. Die enge Anbindung an den erfahrenen Therapeuten ist in solchen Fällen die beste Prophylaxe gegenüber einer Suchtentwicklung.

Da die Gruppe der starken Opioide der Betäubungsmittel-Verschreibungsverordnung (BtMVV) unterliegt, gelten für ihre Verschreibung, Abgabe und Rezeptaufbewahrung bestimmte Vorschriften, die den Gesetzesblättern zu entnehmen sind.

In der Therapie opioidsensitiver chronischer Schmerzen spielen Opioide unter Beachtung ihrer Ausschlusskriterien eine wichtige Rolle, da die Vertreter der NSAR in der Langzeitanwendung doch erhebliche Nebenwirkungen aufweisen können. Das Spektrum der Opioide reicht von den schwachen bis zu den stark wirksamen. Bei ihrem Einsatz sollte die zirkadiane Rhythmik des Schmerzes, die Pharmakodynamik des jeweiligen Präparates und die Patientencompliance Berücksichtigung finden. Über Nebenwirkungen besonders in der Anfangsphase müssen Patienten ausführlich aufgeklärt werden.

7.2.4 Koanalgetika

Koanalgetika sind definitionsgemäß keine herkömmlichen Analgetika, sondern Wirkstoffe, die in Kombination mit Analgetika einen verstärkenden Effekt entfalten bzw. deren Einsatz eine Dosisreduktion der Analgetika ermöglicht und dadurch die Nebenwirkungsrate verringert. Bereits in der Stufe I des WHO-Schemas haben sie, wenn sie indiziert sind, ihren Platz und können bis zur Stufe III fortgeführt werden (s. Abb. 7.3). Sie lassen sich in Mehrfachkombinationen mit Analgetika einsetzen, wie z. B. beim neuropathischen Schmerz. Während hierbei vor allem Medikamente aus der Gruppe der Antikonvulsiva, Antidepressiva, Neuroleptika und manchmal der Kortikosteroide mit Opioidanalgetika kombiniert werden, finden Muskelrelaxanzien, Bisphosphonate und Benzodiazepine in anderen Indikationsbereichen Anwendung.

Antikonvulsiva

Antikonvulsiva (Tabelle 7.8) werden beim neuropathischen Schmerz eingesetzt, wenn dieser einschießend, elektrisierend und zermürbend ist. Dabei wurde das früher sehr häufig verabreichte Carbamazepin weitestgehend von Gabapentin abgelöst. Dank dessen Bindung an Kalziumkanäle bewirkt es eine verminderte elektrische Erregbarkeit bereits im Hinterhorn des Rückenmarkes. Unter einer Therapie mit Gabapentin können anfänglich Benommenheit, Müdigkeit, Schwindel und Übelkeit auftreten. Die angestrebte Tagesdosis von 600–1200 mg wird daher einschleichend vorgenommen und auf drei Einzeldosen verteilt. Die Weiterentwicklung des Gabapentin, der Wirkstoff Pregabalin, wird dagegen auf zwei Tagesdosen verteilt. Der therapeutische Dosisbereich liegt bei 150–600 mg pro Tag. Pregabalin wirkt stärker anti-

Tabelle 7.8 Antikonvulsiva: Dosierungen (pro Tag) und Nebenwirkungen

Substanz	Handelsname (Beispiel)	Galenik	Dosierung für Erwachsene	Hinweise
Klassische Antikonvulsiva				
Carbamazepin	Timonil®	Tabletten 200 mg Retardtabletten 200/400/600 mg Suspension 100 mg/5 ml	Initial 1–2 × 100–200 mg, Erhaltungsdosis 400–800 mg, aufgeteilt in zwei Gaben	Einschleichend dosieren; Herz-, Leber-, Nierenfunktionsstörungen, Thrombozytopenie, Anämie; regelmäßige Leberkontrolle; Sedierung, Ataxie
Oxcarbazepin	Timox®	Filmtabletten 150/300/600 mg	Initial 2 × 150–300 mg, Erhaltungsdosis 600–2400 mg, aufgeteilt in zwei Gaben	Einschleichend dosieren; Eigenschaften wie Carbamazepin, ggf. etwas besser verträglich; Hyponatriämie
	Trileptal®	Suspension 60 mg/ml		
Moderne Antikonvulsiva				
Gabapentin	Neurontin®	Kapseln 100/300/400 mg Filmtabletten 600 und 800 mg	900–3600 mg	Ein- und ausschleichend dosieren; Müdigkeit, Alkohol, verringertes Reaktionsvermögen
Pregabalin	Lyrica®	Hartkapseln 25/75/150/300 mg	150–600 mg	Ein- und ausschleichend dosieren; Benommenheit, Müdigkeit, verringertes Reaktionsvermögen; Wechselwirkung mit Oxycodon

konvulsiv und anxiolytisch, deswegen ist es auch bei Angsterkrankungen indiziert und verbessert die Schlafqualität. Der Wirkort dieser Substanz ist ebenfalls eine Untereinheit der spannungsabhängigen Kalziumkanäle.

Neuroleptika

Neuroleptika haben einen deutlich geringeren Stellenwert als Koanalgetikum. Sie entfalten ihre Wirkung an den Dopamin-2-Rezeptoren im ZNS und wirken distanzierend, Opiat potenzierend und antiemetisch. Als Nebenwirkungen treten Mundtrockenheit, Obstipation und Harnverhalt auf. Daher werden sie besonders bei Patienten im fortgeschrittenen Alter mit Zurückhaltung eingesetzt.

Kortikosteroide

Eine weitere Substanzklasse ist die der Kortikosteroide. Lokal appliziert haben sie einen hohen Stellenwert in der Injektionsbehandlung des ligamentären und arthrogenen Schmerzes, wenn eine antiinflammatorische Wirkung angestrebt wird. Darüber hinaus reduzieren Kortikosteroide die über Prostaglandin vermittelte Sensibilisierung von Schmerzrezeptoren. Bei einer zeitlich begrenzten systemischen Anwendung von Kortikosteroiden sollten Substanzen mit vornehmlich glukokortikoider Wirkung (z. B. Dexamethason) zur Anwendung kommen. Die Stoßtherapie mit Dexamethason in einer Dosierung von 8 – 4–0 mg über drei oder vier Tage, gefolgt von einer Erhaltungsdosis von 1,5 – 3 mg als morgendliche Gabe wird nach acht bis zwölf Tagen ausschleichend beendet. Diese Therapieform kann bei neuropathischen Schmerzen infolge Nervenkompression indiziert sein. Bei kombinierter Einnahme mit einem NSAR muss auf die ulzerogene Wirkung im Gastrointestinaltrakt geachtet werden. Blutzuckeranstiege und eine Schwächung des Immunsystems sind ebenfalls möglich.

Koanalgetika sind in der Therapie neuropathischer Schmerzen zusammen mit Opioidanalgetika sehr effektiv und daher bereits auf der untersten Stufe des WHO-Schemas verankert. Sie sollten frühzeitig eingesetzt werden. Bei potenziellen zentralen Nebenwirkungen muss eine einschleichende Dosissteigerung vorgenommen werden.

Muskelrelaxanzien

Einige Schmerzsyndrome haben ihre Ursache in einem pathologisch gesteigerten Muskeltonus. Bleibt das Phänomen auf eine kleine Region beschränkt, sind lokale Maßnahmen wie Physiotherapie, Applikation von Wärme, Injektionen mit Lokalanästhetika, Akupunktur und evtl. die transkutane elektrische Nervenstimulation (TENS) angezeigt. Den Muskelketten folgend können sich die muskulären Dysbalancen über mehrere Körperregionen ausbreiten, sodass die lokalen Therapiemaßnahmen nicht mehr ausreichen und eine systemische Therapie mit Muskelrelaxanzien (Tabelle 7.9) angezeigt ist. Mit ihrem primären Einsatz und der Gabe von Analgetika

Tabelle 7.9 Muskelrelaxanzien: Dosierungen (pro Tag) und Nebenwirkungen

Substanz	Handelsname (Beispiel)	Galenik	Dosierung für Erwachsene	Hinweise
Flupirtin	Katadolon®	Kapsel 100 mg	Bis zu 3 × 2 Kps.	Müdigkeit, Übelkeit, Erbrechen, verminderte Reaktionsfähigkeit
		Suppositorien 150 mg	Bis zu 3 × 1 Supp.	
Tolperison	Mydocalm®	Filmtablette 50 mg	Bis zu 3 × 1 – 3 Tabl.	Allergische Reaktionen
Tetrazepam	Musaril®	Filmtablette 50 mg	1 – 2 Tabl.	Nur für begrenzten Zeitraum anwenden, einschleichend dosieren

werden häufig auch erst die Voraussetzungen für eine effektive Krankengymnastik geschaffen. Grundsätzlich kann zwischen peripher und zentral angreifenden Substanzgruppen unterschieden werden.

Zu den peripher angreifenden Medikamenten gehört das Tolperison. Es wirkt als Natriumkanalblocker an den Nervenzellen des nozizeptiven Systems und reduziert den nozizeptiven Input. Der anfänglichen Dosis von 3-mal 100 mg folgt eine Erhaltungsdosis von 3-mal 50 mg pro Tag. Der Wirkungseintritt von Tolperison kann zwischen einigen bis zu zehn Tagen liegen. Vorteile der Substanz sind fehlende Müdigkeit und gute Langzeitverträglichkeit.

Wenn ein zusätzlicher primär analgetischer Effekt zur muskelrelaxierenden Wirkung gewünscht ist, kann entweder mit einem Analgetikum der WHO-Stufe I kombiniert werden oder Flupirtin direkt zum Einsatz kommen. Dieser Wirkstoff verfügt neben seiner analgetischen Potenz auch über eine myotonolytische Komponente, die auf einer zentralen Wirkung basiert. Eine Hemmung der NMDA- (N-Methyl-D-Aspartat-)Rezeptoren oder eine Stimulation noradrenerger Hemmsysteme infolge selektiver Kaliumkanalöffnung sind die angenommenen Wirkmechanismen dieser Substanz. Bei bis zu 10 % der Patienten können Müdigkeit, Schwindel und Übelkeit zu Beeinträchtigungen führen. Anfangs war Flupirtin nur für eine Therapiedauer bis zu vier Wochen zugelassen, inzwischen gibt es Erfahrungen hinsichtlich einer Langzeitverträglichkeit über Jahre. Eine regelmäßige Kontrolle der Leberparameter ist dann erforderlich. Für Patienten mit Leberfunktionsstörung oder Cholestase sowie Myasthenia gravis ist Flupirtin kontraindiziert.

Zentral angreifende Myotonolytika sind unter anderen Benzodiazepine, z. B. Tetrazepam. Benzodiazepine verstärken die inhibitorische Wirkung von GABA (γ-Aminobuttersäure) durch Bindung an GABA-A-Rezeptoren, wodurch eine Hemmung der Aktivität von Motoneuronen erzielt wird. Diese Substanzgruppe kann aufgrund einer Sedierung zu Vigilanzproblemen führen und besitzt ein Suchtpotenzial. Daher sollten diese Medikamente immer gezielt und möglichst kurzzeitig appliziert werden.

Für die Behandlung einer Spastik steht außerdem Baclofen zur Verfügung, das im Gegensatz zu den Benzodiazepinen über eine Steigerung der GABA-B-Wirkung seine muskelrelaxierende Wirkung entfaltet.

Muskelrelaxanzien schaffen in der Behandlung ausgedehnter Dysbalancen bzw. Kontrakturen der Muskulatur häufig erst die Voraussetzung für eine effektive krankengymnastische Therapie, für eine verbesserte Nachtruhe und ermöglichen eine Reduktion der Analgetikadosen. Zentral wirksame Muskelrelaxanzien vom Typ der Benzodiazepine sollten wegen ihres Suchtpotenzials nur kurzzeitig zum Einsatz kommen.

Psychopharmaka

In der Schmerztherapie sind insbesondere Antidepressiva von Bedeutung. Sie führen durch Hemmung der Wiederaufnahme der Transmitter Noradrenalin und Serotonin aus dem synaptischen Spalt zu einer Wirkungssteigerung dieser Botenstoffe im ZNS. Besonders bewährt haben sich hier die sog. nichtselektiven Wiederaufnahmehemmer. Sie bewirken eine Dämpfung der neuronalen Sensibilisierung im System der Schmerzempfindung. Hyperalgesie und Allodynie werden vermindert, Stimmungen je nach Wirkmechanismus aufgehellt oder gedämpft. Ihre schmerzlindernde Wirkung entfalten sie jedoch aufgrund langer Halbwertszeiten erst zwei bis drei Wochen nach Einnahmebeginn. Die Indikation für ihren Einsatz ist vor allem bei neuropathischen Schmerzen, Rücken- und Spannungskopfschmerzen gegeben. Die Trizyklika (trizyklische Antidepressiva) sind dabei am besten untersucht und haben ihren therapeutischen Nutzen bewiesen (Tabelle 7.10). Die effektiven Dosierungen in der Schmerztherapie liegen deutlich niedriger – teilweise nur ein Drittel bis Hälfte der Dosis – als zur Behandlung einer Depression. Trotzdem können besonders die Trizyklika aufgrund ihres anticholinergen Effektes unerwünschte Nebenwirkungen entwickeln, wie Orthostase, Harnverhalt, kardiale Überleitungsstörungen und Erhöhung des Augeninnendrucks. Bei gefährdeten Patienten unterliegt ihr Ein-

Tabelle 7.10 Klassische Antidepressiva: Dosierungen (pro Tag) und Nebenwirkungen

Substanz	Handelsname (Beispiel)	Galenik	Dosierung für Erwachsene	Hinweise
Trizyklika: antriebshemmend/sedierend				
Amitriptylin	Saroten®	Filmtablette 50 mg	25–75 mg	Ein- und ausschleichend dosieren; Gegenanzeige MAO-Hemmer; Krampfschwelle erniedrigt, Sedierung, vermindertes Reaktionsvermögen
		Retardtablette 75 mg		
Doxepin[a]	Aponal®	Dragees 5/10/25 mg	10–50 mg abends	Ein- und ausschleichend dosieren; Gegenanzeige MAO-Hemmer; Krampfschwelle erniedrigt, Sedierung, vermindertes Reaktionsvermögen
		Tropfen 1 ml = 20 Tr. = 10 mg		
Trizyklika: antriebssteigernd				
Imipramin[b]	Tofranil®	Dragees 10 und 25 mg	10–50 mg	Angst, Unruhe; sonst wie Amitriptylin; keine Sedierung, Suizidgefahr
Clomipramin[b]	Anafranil®	Dragees 10 und 25 mg	10–50 mg	Angst, Muskelkrämpfe; sonst wie Amitriptylin; keine Sedierung, Suizidgefahr
		Retardtabletten 75 mg		

[a] Wirkmechanismus wie Amitriptylin.
[b] Wirkmechanismus wie Amitriptylin, nur antriebssteigernd.
MAO Monoaminooxidase

satz einer strengen Indikationsstellung und die Betroffenen müssen zumindest in der Anfangsphase intensiv überwacht werden.

Eine Zulassung zur Behandlung chronischer Schmerzen gibt es für Amitriptylin, Doxepin, Imipramin und Clomipramin. Neuerdings ist auch Duloxetin zur Behandlung der diabetischen Neuropathie zugelassen. Damit hat eines der neueren Antidepressiva Eingang in die Schmerztherapie gefunden.

Die moderneren Antidepressiva zeichnen sich insgesamt durch geringere Nebenwirkungen aus. Liegt eine behandlungsbedürftige Depression bei den schmerzkranken Patienten vor, sollte diesen Medikamenten wegen der besseren Verträglichkeit der Vorzug gegeben werden. Bewährt haben sich Substanzen wie Mirtazapin, Fluoxetin, Citalopram und Venlafaxin, deren spezielle Indikation psychiatrisch fundiert sein sollten.

Medikamente aus der Gruppe der Benzodiazepine haben aufgrund ihres hohen Abhängigkeitspotenzials nur einen geringen Stellenwert als Koanalgetika in der Schmerztherapie. Für kurze Zeit kann ihre entspannende, sedierende und schlaffördernde Wirkung im Einzelfalle genutzt werden.

Psychopharmaka sind in der Behandlung chronischer Schmerzzustände aus drei Gründen nicht mehr wegzudenken: Erstens wirken sie dämpfend bei neuropathischen Schmerzen, zweitens verbessern sie die Schlafqualität und drittens wirken sie stimmungsausgleichend bei depressiven Stimmungsschwankungen chronischer Schmerzpatienten.

7.3 Verfahren zur Schmerzmodulation

7.3.1 TENS

Die transkutane elektrische Nervenstimulation stellt eine einfache Methode zur Schmerzlinderung bei chronischen Schmerzen des Bewegungsapparates und bei Neuropathien dar. Durch Anlegen von Stromimpulsen an die Haut werden darunter liegende Nervenstrukturen gereizt. Man geht davon aus, dass die Wirkungsweise der elektrischen Nervenstimulation auf verschiedenen Effekten basiert:

- der Aktivierung endogener Endorphine und Enkephaline,
- der Aktivierung hemmender Interneurone im Hinterhorn des Rückenmarks und übergeordneter ZNS-Strukturen und
- der Veränderung der lokalen Durchblutung.

Welche Effekte auftreten, hängt von verschiedenen Parametern, die am TENS-Gerät einstellbar sind ab, z. B. Frequenz, Impulsbreite oder -dauer, Impulsintensität und Modulationsmodus. Eine gute und intensive Geräteeinweisung, eine exakte Elektrodenplatzierung, die Applikationsdauer und Programme gegen die Gewöhnung beeinflussen die Effizienz der Methode, die sich in verschiedenen Untersuchungen als signifikant wirksam erwiesen hat. Im Rahmen eines multimodalen Konzeptes der Schmerztherapie stellt die TENS einen wichtigen Baustein dar.

Folgende Kontraindikationen für die TENS sind zu beachten:

- nicht anzuwenden bei Epilepsie und Gravidität,
- keine Stimulation auf hyperpathischen Hautarealen, über dem Sinus caroticus und über elektrischen Impulsgebern (u. a. Herzschrittmacher).

7.3.2 Elektrische Impulsgeber

Elektrische Impulsgeber werden bei invasiveren neuromodulativen Verfahren eingesetzt. Dabei handelt es sich im Gegensatz zu den destruktiven Methoden um eine reversible Möglichkeit, die neuronale Transmission zu beeinflussen. Dies ist mit Impulsgebern auf allen Ebenen des Schmerzsignal leitenden Systems möglich, am häufigsten allerdings auf Rückenmarkniveau als epidurale Rückenmarkstimulation (SCS). Das Gerätesystem besteht aus einer epidural platzierten Elektrode und einem subkutan eingebrachten Stimulator. Durch die Stimulation sollen schmerzhemmende Bahnen infolge der Freisetzung von GABA und der Substanz P aktiviert werden. Dieses Verfahren ist indiziert bei schweren und nicht durch andere Methoden zu beeinflussenden neuropathischen Schmerzzuständen, wie Phantomschmerzen, CRPS („complex regional pain syndrome") und peripherer arterieller Verschlusskrankheit.

Kontraindikationen sind:

- Koagulopathien,
- Behandlung mit Antikoagulanzien,
- floride Infektionen und
- bekannte Allergien gegen verwendete Materialien.

Eine ausreichende Aufklärung, die Compliance des Patienten, eine positiv verlaufene Testphase und eine gesicherte Langzeitbetreuung sind Voraussetzungen für diese Therapie. Komplikationen wie Blutung, Infektion, Liquorverlust und neurologische Ausfälle müssen rechtzeitig erkannt, diagnostiziert und behandelt werden.

7.3.3 Epidurale oder intrathekale Medikamentenapplikation

Für die epidurale bzw. intrathekale Applikation von Pharmaka zum Zweck der pharmakologischen Beeinflussung der neuronalen Transmission gelten dieselben Voraussetzungen wie für die SCS (Compliance des Patienten etc.). Über einen Katheter werden die Medikamente aus einem Port mit einer externen Pumpe eingebracht. Eleganter, aber auch aufwendiger und teurer sind subkutan implantierte Pumpen, die entweder kontinuierlich oder variabel – sie sind von extern programmierbar – das Präparat direkt via Katheter in den rückenmarknahen Raum abgeben. Neben technischen Komplikationen können alle Nebenwirkungen zentral eingebrachter Medikamente auftreten, beispielsweise bei Opioiden Übelkeit, Pruritus, Harnretention, Sedierung und Atemdepression.

7.3.4 Radiofrequenztechniken

Von den neurodestruktiven Verfahren sollen hier nur die im Bereich der Facettengelenke durchgeführten Thermoläsionen mit Radiofrequenz erwähnt werden. Durch eine Denervierung des medialen Astes des Ramus dorsalis über drei oder mehr Etagen, je nach Ausmaß der nichtradikulären Rückenschmerzen, werden die nozizeptiven Afferenzen unterbrochen. Nachteil der Methode ist ein mögliches Regenerieren der Nervenfasern und damit ein Wiederauftreten des alten Schmerzbildes.

Des Weiteren stellt die gepulste Radiofrequenztherapie eine zusätzliche Bereicherung des Behandlungsspektrums dar. Dabei wirkt in kurzen Impulsen ein elektrisches Feld auf den betroffenen Nerv ein und führt zu einer Unterdrückung der Transmission der Schmerzimpulse.

Der jeweilige Stellenwert und der Zeitpunkt des Einsatzes eines invasiven schmerztherapeutischen Verfahrens sollten durch eine intensive Zusammenarbeit zwischen den beteiligten Fachdisziplinen, z. B. im Rahmen einer interdisziplinären Schmerzkonferenz, bestimmt werden.

Verfahren zur Schmerzmodulation können die medikamentöse Therapie ergänzen und im Fall des intrathekalen/periduralen Katheterverfahrens die invasive Form einer medikamentösen Therapie darstellen, wenn die übliche Medikamentengabe entweder zu starken Nebenwirkungen geführt hat oder nicht ausreichend wirksam war. Neurodestruktive Verfahren werden nur noch selten durchgeführt, mit Ausnahme der Thermoläsion an den Nerven der Zwischenwirbelgelenke.

Literatur

Baron R, Strumpf M (2007) Praktische Schmerztherapie. Springer, Berlin Heidelberg

Bombardier C, Laine L, Reicin A et al (2000) Comparison of upper gastrointestinal toxicity of rofecoxib and naproxen in patients with rheumatoid arthritis. VIGOR Study Group. N Engl J Med 343:1520–1528

Diener HC, Maier C (2003) Das Schmerztherapiebuch. Urban & Fischer, München

Junker U, Nolte T (2005) Grundlagen der speziellen Schmerztherapie. Urban & Vogel, München

Fauler J (2007) Analgetika gegen chronische Schmerzen. In: Baron R, Strumpf M (Hrsg) Praktische Schmerztherapie. Springer, Berlin Heidelberg, S 189

Hedenmalm K, Spigset O (2002) Agranulocytosis and other blood dyscrasias associated with dipyrone (metamizole). Eur J Clin Pharmacol 58: 265–274

Laporte JR, Carne X, Vidal X, Moreno V, Juan J (1991) Upper gastrointestinal bleeding in relation to previous use of analgesics and non-steroidal antiinflammatory drugs. Lancet 337: 85–89

Silverstein FE, Faich G, Goldstein JL et al. (2000) Gastrointestinal toxicity with celecoxib vs nonsteroidal anti-inflammatory drugs for osteoarthritis and rheumatoid arthritis. The CLASS study: a randomized controlled trial. Celecoxib Long-term Arthritis Safety Study. JAMA 284: 1247–1255

Warner TD, Mitchell JA (2002) Cyclooxygenase-3 (COX-3): Filling in the gaps toward a COX-continuum? PNAS 99: 13371–13373

8 Psychologische Schmerztherapie

Elisabeth Schulze Schleithoff

Die zunehmende Beachtung des Einflusses, den psychische Prozesse auf das Schmerzerleben und -verhalten haben, sowie ein besseres Verständnis der zugrunde liegenden Vorgänge führten seit Mitte der 1970er Jahre zu einer verstärkten Anwendung psychotherapeutischer Verfahren in der Schmerzbehandlung.

8.1 Hypnose und Selbsthypnose

Hypnose ist eines der ältesten Verfahren zur Schmerzkontrolle und war bis zur Einführung der ersten pharmakologischen Anästhetika im 19. Jahrhundert auch eines der wenigen wirksamen. Selbst größere Operationen wurden unter Hypnose offenbar schmerzlos durchgeführt. Zahlreiche klinische und experimentelle Studien haben seitdem die Effektivität der Hypnose in der Schmerzbehandlung belegt.

Der Begriff Hypnose bezeichnet – etwas unpräzise – drei unterschiedliche Abschnitte im hypnotischen Prozess:

- die Einleitung (Induktion) eines bestimmten Zustandes,
- diesen Zustand der Trance selbst und
- die therapeutische Nutzung der Trance.

Die *Induktion* der Trance erfolgt durch bestimmte verbale Techniken und motorische Prozeduren, die dazu dienen, dass sich der Klient entspannt, von der Umwelt abwendet und ganz auf den Therapeuten hin orientiert. Alle Induktionstechniken zielen darauf, die Aufmerksamkeit einzuengen.

Der Zustand der *suggestionsfreien Trance* ist schwer von anderen Entspannungszuständen abzugrenzen, da die physiologischen Wirkungen teilweise identisch sind. Hypnotische Trance ist aber nicht mit Entspannung gleichzusetzen, da auch Aufmerksamkeit und Denken in charakteristischer Weise verändert sind. In Trance verlieren Negation und Zeit ebenso an Bedeutung wie die Unterscheidung zwischen Phantasie und Realität. Es besteht Toleranz für logische Widersprüche und die Assoziationsfähigkeit ist erhöht, wodurch Umlernprozesse erleichtert werden.

In der eigentlichen *Therapiephase* wird die hypnotische Trance für gezielte Suggestionen genutzt. Zur Schmerzkontrolle finden verschiedene hypnotische Techniken Anwendung. Bei den dissoziativen Techniken geht es darum, den Schmerz vom nicht schmerzenden Rest des Körpers oder vom Bewusstsein abzutrennen. Die einfachste Form hiervon ist die Ablenkung der Aufmerksamkeit auf schmerzantagonistische, angenehme Inhalte. Eine andere Variante ist die „Symptomsubstitution“, bei der eher störende Empfindungen an einer anderen Stelle des Körpers (suggestiv) erzeugt werden, bis sie die Aufmerksamkeit fesseln. Vollständige Dissoziation besteht dann, wenn ein schmerzender Körperteil als nicht zum Rest des Körpers gehörig erlebt wird. Bei den assoziativen Techniken muss sich der Klient zunächst dem Schmerz zuwenden, um ihn dann einzugrenzen und in seinen (negativen) Modalitäten zu verändern. Kurzfristig kann diese Technik eine schmerzverstärkende Wirkung haben. Sie ist daher nicht unter allen Umständen einsetzbar und erfordert einen besonders guten Rapport zwischen Klient und Therapeuten. Auch bei der symbolischen Schmerzverarbeitung wird der Schmerz umgeformt, nachdem er zuvor – halluzinatorisch – in eine andere Sinnesqualität transformiert wurde. Aus einem brennenden Schmerz wird beispielsweise ein loderndes Feuer, und kann – auf diese Weise externalisiert – leichter zum Erlöschen gebracht werden.

Eine subjektiv erfolgreiche Schmerzreduktion muss nicht mit einer Veränderung der physiologischen Korrelate von Schmerz (Herzrate, Blutdruck etc.) einhergehen. Hypnotische Analgesie kann aber, insbesondere bei hochsuggestiblen Patienten, durchaus deutliche schmerzrelevante zentralnervöse Veränderungen herbeiführen. Die Wirksamkeit hypnotischer Suggestionen hängt erheblich von der Hypnotisierbarkeit ab. Da es sich hierbei um eine relativ stabile Persönlichkeitsvariable handelt, die interindividuell stark variiert und nur in begrenztem Ausmaß trainierbar ist, kann davon ausgegangen werden, dass ein gewisser Anteil der Klienten kaum von hypnotischer Schmerzkontrolle profitiert. Spontan erhöht sind Hypnotisierbarkeit und Suggestibilität in Notfallsituationen und in Situationen extremer Hilflosigkeit. Kinder sind besser hypnotisierbar als Erwachsene. Daher lassen sich hypnotische Techniken bei ihnen gut einsetzen.

Besondere Stärken zeigt die Hypnose bei akuten und eindeutigen Schmerzzuständen. Hier ist sie – hinreichende Suggestibilität vorausgesetzt – anderen psychologischen Behandlungsverfahren oft überlegen. Vermutlich greift eine symptomorientierte Hypnose immer dann zu kurz, wenn der soziale Kontext für die Aufrechterhaltung von Schmerzzuständen eine nennenswerte Rolle spielt. In diesen Fällen ist eine umfassendere therapeutische Behandlung erforderlich, im Rahmen derer Hypnose aber durchaus von Bedeutung sein kann.

Zur Schmerztherapie hämophiler Patienten ist die Hypnose gut geeignet, ganz besonders bei akuten Schmerzen, aber durchaus auch bei chronischen Gelenkschmerzen. Möglicherweise kommen hypnotische Techniken dem bevorzugten Coping vieler Hämophilier sogar entgegen, da dissoziative Strategien – besonders bei älteren Patienten – darin oft eine erhebliche Rolle spielen.

Besonders bei chronischen Schmerzen kann auch die *Selbsthypnose* zum Einsatz kommen. Der Klient wird nach einigen Hypnosesitzungen angeleitet, Induktion und Suggestionen selbst durchzuführen. Auf diese Weise wird eine passive Grundhaltung vermieden, die bei chronischen Schmerzpatienten oft ein Problem darstellt. Aus den Schilderungen einzelner Patienten lässt sich schließen, dass einige Hämophile spontan und intuitiv Schmerzbewältigungsstrategien einsetzen, die man durchaus als Selbsthypnose bezeichnen kann.

8.2 Entspannung

Entspannungsverfahren haben sich bei der Behandlung akuter und besonders chronischer Schmerzen bewährt. Die schmerzreduzierende Wirkung der Entspannung beruht auf einer Senkung des physiologischen Erregungsniveaus, der Herstellung eines schmerzinkompatiblen Zustandes von Ruhe und Wohlbefinden und einer Umlenkung der Aufmerksamkeit auf angenehme innere Zustände. Der Einsatz von Entspannungstechniken stärkt gleichzeitig das Kontrollerleben des Patienten (s. Kap. 3). Besonders verbreitet und in ihrer Wirkung gut untersucht sind das autogene Training, die progressive Muskelentspannung und das Biofeedback.

Das *autogene Training* ist eine Art Selbsthypnose. Der Klient lernt unter Anwendung bestimmter Formeln, vegetative Abläufe, wie z. B. neuromuskuläre Spannung, Durchblutung und Herzfrequenz, autosuggestiv im Sinne einer Entspannungsreaktion zu beeinflussen. Die zunächst nur suggestiv ausgelösten Reaktionen werden nach längerem Üben durch Konditionierungsprozesse an die Formeln geknüpft, die dann als Hinweisreize für die entsprechenden Reaktionen fungieren.

Die Methode der *progressiven Muskelentspannung* basiert auf dem Grundgedanken, dass sich zentralnervöse mentale Prozesse und periphere muskuläre Veränderungen wechselseitig beeinflussen. Durch eine Herabsetzung muskulärer Verspannung soll eine generelle Entspannungsreaktion herbeigeführt werden. Der Klient wird angeleitet, verschiedene Muskelgruppen nacheinander zuerst anzuspannen und dann maximal zu entspannen. Auf diese Weise kann er lernen, Verspannungen bewusst wahrzunehmen, um sie dann gezielt beseitigen zu können. Die progressive Muskelentspannung ist ein Verfahren der bewussten Entspannung und verzichtet auf suggestive Elemente.

Das *Biofeedback* ist eine apparative Methode, die Anfang der 1970er Jahre entwickelt wurde. Mithilfe elektronischer Geräte werden physiologische Prozesse, die der Wahrnehmung normalerweise nicht zugänglich sind, in wahrnehmbare optische oder akustische Signale umgewandelt und so einer willentlichen Beeinflussung zugänglich gemacht. Feedback kann über verschiedene autonome Körperfunktionen gegeben werden, z. B. die Hirnstromaktivität, die Herztätigkeit, den Blutdruck oder die Muskelaktivität. In der Schmerztherapie wird gewöhnlich das EMG (Elektromyogramm) eingesetzt, das die Verspannung bzw. Entspannung einer Muskelpartie rückmeldet und eine der verbreitetsten Biofeedbackmethoden ist.

Alle Entspannungsverfahren erfordern erhebliche Übung und stellen daher hohe Ansprüche an die Therapiemotivation. Da man zur Durchführung des Biofeedback auf relativ teure Apparate angewiesen ist, können die Sitzungen gewöhnlich nur im klinischen Bereich stattfinden. Alle drei Entspannungstechniken sind wirksam, insbesondere in der Behandlung chronischer Schmerzen. Zwar ist völlige Schmerzfreiheit bei keinem Verfahren zu erwarten, durchaus aber eine deutliche Schmerzreduktion. Hinsichtlich der Indikation bestehen Unterschiede. Bei Hämophiliepatienten könnte der Einsatz sowohl des EMG als auch der progressiven Muskelentspannung besonders erfolgversprechend sein, da muskuläre Schmerz-Spannungs-Zirkel infolge von Gelenkschäden möglicherweise eine Rolle spielen. Studien hierzu liegen aber nicht vor. Im Übrigen sollten bei der Indikationsstellung auch individuelle Variablen wie Therapiemotivation, Suggestibilität, Körperwahrnehmung, Alter etc. berücksichtigt werden.

8.3 Verhaltenstherapeutische Schmerztherapie

Verhaltenstherapeutische Schmerzbehandlung beinhaltet operante und kognitiv-behaviorale Verfahren.

Die operanten Verfahren zielen auf eine Veränderung des offenen Verhaltens ab. Schmerzverhalten, wie Mobilitäts- und Funktionseinschränkungen, exzessive Medikamenteneinnahme und Inanspruchnahme der medizinischen Versorgung etc., soll abgebaut und durch gesundes, schmerzinkompatibles Verhalten ersetzt werden. Zum Erreichen dieser Ziele werden die Strategien des operanten Lernens eingesetzt, also die systematische Belohnung von erwünschten und das Auslassen positiver Verstärkung bei unerwünschten Verhaltensweisen. Bestandteile operanter Schmerztherapieprogramme sind: Beschäftigungstherapie und physikalische Therapie zur Steigerung der körperlicher Aktivität, eine zeit- statt schmerzkontingente Planung von Aktivitäts- und Ruhephasen sowie der Medikamenteneinnahme, die Nichtbeachtung von Schmerzäußerungen und positives Feedback bei gesundem Verhalten. Operantes Schmerzmanagement eignet sich vorwiegend für chronische Schmerzpatienten, die ein ausgeprägtes Schmerzverhalten zeigen, das durch entsprechende Konsequenzen aufrechterhalten wird. Auf einige Hämophiliepatienten trifft dies sicher zu. Gemessen am Erfolgskriterium „Verhalten“ sind operante Programme wirksam. Problematisch ist aber die Beschränkung auf die Verhaltensebene. Verbesserungen im Schmerzerleben sind kein explizites Behandlungsziel und werden auch nicht sicher erreicht.

Der *kognitiv-behaviorale* Therapieansatz geht davon aus, dass das Schmerzerleben und -verhalten wesentlich durch Überzeugungen, Werthaltungen, Einstellungen, Gedanken, Gefühle, Selbstgespräche etc. gesteuert wird. Schmerzverstärkende „Kognitionen“ sollen daher identifiziert und durch verschiedene Techniken verändert werden. Zu nennen sind hier vor allem: kognitive Umstrukturierung, Problemlösetraining, Aneignung von Schmerzbewältigungsstrategien wie Biofeedback, Entspannung, Aufmerksamkeitsumlenkung und Imagination, bewusstes Ersetzen negativer Selbstgespräche durch positive Selbstinstruktionen und Gedankenstopp. Da das Kontrollerleben einer der stärksten schmerzmodulierenden Faktoren ist, wird besonderer Wert darauf gelegt, dass der Patient selbst aktiv wird, um so seine Gefühle von Hilflosigkeit und Unkontrollierbarkeit zu vermindern. Die unmittelbare Erfahrung, das Schmerzerleben beeinflussen zu können, stärkt die Selbstwirksamkeitserwartung des Patienten und diese wiederum hat positive Auswirkungen auf die Schmerzverarbeitung. Wichtige Bestandteile der kognitiv-behavioralen Schmerztherapie sind auch Selbstkontrollprogramme zur Medikamentenreduktion sowie Aktivitätsmanagement. Letzteres meint hierbei nicht eine einfache Steigerung des Aktivitätsniveaus, sondern eine sinnvolle Anpassung an die körperlichen Gegebenheiten. Dies kann sowohl eine Erweiterung des Verhaltensrepertoires als auch eine Reduktion von Überaktivität beinhalten und u. U. auch kognitive Anpassungsleistungen im Sinne einer Reduktion von Ansprüchen erfordern. Auch erfolgreiches Aktivitätsmanagement fördert das Kontrollerleben. Physiotherapeutische Maßnahmen, die bei hämophilen Patienten häufig verordnet werden, haben insofern nicht nur einen körperlichen, sondern auch einen psychotherapeutischen Nutzen. Kognitiv-verhaltensorientierte Schmerztherapie wird vorwiegend bei chronischen Schmerzen eingesetzt und hat hier ihre Wirksamkeit vielfach bewiesen. Verschiedene Elemente des Konzepts sind aber auch bei akuten Schmerzen, durch z. B. invasive Eingriffe, Blutungen, Venenpunktion, erfolgreich einsetzbar.

8.4 EMDR

Das Verfahren EMDR („Eye Movement Desensitization and Reprocessing") wurde in den 80er Jahren des vorigen Jahrhunderts von der Psychologin Francine Shapiro entwickelt. Zunächst fand es vor allem in der Traumatherapie Anwendung. Inzwischen erweist es sich aber auch bei anderen psychischen Erkrankungen als sehr erfolgreich. In der Schmerztherapie ist EMDR noch nicht sehr verbreitet, und es gibt bisher nur wenige, allerdings sehr ermutigende Forschungsergebnisse, vor allem aus dem Bereich des Phantomschmerzes. Auch für die Schmerztherapie hämophiler Patienten könnte es von Interesse sein. Das EMDR-Verfahren folgt einem standardisierten Vorgehen, bei dem der Betroffene seine Aufmerksamkeit auf ein traumatisches Erlebnis fokussiert. Gleichzeitig induziert der Therapeut durch Augenbewegungen oder abwechselndes Tippen auf die Hände etc. eine wechselnde Stimulation der rechten und der linken Hirnhälfte. Hierdurch wird die Verarbeitung der durch Traumaerfahrung blockierten Erinnerungsinhalte angeregt. In der EMDR-Schmerztherapie wird der chronische Schmerz, der als eigenständiges Trauma gelten kann, in den Focus der Aufmerksamkeit gestellt. Das Nervensystem wird so stimuliert, dass sich die Schmerzreaktion verändert und die Veränderungen im Nervensystem, die durch die chronische Schmerzerfahrung eingetreten sind, rückgängig gemacht werden. Während sich bei einmaligen Traumatisierungen oft verblüffend schnelle Erfolge durch EMDR erzielen lassen, muss bei chronischen Schmerzen, besonders wenn es sich wie bei vielen Hämophilen um langjährige Erfahrungen handelt, mit einem eher zähflüssigen Prozess gerechnet werden.

8.5 Psychoanalytische Therapieverfahren

Die psychoanalytisch orientierten Therapieverfahren sollen hier nur der Vollständigkeit halber erwähnt werden. Ihr Ziel ist es, unbewusste Konflikte, die den Schmerzen zugrunde liegen, aufzulösen. Ihre Bedeutung ist in der Therapie von Schmerzzuständen bisher begrenzt geblieben, was sicher auch daran liegt, dass sie zeitlich ausgesprochen aufwendig sind und beim Patienten eine sehr hohe Therapiemotivation voraussetzen. Für hämophile Patienten sind sie vermutlich eher selten geeignet.

Alle dargestellten psychologischen Schmerztherapien sind nachweislich wirksam. In Schmerzkliniken und Schmerzambulanzen, die seit den 1970er Jahren zunehmend entstanden sind, werden sie zumeist untereinander und mit medizinischer Behandlung kombiniert eingesetzt. Ein solches interdisziplinäres Vorgehen berücksichtigt, dass Schmerz immer eine körperliche und eine seelische Seite hat; es ist einer nur somatisch oder nur psychisch ausgerichteten Behandlung überlegen. Der spezifische Beitrag einzelner Verfahren zum Therapieerfolg sowie der Einfluss einer differenziellen Indikation ist allerdings noch nicht hinreichend geklärt.

8.6 Substitutionsbehandlung als schmerztherapeutische Aufgabe

Die Hämophiliebehandlung ist heute hocheffizient und hat zu einer außerordentlichen Verminderung hämophiliebedingter Schmerzen geführt. Gleichzeitig ist diese Therapie aber auch eine Quelle von Schmerzreizen, da die Substitution von Faktor-VIII- bzw. -IX-Konzentrat nur intravenös möglich ist. Venenpunktion und Infusion verursachen zwar keine extremen Schmerzreize, können aber dennoch als äußerst aversiv und im Einzelfall sogar traumatisch erlebt werden, insbesondere von jüngeren Kindern. In einer Gruppe von drei- bis neunjährigen betroffenen Kindern berichteten nahezu 30% von relativ großen Schmerzen und erheblicher Belastung. In einer weiteren Untersuchung gaben sogar zwei Drittel der vier- bis achtjährigen Kinder einen Nadelstich als schlimmste Schmerzerfahrung an. Schmerz- und Angstempfindungen im Zusammenhang mit einer notwendigen regelmäßigen Behandlung sind nicht nur emotional außerordentlich belastend, sondern führen häufig auch zu Complianceproblemen und gefährden damit den Behandlungserfolg. Da hier eine orale medikamentöse Schmerztherapie nicht infrage kommt, hat psychologisches Schmerzmanagement einen hohen Stellenwert. Es hat das Ziel, das Belastungserleben der Patienten und ihrer Angehörigen zu minimieren, die Entwicklung von Schmerztoleranz zu fördern und somit zur Prävention von psychischen (Spät-)Schäden und Störungen der medizinischen Behandlung beizutragen.

Therapeutisch bedeutsam sind alle Maßnahmen zur Induktion von Entspannung und Sicherheitserleben, hypnotisch suggestive Techniken, internale wie externale Aufmerksamkeitsablenkung, kognitive und kognitiv-behaviorale Strategien zur Bedeutungs(um)strukturierung und zum Aufbau von Kontrollerleben. Auch Modelllernen und die Kontrolle von Verstärkerkontingenzen sind wichtig, da Lernprozesse bei der Verarbeitung des Injektionsschmerzes wegen der häufigen, zumeist regelmäßigen Wiederholungen eine weit größere Rolle spielen als bei anderen akuten Schmerzen. Die wichtigsten psychologisch relevanten Interventionsmöglichkeiten werden hier dargestellt. Da die Substitutionsbehandlung fast immer in der Kindheit beginnt, wird dabei vorwiegend auf die Situation von Kindern Bezug genommen.

Die Venenpunktion löst bei ungeübten Patienten im Allgemeinen *Angst* oder zumindest ängstliches Unbehagen aus. Angst ist aber, wie bereits ausgeführt, insbesondere beim Akutschmerz ein bedeutsamer schmerzmodulierender Faktor. Bei kleinen Kindern sind Angst- und Schmerzerleben so eng gekoppelt, dass eine Unterscheidung auf der Verhaltensebene kaum möglich ist. Angstvermeidung und -bewältigung sind daher wichtige Faktoren des Schmerzmanagements. Auch Eltern empfinden in der Regel erheblichen Stress. Sie können ihre Kinder mit ihrer Angst leicht „anstecken", aber auch erheblich zu deren Beruhigung und Unterstützung beitragen. Besonders Kinder im Kleinkind- und Vorschulalter verfügen noch über nur wenige spontane Copingstrategien und sind in der Regulation ihrer Emotionen sehr abhängig von ihren Eltern. Es ist daher wichtig, die Eltern von Anfang an einzubeziehen und sie bei ihren eigenen Bewältigungsbemühungen zu unterstützen. Maßnahmen zur Angstvermeidung sollten deutlich vor Beginn der eigentlichen Punktion beginnen. Eine freundliche (kindgerechte) Gestaltung der Räumlichkeiten mit dem Angebot von Beschäftigungsmaterial, eine ruhige, stressfreie Atmosphäre und eine behutsame Kontaktaufnahme sind Grundbedingungen, denn: „Es ist nicht nur die Spritze, die weh tut, es sind auch das Behandlungszimmer, die fremden Menschen, Gerüche und Geräte, die ängstigen und die Schmerzempfindung beeinflussen." Man kann gezielt, z. B. durch Spiel, Vorlesen, Scherze oder das Angebot von Essen und Getränken angenehme, angstinkompatible Empfindungen hervorrufen und so dazu beitragen, dass die Situation nicht insgesamt als aversiv erlebt wird.

Nach der Durchführung der Punktion und Infusion ist es wichtig, dass sich das Kind (oder auch der erwachsene Patient) im Behandlungskontext erholt und entspannt. Stellt sich Wohlbefinden erst nach dem Verlassen der Räumlichkeiten ein, riskiert man unerwünschte Konditionierungsprozesse. Behandlungsstuhl, Behandlungszimmer, schlimmstenfalls ein ganzer Behandlungsbereich können dann zum Hinweisreiz für negative Emotionen und Schmerz werden. „Fluchtverhalten" verstärkt die Angst und sollte daher unbedingt vermieden werden. Am sinnvollsten ist es, wenn das Kind nach dem Ende der Behandlung noch so lange im Behandlungsstuhl oder zumindest in dessen Nähe bleibt, bis es sich beruhigt hat und wieder wohl fühlt. Eltern sind gewöhnlich bereit, dieses Vorgehen zu unterstützen, wenn man ihnen den Sinn erklärt. Säuglinge und Kleinstkinder kann man am besten durch einfache Techniken beruhigen, z. B. durch leises, monotones und niederfrequentes Ansprechen (hypnotische Wirkung), durch Schaukeln, Schnullereinsatz, Stillen oder das Reichen des Fläschchens (nicht während des Einstichs!) und vor allem durch Körperkontakt.

Die Punktion selbst sollte im Sitzen stattfinden. Kleine und ungeübte Kinder sitzen am besten auf dem Schoß eines Elternteils. Dort finden sie beruhigenden Körperkontakt und sicheren Halt. Außerdem ermöglicht diese Position, das Kind auf schonende Weise zu fixieren, um schmerzbedingte Abwehrreaktionen zu verhindern. Je sicherer und erfahrener ein Kind ist, desto eher kann es alleine sitzen. Manchmal ist das schon im Alter von drei Jahren oder früher der Fall. Das Liegen ist eine wehrlose Position, die keinerlei Kontrolle erlaubt und nur bei absolutem Sicherheitserleben angenehm ist. In einer beunruhigenden Situation, wie bei der Venenpunktion, verursacht sie Unbehagen oder Angst und wirkt so schmerzverstärkend. Sie ist daher unbedingt zu vermeiden. Eine Ausnahme sollte nur dann gemacht werden, wenn man bei Säuglingen aufgrund der Venenverhältnisse gezwungen ist, eine Kopfvene zu punktieren, da eine Fixierung des Kopfes im Sitzen nur sehr schwer möglich ist.

Das *Kontrollerleben* ist einer der wichtigsten Faktoren für die Bewältigung von Schmerz. Es wird gestärkt, wenn der Patient den Eindruck hat, den Verlauf der Punktion durch das eigene Verhalten beeinflussen zu können. Daher ist jede Form der aktiven Beteiligung am Geschehen hilfreich. Je nach Alter kann ein Kind z. B. bei der Zubereitung des Faktorenkonzentrats mithelfen, die Sitzweise bei der Punktion mitbestimmen, desinfizieren, stauen, Venen suchen und fühlen, evtl. auch die Wahl der Vene beeinflussen, die Nadel nach Beendigung der Punktion ziehen, die Punktionsstelle abdrücken etc. Selbst Kleinkinder können motiviert werden, beim Einstich die Hand der Eltern oder einen Gegenstand zu drücken. Das lenkt gleichzeitig die Aufmerksamkeit auf einen anderen, nicht schmerzenden Körperteil um. Sie können außerdem beim Einstich pusten, singen oder ruhig auch schreien. Dann fließt der Atem und die Venensituation verbessert sich. Auch kognitiv-emotionale Bewertungen beeinflussen das Kontrollerleben: Der Patient erlebt Kontrolle, wenn er die Behandlung als nicht bedrohlich beurteilt und annimmt, die eigenen Gefühle kontrollieren und die Situation psychisch bewältigen kann. Es trägt zum kognitiv-emotionalen Kontrollerleben bei, wenn sich das Geschehen vorhersagen und verstehen lässt. Daher ist es wichtig, Kinder und deren Eltern jeweils altersgerecht zu orientieren und zu informieren. Schon sehr kleine Kinder sind nach nur wenigen Wiederholungen in der Lage, sich an den Ablauf der Substitutionsbehandlung zu erinnern. Bestimmte Gegenstände, z. B. der Stauschlauch, oder Handlungen – beispielsweise das Niedersetzen auf dem Behandlungsstuhl – werden zu Hinweisreizen für die nachfolgenden Ereignisse. Das Kind kann dabei unterstützt werden, den Gesamtprozess kognitiv so zu strukturieren, dass es belastende Abschnitte von nichtbelastenden differenzieren kann. Es ist günstig, ablaufende Handlungen zu verbalisieren: „Jetzt kommt erst das Kissen", „Wir müssen erst alles sauber machen" etc. Sehr frühe Anspannung kann so oft vermieden werden: „Wir können noch nicht pieken, der Deckel ist noch nicht ab." Sukzessive kann so der Zeitraum der Anspannung verkürzt und damit das Schmerzerleben gesenkt werden. Starkes Leiden kleiner Kinder bei der Punktion wird vermutlich teilweise durch ihre mangelnde Fähigkeit, deren Dauer einzuschätzen, bedingt.

Schmerz kann nicht nur beim Einstich entstehen, sondern auch, wenn die Punktionsnadel nicht gut liegt und Konzentrat ins Gewebe läuft. Dieser Schmerz ist besonders unangenehm, nicht nur wegen seiner Intensität, sondern auch, weil er für den Patienten unberechenbar oder zumindest schwer kalkulierbar ist. Bei kleinen, schon zuvor unruhigen und weinenden Kindern wird auch nicht immer sofort bemerkt, dass eine neue Schmerzquelle entstanden ist. Der Patient erlebt dann u. U. einen starken Kontrollverlust und entspannt oft erst, wenn die Nadel gezogen ist. Um Teufelskreisläufe aus Anspannung und Widerstand, Misslingen der Infusion, Schmerz und verstärkter Angst zu verhindern oder zu durchbrechen, muss dem Patienten durch zuverlässige Sicherheitssignale ein neues Kontrollerleben vermittelt werden. Das gelingt oft gut, indem man wiederholt etwas Blut in den Infusionsschlauch zieht und so zeigt, dass die Nadel gut liegt. Günstig ist es, daraus ein Spiel zu machen, bei dem das Kind das Kommando gibt. So erfährt es nicht nur Einfluss, sondern gleichzeitig Spaß und Ablenkung von der Angst.

Kognitive *Deutungs- und Bewertungsprozesse* des Patienten, die das Schmerzerleben sehr beeinflussen, hängen nicht nur von eigenen Erfahrungen ab, sondern gerade bei Kindern stark von der Bedeutungsvermittlung der sozialen Umwelt. Günstige kognitive (Um)strukturierungsprozesse lassen sich im Behandlungskontext durch entsprechende Verbalisierungen initiieren. Als Beispiele seien angeführt: „Wir machen jetzt unsere Arbeit" statt „Du musst jetzt eine Spritze bekommen" oder „Spürst du die gute Zaubermedizin"? statt „Das Konzentrat muss noch gespritzt werden!" oder „Jetzt kommt der kleine Pieks" statt „Jetzt tut es weh." Die Punktionsnadel kann zur „Babynadel" oder zum Schmetterling werden, der blutgefüllte Schlauch zur roten Schlange oder zur Achterbahn. Ganz wichtig ist es, die Eltern sorgfältig über die Wirkung von verbalen Äußerungen aufzuklären, da viele von ihnen dazu neigen, die eigenen belastenden Gedanken vor den Kindern zu äußern. Es ist dabei zu beachten, dass Patienten unter Stress außergewöhnlich beeinflussbar und suggestibel sind. Zusätzlich konnte bei Kindern eine gegenüber Erwachsenen erhöhte Suggestibilität nachgewiesen werden. Man muss daher damit rechnen, dass ein Kind bei der Substitutionsbehandlung reagiert, als sei es hypnotisiert, und verbale Aussagen, aber auch nonverbale Kommunikation, z. B. Körpersprache, Blicke und Seufzer, so wirksam sind wie in einem formalen Trancezustand. Wie in der Hypnose sollte man positive Formulierungen wählen, da Negationen oft überhört werden. Beispiel: „Es ist alles in Ordnung!" statt „Das ist nicht gefährlich!". Durch monotone Bewegungen und Geräusche lässt sich bei vielen kleinen Kindern eine leichte Trance induzieren und für gezielte schmerzreduzierende Suggestionen nutzen.

Ablenkung ist nicht nur eine häufig eingesetzte, sondern auch eine sehr wirksame Strategie zur Schmerzverarbeitung. Entscheidend ist dabei, dass von den schmerzbezogenen Aspekten der Behandlung abgelenkt wird, nicht unbedingt von der Behandlung selbst. Die Orientierung über den Ablauf der Behandlung sollte möglichst nicht behindert werden, um die kognitiven Kontrollmöglichkeiten des Patienten nicht einzuschränken. Auf keinen Fall zweckmäßig ist es – was besorgte Eltern gelegentlich versuchen –, Kinder davon abzuhalten, auf die Punktionsstelle zu sehen und ihnen die Sicht zu nehmen. Man verlängert damit nicht nur die Zeit der Anspannung, sondern gibt dem Geschehen auch eine negative Deutung. Der Punktionseinstich sollte den Patienten nicht überraschen, sondern vorher kurz angekündigt werden, da unerwarteter Stress meist ängstigender und schwieriger zu bewältigen ist als vorhersehbarer. Die Aufmerksamkeit kann auf Umgebungsreize (externe Aufmerksamkeitsablenkung) oder auf innere Prozesse (internale Ablenkung) umgelenkt werden. Für Kleinstkinder eignen sich einfache optische und akustische Reize. Luftballons haben sich gut bewährt, da man durch langsames Aufblasen oft eine hypnotisch induzierte Atemberuhigung erzielen kann. Ältere Kinder reagieren gut auf Musik, Geschichten, Gespräche und besonders auf andere Kinder, die sich in ihrem Blickfeld befinden. Je vertrauter ein Patient mit der Behandlung ist, desto eher kann man die Aufmerksamkeit auch auf Aspekte der Behandlung richten, die interessant oder beruhigend sind: „Schau mal, wie gut man die Vene sieht!" oder „Schau, bald ist die Spritze schon leer!". Das Fernsehen, das manche Eltern im häuslichen Bereich gerne einsetzen, lenkt die Aufmerksamkeit gut von Missempfindungen ab, fördert aber leider auch eine sehr passive Haltung. Die internale Ablenkung auf nicht schmerzbezogene Gedanken, z. B. Lösen von Aufgaben, Planen von Aktivitäten, eignet sich eher für Erwachsene oder größere Kinder. Schon kleinere Kinder kann man aber anleiten, auf andere, nicht schmerzhafte Körperteile zu fokussieren: „Beweg mal deinen dicken Zeh!". Besonders eindrucksvoll zeigt sich die Wirkung der Aufmerksamkeitslenkung, wenn Patienten lernen, sich selbst zu spritzen: Meistens spüren sie den Einstich gar nicht, da sie völlig auf ihre Aufgabe konzentriert sind.

Die erlebte Schmerzintensität ist durch die *Beobachtung von Modellen* beeinflussbar. Eine gewisse Vorbildfunktion hat das allgemeine elterliche Schmerzverhalten. Eine stärkere Bedeutung dürfte aber die Beobachtung von Patienten bei der Substitutionsbehandlung haben. Besonders wirksam sind attraktive Modelle in ähnlichem Alter. Es ist daher hilfreich, wenn erfahrene Hämophiliepatienten, möglichst gleichaltrige Kinder, bei der Substitutionsbehandlung beobachtet werden können. Gelegenheiten dazu bieten sich sowohl im Ambulanzbereich als auch auf Patiententreffen und in Ferienlagern. Rollenspiele können dazu dienen, beobachtete Verhaltensweisen zu internalisieren und einzuüben. Der Einsatz echter Behandlungsinstrumente nimmt die Scheu vor ihnen und erhöht den Spaß.

Auch *Verstärker* beeinflussen das Schmerzerleben. In Form von Gummibärchen und kleinen Geschenken sind sie dort, wo Kinder medizinisch behandelt werden, allgegenwärtig. Als Verstärker fungieren aber nicht nur materielle Objekte, sondern auch soziale Belohnungen, wie z. B. Zuwendung, Lob oder Schonung vor unangenehmen Dingen. Selbstverständlich muss jedes Kind, das Schmerzen erlebt und belastet ist, Zuwendung und Trost erfahren. Man sollte aber darauf achten, Verstärker mehr an positives Bewältigungsverhalten als an das Schmerzerleben und -verhalten zu knüpfen, da dieses sonst möglicherweise verstärkt wird. Bei einer Untersuchung an 1000 Fünf- bis Zwölfjährigen wurde herausgefunden, dass etwa 20 % von ihnen Schmerz sogar bewusst einsetzen, um Belohnungen zu erhalten oder negative Konsequenzen zu vermeiden.

Bei sorgfältiger Beachtung der schmerzverstärkenden und besonders der schmerz- und angstvermindernden Faktoren muss die Substitutionsbehandlung keine große Belastung sein. Sie kann stattdessen zu einer lösbaren Aufgabe werden.

Verschiedene psychotherapeutische Verfahren haben in der Schmerztherapie ihre Wirksamkeit bewiesen und sind Teil eines interdisziplinären Behandlungskonzepts. Hämophiliepatienten, insbesondere die älteren unter ihnen, haben reichhaltige Erfahrungen im Umgang mit Schmerzen. Ihre mehrheitlich hohe Schmerztoleranz zeigt, dass sie dabei offensichtlich hocheffiziente Strategien der Schmerzkontrolle entwickeln. Diese individuellen Kompetenzen und das intuitive Wissen der Patienten gilt es, bei allen therapeutischen Interventionen zu nutzen. Wenn Copingstrategien nicht ausreichen oder aufgrund veränderter Bedingungen dysfunktional geworden sind, empfehlen sich psychotherapeutische Angebote.

Schmerzen werden in der Hämophilie hauptsächlich durch Gelenkschäden verursacht. Da der Gelenkstatus der jungen Patienten heute viel besser ist als früher, kann man hoffen, dass die Schmerzproblematik in Zukunft geringer werden wird.

Es sollte jedoch nicht übersehen werden, dass auch die intravenöse Behandlung Schmerzen verursacht, die im ungünstigen Fall zu starkem Belastungserleben oder sogar zu Traumatisierungen führen können.

Literatur

Craig KD (1987) Consequences of caring: pain in the human context. Canadian Psychol 28: 311–321

Egle UT, Hoffmann SO (1989) Psychotherapie und ihre Wirksamkeit bei chronischen Schmerzzuständen. Schmerz 3: 8–21

Flor H (1991) Psychobiologie des Schmerzes. Empirische Untersuchungen zur Psychophysiologie, Diagnostik und Therapie chronischer Schmerzsyndrome der Skelettmuskulatur. Huber, Bern

Flor H, Hermann C (1999) Schmerz. In: Flor H, Birbaumer N, Hahlweg K (Hrsg) Grundlagen der Verhaltensmedizin. Enzyklopädie der Psychologie. Serie II: Klinische Psychologie, Bd 3. Hogrefe, Göttingen

Flor, H, Kerns R, Turk DC (1987) The role of spouse reinforcement, perceived pain, and activity levels of chronic pain patients. J Psychosom Res 31: 251–259

Lander J, Fowler-Kerry S, Oberle S (1992) Children's venipuncture pain: influence of technical factors. J Pain Symptom Manage 7: 343–349

Montgomery GH, Duhamel KN, Redd WH (2000) A meta-analysis of hypnotically induced analgesia: how effective is hypnosis? Int J Clin Exp Hypn 48: 138–153

Peter B (1998) Möglichkeiten und Grenzen der Hypnose in der Schmerzbehandlung. Schmerz 12: 179–186

Petermann F, Wiedebusch S, Kroll T (Hrsg) (1994) Schmerz im Kindesalter. Hogrefe, Göttingen

Rachman S, Arntz A (1991) The overprediction and underprediction of pain. Clin Psychol Rev 11: 339–355

Revenstorf D, Peter B (Hrsg) (2001) Hypnose in Psychotherapie, Psychosomatik und Medizin. Springer, Berlin Heidelberg

Rost C (2003) EMDR in der Behandlung von chronischem Schmerz. ZPPM 3

Schneider J, Hoffmann A, Rost C, Shapiro F (2007) EMDR and phantom limb pain. J EMDR Pract Res 1: 31–45

Thompson SC (1981) Will it hurt less if I can control it? A complex answer to a simple question. Psychol Bull 90: 89–101

Vaitl D, Petermann F (Hrsg) (1993) Handbuch der Entspannungsverfahren. Bd 1: Grundlagen und Methoden. Beltz PVU, Weinheim

9 Strukturbezogene Schmerztherapie

Axel Seuser, Christian Dierke-Dzierzon

Die Schmerztherapie beinhaltet nicht nur den richtigen Einsatz verschiedenster Medikamente, sondern sie variiert im Einzelnen mit den verschiedenen betroffenen Anteilen des Bewegungsapparates, der anatomischen Struktur sowie mit den Symptomen. Welche erkennbare Symptome sind relevant für eine Schmerztherapie? Die Antwort ergibt sich beim Patienten mit Hämophilie aus der komplexen Betrachtung der Interaktionen bei der Schmerzentstehung (Abb. 9.1). Diese werden durch eine initiale Blutung oder mehrere subklinische Ereignisse ausgelöst, die bereits einen Einfluss auf die sensible Gelenkfunktion haben können. Sofortige Funktionsstörungen sind die Folge. Alle Gelenkstrukturen – Gefäße, Knorpel, Synovialis und Musku-

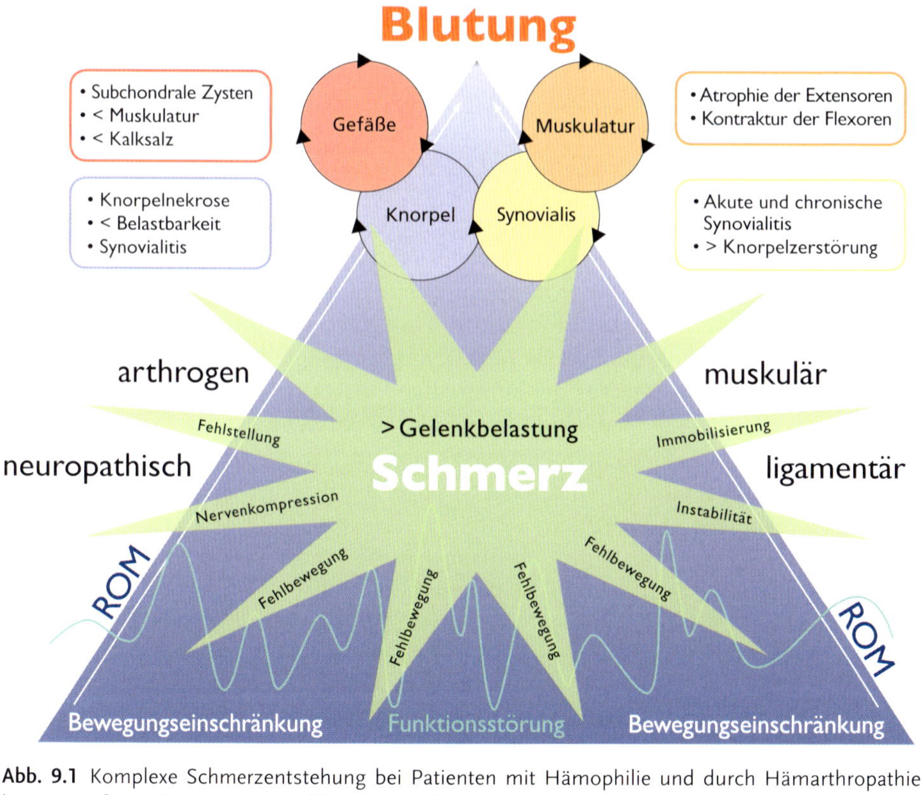

Abb. 9.1 Komplexe Schmerzentstehung bei Patienten mit Hämophilie und durch Hämarthropathie hervorgerufener „Schmerzstern". *ROM* „range of motion"

latur – sind beteiligt. Der Schmerz stellt sich nach individueller Vorlaufzeit unterschiedlich stark ein und beeinflusst das Gelenksystem multifaktoriell. Chemische, biologische und biomechanische Einflüsse werden potenziert. Verschiedenartige Strukturen lassen unterschiedliche Schmerzen entstehen (muskuläre, ligamentäre und neuropathische). Schmerzen, die direkt aus dem Gelenk kommen, werden als arthrogen bezeichnet. Ihre Ursache sind Blutungen und die daraus folgende Entzündung der Gelenkbinnenstrukturen (Synovialis, Kapsel). Der arthrogene Schmerz entsteht also immer durch verschiedene Faktoren und geht den strukturbezogenen Schmerzen meistens voraus – außer bei „Mikroblutungen“. Folgen der Blutung und der Schmerzen sind Fehlstellung, Immobilisierung, Instabilität und selten Nervenkompression. Insgesamt führen sie aber frühzeitig zu Funktionsstörungen und später zu Einschränkungen des Bewegungsspielraums („range of motion“, ROM). Eine effektive Schmerztherapie muss folglich differenzialtherapeutisch angegangen werden.

9.1 Muskulärer Schmerz

9.1.1 Medikamentöse Therapie

Die medikamentöse Schmerztherapie ändert sich je nach betroffener Struktur. Der somatische Schmerz beispielsweise kann von der Muskulatur oder vom Kapsel-Band-Apparat ausgehen. Danach richtet sich die Reihenfolge und Zusammensetzung der Schmerzmedikation.

Der reine muskuläre Verspannungsschmerz äußert sich beim hämophilen Patienten als ein Muskelkatergefühl mit dumpfen ziehenden Schmerzen im Muskelbauch; der Betroffene klagt über eine Verspannung. Der Schmerz umfasst Areale von Daumengröße bis hin zu ganzen Muskelketten. Ursachen sind muskuläre Dysbalance, muskuläre Atrophie und Überforderungen durch Fehlbewegungen, Instabilität oder chronische subklinische Entzündungsreize. Hier kann initial ein Versuch mit Muskelrelaxanzien hilfreich sein. Da jede Muskelverspannung auch mit Entzündung einhergeht, kommt darüber hinaus der kurzfristige Einsatz von Antiphlogistika infrage. Wenn hierdurch keine befriedigende Ausschaltung des Schmerzes erfolgt, sollten periphere und zentrale Analgetika eingesetzt werden. Psychopharmaka spielen hier keine wesentliche Rolle und sind letzte Instanz bei psychisch mitbestimmten Verspannungszuständen (Abb. 9.2).

Eine Neuraltherapie, auch mit Kortison, ist bei chronischem, sonst nicht beherrschbarem muskulären Hartspann indiziert.

Bei umschriebenen muskulären Schmerzen, die beispielsweise von Triggerpunkten ausgehen, können Injektionen – eine Kombination aus Lokalanästhetika und Lapotalon® – helfen. Adjuvant sind, wie bei allen genannten Schmerztypen, Chirotherapie, traditionelle chinesische Medizin (TCM) und physikalische Therapie sinnvoll.

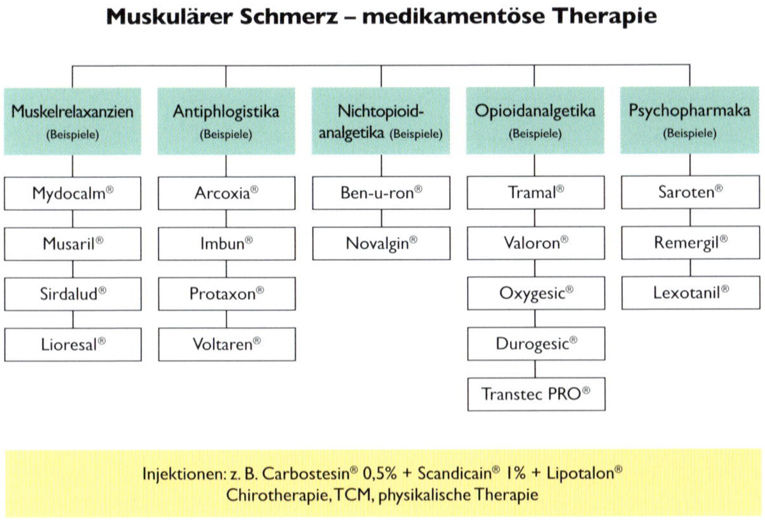

Abb. 9.2 Medikamentöse Therapie bei muskulären Schmerzen

9.1.2 Physikalische Therapie

Neben der medikamentösen Schmerztherapie spielt die physikalische Therapie beim Hämophilen eine entscheidende Rolle (Abb. 9.3). Auch hier lässt sich die Behandlung strukturbezogen betrachten. Ausgehend von einer insbesondere muskulären Schmerzsituation hilft die Mechanotherapie mit ihren funktionell lockernden Methoden, wie die klassische Massage oder die Triggerpunktbehandlung nach Marnitz (Tabelle 9.1). Dabei ist die klassische Massage weniger belastend. Unter der Therapie nach Marnitz, die eine hohe lokale Druckausübung auf den Schmerzpunkt beinhaltet, kann es vorübergehend zur Schmerzverstärkung kommen. Als eine der wenigen Behandlungen,

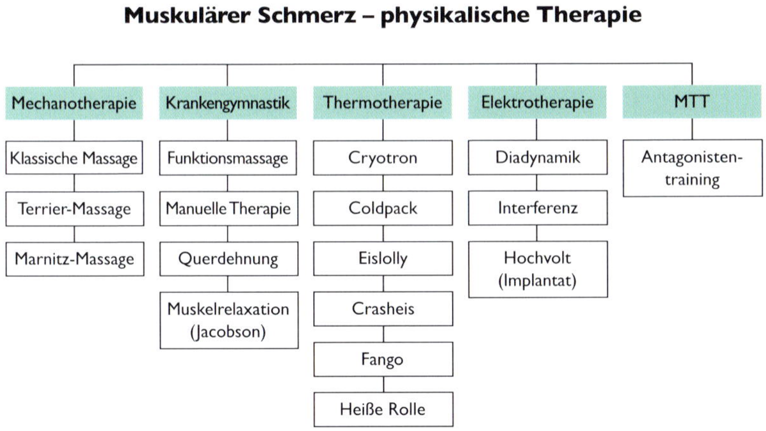

Abb. 9.3 Physikalische Therapie bei muskulären Schmerzen

Tabelle 9.1 Massagen

Methoden	Wirkung	Verordnung	Bemerkungen
Klassische Massage Unterwassermassage	Entspannung der Muskulatur, mechanische Lockerung bei Fibrosen des Bindegewebes (Faszie, Sehne, Unterhaut), Durchblutungssteigerung, Entstauung	3× pro Woche, 6–12 Behandlungen	Keine andere Behandlungsform kann bei chronischen Schmerzprozessen typische Veränderungen im Bindegewebe und des Muskeltonus so differenziert beeinflussen wie die mechanische Lockerung
Manuelle Lymphdrainage	Steigerung des Lymphabstroms durch Anregung der Lymphangiomotorik und Förderung der Resorption	Möglichst täglich, 10 Behandlungen	Insbesondere bei Algodystrophiesyndrom, entzündlichen und auch rheumatischen Gelenkerkrankungen trägt sie erheblich zur Schmerzlinderung und Befundverbesserung bei
Bindegewebsmassage	Reizwirkung durch intensive tangentiale Strichführung des Unterhautgewebes gegenüber Faszie	3× pro Woche, 6–12 Behandlungen	Einfluss auf vegetative Regulationsmechanismen
Marnitz-Massage	Reflektorische Wirkung auf Schmerzareale durch Triggerpunktmassage	3× pro Woche, 6–12 Behandlungen	Schmerzverstärkung möglich. Faktorensubstitution vor Therapie
Terrier-Massage	Durch Bewegung positive Beeinflussung des Muskeltonus in verschiedenen Gelenkstellungen	3× pro Woche, 6–12 Behandlungen	Bei Tonuserhöhung und Bewegungseinschränkung

die kurzfristig Schmerzen auslösen, kommt sie für Hämophile nur nach genauer Abwägung in Betracht. Alternativ kann die Bewegungsmassage nach Terrier eingesetzt werden. Diese ist bei Schmerzen in der Muskulatur, die mit Bewegungseinschränkungen verbunden sind, eine lohnende Behandlungsmethode. Grundvoraussetzung bei allen physikalischen Therapien ist eine adäquate Substitution mit Faktorenpräparaten.

In krankengymnastischer Hinsicht steht die manuelle Therapie zur Verfügung (Tabelle 9.2). Diese wird vorsichtig mit kleinen Bewegungen an den Gelenken, die zu dem betroffenen Muskel gehören, ausgeführt. Darüber hinaus können die Querdehnung der Muskulatur und die progressive Muskelrelaxation nach Jacobson eingesetzt werden.

Tabelle 9.2 Krankengymnastik

Methoden	Wirkung	Verordnung	Bemerkung
Krankengymnastik im Wasser oder im Schlingentisch	Lockerung verkrampfter Muskeln, Mobilisierung von Gelenkkontrakturen, Koordinationsschulung, Befähigung zum schmerzmindernden Verhalten, Wiederherstellung gestörter Bewegungsabläufe	Täglich oder mindestens 2–3× wöchentlich einzeln oder in der Gruppe, Anleitung für Hausprogramm	Es gibt eine Vielzahl spezieller Techniken, deren Effektivität nicht immer evaluiert ist
Manuelle Therapie			
PNF			
Brunkow-Therapie			
FBL nach Klein-Vogelbach			

PNF propriozeptive neuromuskuläre Faszilitation, *FBL* funktionelle Bewegungslehre

Unter Thermotherapie werden alle Kälte- und Wärmeanwendungen zusammengefasst (Tabelle 9.3, 9.4). Bei einer akuten Blutung sollten im Bereich der Muskulatur eher Kälteanwendungen erfolgen. Dies ist jedoch sehr individuell vom Gefühl des Patienten und von seinen bisherigen Therapieerfahrungen abhängig. Der Vorteil von Kälteanwendungen ist die Herabsetzung der Nervenleitgeschwindigkeit und die damit verminderte Schmerzempfindlichkeit (s. Abschn. 12.3.2). Wird bei der Kryotherapie Druck und Kälte kombiniert, kommt es in dem betroffenen Bereich der Muskulatur zur reflektorischen Öffnung aller Gefäßsysteme. Dies führt zu einer gewollten Durchblutungssteigerung und zu einem verbesserten Abtransport von Schlackestoffen über alle Gefäßsysteme einschließlich des Lymphsystems. Bei eher chronischen Verläufen helfen Fangopackungen oder die sog. heiße Rolle, je nachdem, ob großflächig oder punktuell Wärme zugeführt werden soll. Problematisch ist die leichtere Ansprechbarkeit der Muskelspindel im warmen

Tabelle 9.3 Kältetherapie

Methoden	Wirkung	Verordnung	Bemerkungen
Kryo- oder Eisbehandlung	Dämpfung des Entzündungsstoffwechsels, vasokonstriktorische Wirkung, lokale Analgesie, Hyperstimulationseffekt	Milde Kühlung: Schlammpackungen oder Kaltwasserauflagen. Langzeittherapie: 10–20 min. Kurzzeittherapie: 3–5 min	Drosselung der Nervenleitgeschwindigkeit. Langzeitkältebehandlung: Stoffwechseldämpfung, Tiefe 2–3 cm. Kurzzeitkühlung: reaktive Vasodilatation (Hyperstimulationseffekt). Tiefenkälte plus Druck: kurzzeitige Anwendung, lang anhaltende tiefe Wirkung
Kaltluftbehandlung			
Kalte Schlammpackungen			
Kältetherapiegeräte			
Kühlmanschetten			

Tabelle 9.4 Wärmetherapie

Methoden	Wirkung	Verordnung	Bemerkungen
Moorpackungen Wärmflasche Warme Duschen und Bäder Kurz- und Mikrowellenbehandlung	Steigerung der Durchblutung, Verbesserung des Gewebestoffwechsels, Schmerzlinderung, Lösen des erhöhten Muskeltonus	Mindestens 3× täglich unter Einbeziehung häuslicher Wärmebehandlung, Dauer mindestens 20 min (außer Hochfrequenzwärme)	Auf reflektorischem Weg Wärmewirkung auch in den tieferen Geweben und Organen. Hochfrequenzwärmetherapie: Eindringen der elektromagnetischen Energie, Erwärmung in tieferen Gewebeschichten. Wärmetherapie meist unterdosiert. Vorsicht: gesteigerte Muskelspindelaktivität

Muskel, die nach der Behandlung zu unkontrollierten Muskelverspannungen führen kann.

In der Elektrotherapie sind diadynamische Ströme, Interferenzstrom oder bei liegenden Implantaten Hochvolt zur Behandlung der Muskulatur bei Schmerzen indiziert (Tabelle 9.5).

Unterhalb der Schmerzgrenze können in der medizinischen Trainingstherapie (MTT) die Antagonisten der verspannten Muskulatur trainiert werden (Tabelle 9.6). Diese Maßnahme führt reflektorisch zu einer Detonisierung der betroffenen Muskulatur.

9.2 Ligamentärer Schmerz

9.2.1 Medikamentöse Therapie

Ist der Schmerz somatoform, geht aber vom Kapsel-Band-Apparat aus, ändert sich die medikamentöse Präferenz (Abb. 9.4). Hier stehen die entzündungshemmenden Medikamente eindeutig im Vordergrund. Nur bei unzureichender Wirkung sollten Nichtopioidanalgetika, Muskelrelaxanzien und vorwiegend zentral wirkende Analgetika zum Einsatz kommen.

9.2.2 Physikalische Therapie

Bei somatischen Schmerzen mit dem Fokus auf den Kapsel-Band-Apparat ist die Krankengymnastik als manuelle Behandlung mit ihren Unterformen die wichtigste Behandlungsmodalität. Jeder therapeutische Ansatz sollte von Anfang an durch ein propriozeptives Training unterstützt werden (Abb. 9.5).

Tabelle 9.5 Elektrotherapie

Methoden	Wirkung	Verordnung	Bemerkungen
Galvanischer Strom	Förderung der Durchblutung, Resorption und Gewebetrophik. Analgetische Wirkung, regenerierend	Akut: Intensität schwach, sensibel, unterschwellig, kurze Zeit (15 min), kurze Intervalle (täglich), kürzere Serie (6×). Chronisch: höhere Intensität, längere Zeit (30 min), größere Abstände (3× wöchentlich) und längere Serien (12×)	Längsdurchflutung: entlang der Extremität. Querdurchflutung: quer zur Extremität. Einschleusen von analgetischen und antiphlogistischen Medikamenten (Iontophorese)
Teilbäder Stangerbad		3× wöchentlich	Wasser als ideale Elektrode
Analgesierende Reizströme (diadynamischer Strom)	Hyperstimulationseffekt, Förderung der Resorption	Möglichst täglich, Dauer 10–20 min, Intensität: gut spürbar	Auch Steigerung der Durchblutung
Träbert-Strom			
TENS			
Tetanisierende Impulsströme	Erhöhung der Muskelkraft durch elektrisch ausgelöste intensive Muskelkontraktion	Täglich, Dauer der Gruppenimpulse 6–12 s, Intensität: kräftige Muskelkontraktion, Therapiedauer 10 min	

TENS transkutane elektrische Nervenstimulation

Tabelle 9.6 Medizinische Trainingstherapie (MTT)

Wirkung	Verordnung	Dosierung	Bemerkungen
Aufbau der Muskulatur, Dehnung verkürzter Muskulatur, Kräftigung abgeschwächter Muskulatur, allgemeine Konditionierung	3× pro Woche bis täglich	Am Anfang gering, in der abschließenden Behandlungsphase deutliches Ansteigen der MTT-Anteile bei chronisch rezidivierenden Schmerzsyndromen. Auch zum Rücktrainieren bestehender muskulärer Dysbalancen	Nicht nur Verbesserung des Muskelstatus bei den Bewegungsabläufen, sondern auch Stärkung des Leistungswillens. Restschmerzen lassen sich durch krankengymnastische Übungsformen nicht hinreichend mindern

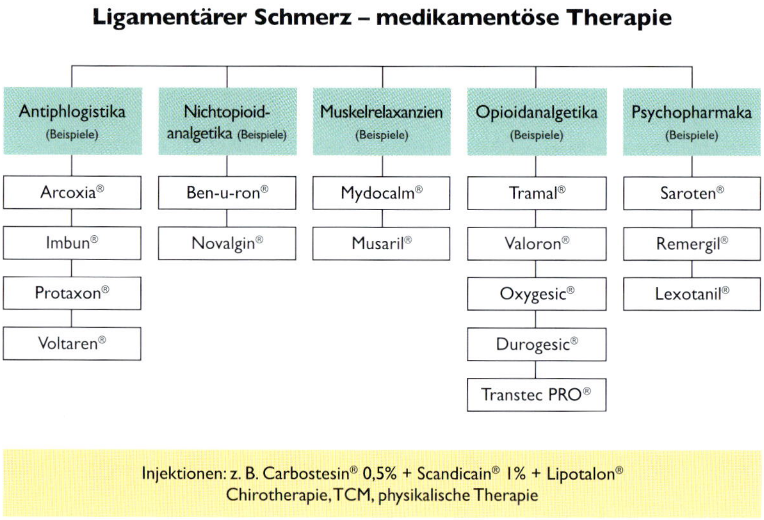

Abb. 9.4 Medikamentöse Therapie bei ligamentären Schmerzen

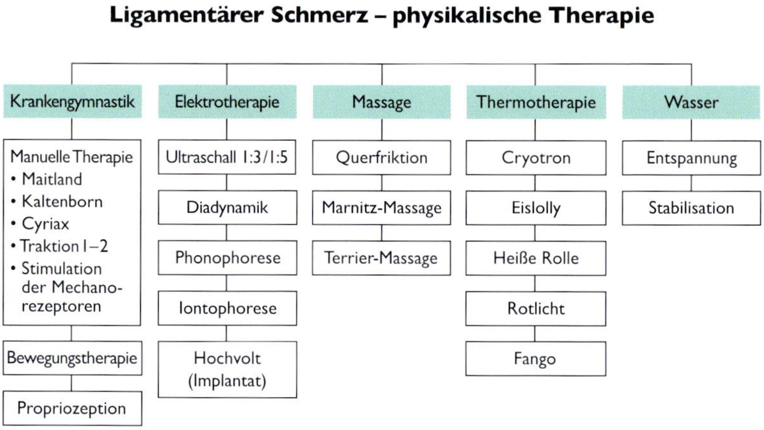

Abb. 9.5 Physikalische Therapie bei ligamentären Schmerzen

Die führende Elektrotherapie beim Kapsel-Band-Schmerz ist der Ultraschall (Tabelle 9.7), aber auch alle anderen Elektrotherapieformen vermögen den periartikulären Schmerz zu senken. Die Iontophorese ist eine Möglichkeit, über Wechselstrom entzündungshemmende und schmerzstillende Gele leichter durch die Haut zu transportieren (s. Tabelle 9.5). Als Phonophorese kann sie mit Hochvolt und Ultraschall kombiniert simultan durchgeführt werden.

Bei der Massage hat gelenknah die Querfriktion eine hohe Wirksamkeit. Das schmerzende Band oder der schmerzende Kapselanteil wird quer zur Schmerz- und Faserrichtung einer Tiefenmassage unterzogen. Der Sinn dieser Anwendung ist die

Tabelle 9.7 Ultraschall

Methoden	Wirkung	Verordnung	Bemerkungen
Ultraschall	Analgetische Wirkung, Auflockerung von Fibrose und Narben	Täglich bis 3× wöchentlich, Intensität: 0,3 W pro cm^2 bei 3 min Dauer, höhere Intensität bis 0,9 W pro cm^2 bei 10 min Dauer	Analgetischer Effekt vermutlich durch komplexe Wirkungen in Bindegewebe und Knochen. Zeit und Intensität sind häufig unterdosiert

Lösung von Verklebungen, die bei entzündlichen Veränderungen an jedem Kapsel-Band-Ansatz zu finden sind. Mit dem Marnitz-Verfahren können Triggerpunkte in der Muskulatur behandelt werden. Es kommt zur reflektorischen Entspannung, der Muskelzug auf den Kapsel-Band-Apparat wird reduziert.

Für die Thermotherapie gilt hier dasselbe wie bei der Muskulatur: Eher akute Veränderungen sollten kalt, eher chronische heiß behandelt werden.

Die bei Muskelproblemen nicht aufgeführte Wassertherapie (zu starke Detonisierung der Muskulatur mit eventuellem Kontrollverlust beim Verlassen des Wassers) kann hier als Entspannungstherapie und zur Verbesserung der Stabilisation auch unter koordinativen Bedingungen zum Einsatz kommen.

9.3 Neuropathischer Schmerz

9.3.1 Medikamentöse Therapie

Neben den muskulären und ligamentären Schmerzen können seltener neuropathische Schmerzen auftreten. Diese sind nur vereinzelt hämophiliespezifisch, beispielsweise wenn ein Hämatom eine Nervenkompression verursacht. Durch eine Kettenreaktion bei starken Hämarthropathien und entsprechenden Veränderungen der Belastung der Nachbargelenke und insbesondere der Wirbelsäule kann es auch zu neuropathischen Schmerzen in der Lendenwirbelsäule mit Ausstrahlung in die untere Extremität kommen. Der neuropathische Schmerz ist erfahrungsgemäß schwerer einzudämmen und erfordert von Anfang an stärkere Schmerzmedikamente. Dies ist die Domäne der Neuromodulatoren, der Koanalgetika und der Opiate (Abb. 9.6). Hier haben sich auch Psychopharmaka bewährt und sollten bevorzugt etabliert werden. Zusätzlich können Nichtopioidanalgetika und Antiphlogistika, aber auch Muskelrelaxanzien in einem multimodalen Ansatz zur Anwendung kommen.

9.3.2 Physikalische Therapie

Beim neuropathischen Schmerz sind im Bereich der Krankengymnastik die Nervenmobilisation sowie die manuelle Therapie hilfreich, letztere vor allem mit Traktion

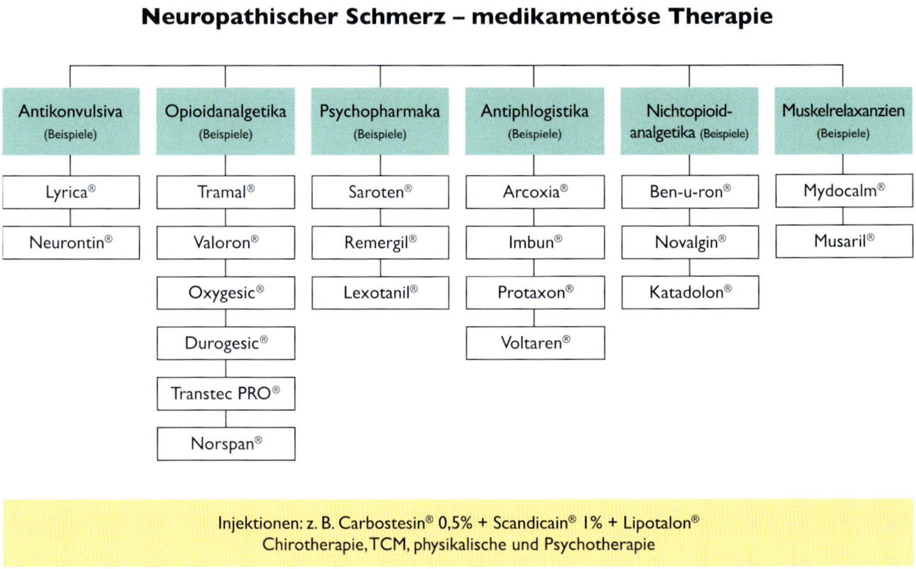

Abb. 9.6 Medikamentöse Therapie bei neuropathischen Schmerzen

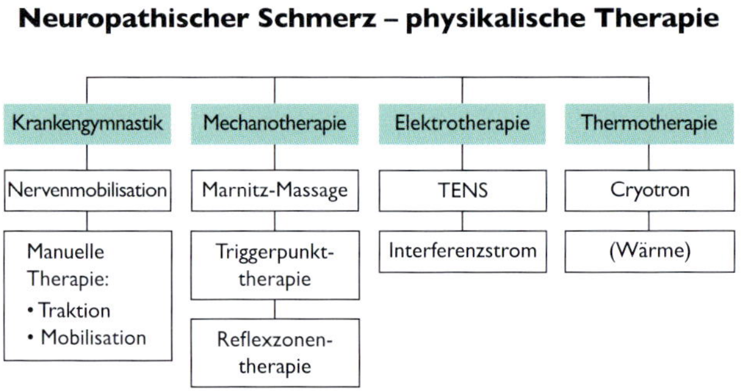

Abb. 9.7 Physikalische Therapie bei neuropathischen Schmerzen

und im Segment der neurogenen Einengung mit Mobilisation und anschließender Stabilisation dieses Segments (Abb. 9.7). Ein Erfolg der Triggerpunkt- und Reflexzonentherapie entfernt vom Hauptpunkt des neuropathischen Schmerzes ist nicht bewiesen, in der Praxis haben sich diese Therapieformen jedoch bewährt.

Die elektrotherapeutischen Möglichkeiten umfassen hier die transkutane elektrische Nervenstimulation (TENS) und Interferenzstromanwendungen. Sie können noch durch absteigende Längsgalvanisation entlang des betroffenen Nervenareals komplettiert werden.

Wärme verstärkt häufig den Schmerz, daher wird in der Thermotherapie vorrangig auf Kälteanwendungen zurückgegriffen. Diese ist jedoch weniger wirksam als die anderen Therapiemethoden.

Morphologisch gesehen gehen von verschiedenartigen Strukturen unterschiedliche Schmerzempfindungen aus: arthrogene, muskuläre, ligamentäre und neuropathische. Sowohl die medikamentöse als auch die physikalische Schmerztherapie sollten deshalb an die unterschiedlichen Strukturen angepasst werden. Unter Beachtung der Indikationen und Kontraindikationen jeder einzelnen Therapiemodalität lässt sich so eine strukturgerechte effektive Schmerztherapie durchführen. Behandlungskonzepte sind dabei häufig multimodal und beinhalten neben der medikamentösen und physikalischen Therapie auch die Chirotherapie, die traditionelle chinesische Medizin sowie die Psychotherapie. Sie ändern sich je nach den betroffenen Strukturen.

Literatur

Heisel J, Herosch J (Hrsg) 2007) Schmerztherapie der Halte- und Bewegungsorgane. Springer, Heidelberg

Lee D (2001) An integrated model of „joint" function and its clinical application. 4th Interdisciplinary World Congress on Low Back and Pelvic Pain, Montreal

Schumpe G, Seuser A, Koch W, Meßler H (1990) Biomechanische Grundlagen der Gelenkbewegung, Auswirkungen auf die Kinematik der Muskeldysbalancen. In: Dickmann C (Hrsg) Kongreßband Internationales Symposium Biokinetik interdisziplinär, Bad Godesberg

Seuser A, Oldenburg J, Brackmann H-H (1999) Pathogenese, Diagnose und orthopädische Therapie der hämophilen Gelenkarthropathie. In: Müller-Berghaus G, Pötzsch B (Hrsg) Hämostaseologie: molekulare und zelluläre Mechanismen, Pathophysiologie und Klinik. Springer, Berlin, S 299–303

10 Schmerzmedikamente aus hämostaseologischer Sicht

Barbara Niemann

Der Schmerz, seine Verarbeitung und Therapie spielen seit jeher eine große Rolle in der Behandlung der Hämophilie. Einblutungen in Gelenkhöhlen sind für die Synovialitis und die degenerativen Veränderungen des Knorpels verantwortlich und bedürfen einer effektiven Schmerztherapie. Sinnvoll ist es, neben der Schmerztherapie den antiphlogistischen Effekt einiger Medikamente zur Behandlung der Synovialitis zu nutzen. Aufgrund der Nebenwirkungen auf die primäre Hämostase sollte für jeden Patienten eine individuelle Schmerztherapie mit sorgfältiger Abwägung von Nutzen und Risiko erstellt werden.

10.1 Hämostase

Die Hämostase hat die Aufgabe, ein physiologisches Gleichgewicht der Blutgerinnung zu bewahren. Auf der einen Seite muss eine Gefäßläsion sofort bemerkt und geschlossen werden, um einen größeren Blutverlust zu vermeiden, auf der anderen Seite darf diese Läsion nicht zu einer unkontrollierten Überreaktion an unverletzten Gefäßabschnitten führen. Das System muss also ebenso in der Lage sein, Gerinnsel wieder aufzulösen. Diese Vorgänge werden durch Botenstoffe ausgelöst, die von der verletzten Gefäßwand freigesetzt werden. Die Hämostase kann in eine primäre (zelluläre) und eine sekundäre (plasmatische) Phase gegliedert werden.

10.1.1 Primäre (zelluläre) Hämostase

Bei der Verletzung einer Gefäßwand kommen Bestandteile des Blutes (Thrombozyten und plasmatische Gerinnungsfaktoren) mit subendothelialen Bestandteilen, die normalerweise durch eine endotheliale Zellschicht vom Gefäßlumen getrennt sind, in Kontakt und initiieren somit die Blutgerinnung.

- Durch den Von-Willebrand-Faktor (VWF) vermittelt kommt es zur Adhäsion (Anlagerung) von Thrombozyten an die Protein- und Kollagenstrukturen der Gefäßwand.
- Die Adhäsion führt zu einer Thrombozytenaktivierung und infolgedessen zu einer Thrombozytenaggregation mit Ausschüttung verschiedener Substanzen:
  - Das Prostaglandin Thromboxan wirkt gefäßverengend (vasokonstriktorisch) und reduziert somit den Blutfluss und den Blutverlust am verletzten Gefäß.

Außerdem steigert Thromboxan die Thrombozytenaggregation. Das ist die Stelle, an der Analgetika in die Gerinnung eingreifen. Da Thrombozyten ausschließlich Cyclooxygenase 1 (COX-1) zur Prostaglandinbildung enthalten, wirkt sich dies bei einer medikamentösen Hemmung der COX-1 negativ auf die Thrombozytenaggregation aus.
- Serotonin wirkt synergistisch mit Thromboxan gefäßverengend.

In dieser ersten Reaktion bildet sich durch die Aneinanderheftung der Thrombozyten ein vorläufiger sog. weißer Thrombus. Dieser bleibt nur dauerhaft stabil, wenn das lösliche Fibrinogen in der sekundären Hämostase in stabiles unlösliches Fibrin umgewandelt werden kann. Ist diese Reaktion durch das Fehlen von Gerinnungsfaktoren (z. B. Faktor VIII oder Faktor IX) eingeschränkt, löst sich der weiße Thrombus auf und die Blutung beginnt erneut.

10.1.2 Sekundäre (plasmatische) Hämostase

Durch die Gefäßwandverletzung wird Gewebethromboplastin („tissue factor") freigesetzt, welches über den Faktor VII vermittelt die Gerinnungskaskade in Gang setzt. Über die Aktivierung bestimmter Gerinnungsfaktoren wird schließlich das stabile Fibrin gebildet und die Verletzung dauerhaft verschlossen.

10.2 Schmerzmedikamente

Die Auswahl der in der Hämophiliebehandlung eingesetzten Analgetika bedarf einer sorgfältigen Abwägung von Nutzen und Risiko. Einerseits leiden viele, besonders ältere Patienten unter degenerativen Gelenkveränderungen, die durch Hämarthropathien hervorgerufen und mit starken, zum Teil chronifizierten Schmerzen verbunden sind. Andererseits bedarf es einer akuten Schmerztherapie bei z. B. einer Muskel- oder Gelenkblutung bzw. Schmerzzuständen, die nicht durch die Hämophilie bedingt sind. Hier gilt es, eine effektive Schmerzmedikation nach dem WHO-Stufenschema (s. Abb. 7.3, S. 39) durchzuführen. Wichtig ist zu betonen, dass die Therapie chronischer Schmerzen ganz anderen Gesetzen gehorcht als die akute Schmerztherapie. Chronischer Schmerz kann sich zu einem gewissen Grad verselbständigen (s. Kap. 2). Die Warnfunktion des akuten Schmerzes fällt beim chronischen Schmerz weg. Ein Ende des Schmerzzustandes ist nicht absehbar.

Aufgrund des Einflusses von Analgetika auf das Gerinnungssystem ist ihre Wahl von besonderer Bedeutung. Die am häufigsten verwendeten Analgetika werden in vier Gruppen einteilt:

- Nichtopioidanalgetika,
- Opioide,
- Muskelrelaxanzien und
- Antikonvulsiva.

Eine detaillierte Beschreibung aller vier Gruppen enthält das Kapitel „Grundlagen der medikamentösen Schmerztherapie". Im Folgenden werden die Besonderheiten ihrer Anwendung in der Hämophiliebehandlung aufgezeigt.

10.2.1 Einfluss der Analgetika auf das Gerinnungssystem

Alle Analgetika, außer Opioide, haben Einfluss auf das Gerinnungssystem. In allen Fällen wird durch die Inhibition der COX-1 eine Hemmung der Thrombozytenaggregation hervorgerufen. Thrombozyten enthalten ausschließlich COX-1 zur Thromboxanbildung. Prostazyklin ist das Hauptprostaglandin, welches durch die Endothelzellen der Gefäße gebildet wird. Prostazyklin und Thromboxan sind Gegenspieler. Die Wirkung der Prostaglandine auf das Gefäßsystem und die Thrombozyten wird in Tabelle 10.1 dargestellt.

Tabelle 10.1 Wirkung der Prostaglandine auf Gefäßsystem und Thrombozyten

Thromboxan (Thrombozyten)	Prostazyklin (Gefäßendothel)
Aggregationsfördernd Vasokonstriktorisch	Aggregationshemmend Vasodilatatorisch

Somit greifen die Analgetika in die primäre Hämostase ein und führen bei der Hämophiliebehandlung zu einem synergistischen Effekt im Sinne einer Verstärkung der Blutungsneigung. Dies ist bei ihrer Verordnung besonders zu berücksichtigen.

Bei der Gabe von Acetylsalicylsäure (ASS) wird die COX-1 irreversibel inaktiviert. Das Gleichgewicht verschiebt sich in Richtung des Prostazyklins, da nur das Gefäßendothel die COX-1 neu synthetisieren kann. Durch die fehlende Proteinbiosynthese bei den Thrombozyten (Lebensdauer 8–11 Tage) ist eine Synthetisierung der COX-1 und damit auch des Thromboxans nicht möglich. Die meisten anderen antipyretischen Analgetika und traditionellen nichtsteroidalen Antirheumatika (tNSAR) hemmen ebenso wie ASS die Thrombozytenaggregation. Diese ist jedoch reversibel und korreliert mit der Halbwertszeit der Medikamente. Die selektiven COX-2-Hemmer (Coxibe) haben durch ihre selektive Wirkung keinen Einfluss auf die COX-1. Eine Hemmung der Thrombozytenaggregation wird nicht beobachtet.

Die sekundäre Hämostase ändert sich durch die Analgetikaeinnahme nicht.

10.2.2 Nichtopioidanalgetika

Acetylsalicylsäure

Da die Cyclooxygenase 1 irreversibel durch ASS inaktiviert wird, stellt die Hämophilie eine Kontraindikation (s. o.) für die Gabe von ASS zur Analgesie dar. Bei arteriellen Erkrankungen, wie z. B. koronare Herzkrankheit, zerebraler Ischämie, akuter Myokardinfarkt, Postmyokardinfarkt, Stenteinlage, kann die Gabe von ASS auch beim Vorliegen einer Hämophilie sinnvoll und notwendig sein.

Paracetamol

Für leichte bis mittelstarke Schmerzen ist Paracetamol (Tabelle 10.2) das Mittel der Wahl in der Hämophiliebehandlung. Auch bei beginnenden degenerativen arthropathischen Beschwerden kann ein Therapieversuch mit Paracetamol unternommen werden. Bei chronischer Hepatitis sollte jedoch aufgrund der Leberbelastung Paracetamol nicht angewandt werden.

Tabelle 10.2 Wirkprofil von Paracetamol

Paracetamol (z. B. ben-u-ron®)			
Wirkung	Mäßig analgetisch, antipyretisch, nicht antiphlogistisch		
Indikation	Leichte bis mittelstarke Schmerzen, Myalgien, Arthralgien, Zephalgien, fieberhafte Infekte		
Einfluss auf das Gerinnungssystem	Geringgradige Beeinflussung der Thrombozytenaggregation		
Halbwertszeit	1–3 h		
Wirkungsdauer	2–6 h		
Nebenwirkungen	Bei Überdosierung z. B. Leberversagen		
Cave	Niereninsuffizienz (Dosisreduktion), Lebererkrankungen, Alkoholabusus		
Dosierung pro Tag	Allgemeines Dosierungsschema: in Abhängigkeit vom Alter bzw. Körpergewicht i. d. R. 10–15 mg/kg KG als Einzeldosis, bis 60 mg/kg KG als Höchstdosis		
	Alter (Gewicht in kg)	*Einzeldosis (mg)*	*Höchstdosis (mg)*
	3–6 Monate (5–7)	125	375
	6–12 Monate (7–10)	125	400
	1–2 Jahre (10–12)	150	600
	2–5 Jahre (13–18)	200	800
	6–7 Jahre (19–25)	300	1200
	8–11 Jahre (26–32)	400	1600
	11–12 Jahre (33–39)	500	2000
	>12 Jahre >40 kg und Erwachsene	500–1000	4000

Traditionelle nichtsteroidale Antirheumatika (tNSAR)

Bei degenerativen, durch Hämarthropathie hervorgerufenen Gelenkveränderungen gibt es nur wenige Therapiealternativen zu den tNSAR (Tabelle 10.3). Neben der Schmerzlinderung lässt sich ihre gute antiphlogistische Wirksamkeit zur Therapie der Synovialitis nutzen. Durch die Hemmung der Thrombozytenaggregation greifen

Tabelle 10.3 Wirkprofil von Diclofenac und Ibuprofen

Diclofenac (z. B. Voltaren®, Diclac®), Ibuprofen (z. B. Dolormin®, Ibuhexal®)		
Wirkung	Analgetisch, antiphlogistisch	
Indikation	Therapie entzündlicher Schmerzen, besonders bei degenerativen durch Hämarthropathie hervorgerufenen Gelenkveränderungen	
Einfluss auf das Gerinnungssystem	Reversible Hemmung der Thrombozytenaggregation	
Halbwertszeit	Diclofenac: 1–2 h, Ibuprofen: 2–4 h	
Wirkungsdauer	Diclofenac: 8–12 h, Ibuprofen: 8–12 h	
Nebenwirkungen	Gastrointestinale Ulzerationen, ein um ca. 30–40 % erhöhtes kardiovaskuläres Risiko (besonders Myokardinfarkt)	
Cave	Eingeschränkte Nierenfunktion (renale Elimination)	
Dosierung pro Tag	Diclofenac	Kinder >6 Jahre: 2 mg/kg KG in 2–3 Einzeldosen Erwachsene: 50–150 mg in 2–3 Einzeldosen Langzeitdosis: 1 Retarddragee mit 100 mg
	Ibuprofen	*Zur Therapie bei Schmerzen und Fieber ab 6. Lebensmonat (in 3 Einzelgaben):* Kinder 5–12 kg KG: 150–300 mg Kinder 13–19 kg KG: 300–400 mg Kinder 20–29 kg KG: bis zu 600 mg Kinder 30–45 kg KG: bis zu 800 mg Erwachsene und Jugendliche ab 15 Jahre >45 kg KG: bis zu 1200 mg
		Zur Therapie rheumatischer Erkrankungen ab 6. Lebensmonat (in 3–4 Einzelgaben): Kinder und Jugendliche: 15–30 mg/kg KG Erwachsene und Jugendliche >15 Jahre 1200–2400 mg (Einzeldosis max. 800 mg, Einnahmeintervalle nicht <6 h)

sie ebenso wie ASS in die primäre Hämostase ein und führen zu einer synergistischen Verstärkung der Blutungsneigung. Da die Hemmung der Thrombozytenaggregation reversibel ist, lässt sich dies bei sorgfältiger Nutzen-Risiko-Abwägung jedoch im Gegensatz zu ASS tolerieren. Naproxen sollte aufgrund der langen Halbwertszeit nur in Ausnahmefällen verordnet werden.

Die Gefahr der gastrointestinalen Blutungen stellt in der Hämophiliebehandlung ein besonderes Problem dar. Magen-Darm-Ulzerationen verursachen keine Schmerzen und führen bei Blutungen aufgrund der Gerinnungssituation zu schnellen Hämoglobinabfällen. Eine engmaschige Hb-Kontrolle ist in der Dauertherapie mit tNSAR erforderlich. Kleinste Anzeichen von „Magenbeschwerden" seitens des Patienten sind ernst zu nehmen und ggf. durch eine Gastroskopie abzuklären. Eine Umstellung auf Coxibe sollte in Erwägung gezogen werden.

Selektive COX-2-Hemmer

Durch die VIGOR-Studie aus dem Jahr 2005 sind die Coxibe in den Ruf geraten, die Herzinfarkt- und Schlaganfallrate bei ihrer Einnahme zu verdoppeln. Rofecoxib (Vioxx®) wurde aus diesem Grund vom deutschen Markt genommen (s. auch Abschn. 7.2.2). Neuere Studien belegen, dass die Herzinfarktrate bei der Einnahme von COX-2-Hemmern nicht signifikant höher ist als bei der von tNSAR. Im Vergleich zu tNSAR sollten die Coxibe (Tabelle 10.4) in der Hämophiliebehandlung bevorzugt verabreicht werden, da sie durch die selektive Hemmung von COX-2 keinen Einfluss auf die Thrombozytenaggregation haben und in geringerem Maß zu Magen-Darm-Ulzerationen führen. Trotz allem gilt auch hier eine sorgfältige Nutzen-Risiko-Abwägung in Bezug auf ein Infarktrisiko.

Tabelle 10.4 Wirkprofil von Celecoxib und Etoricoxib

Celecoxib (Celebrex®), Etoricoxib (Arcoxia®)		
Wirkung	Analgetisch, antipyretisch, antiphlogistisch	
Indikation	Therapie entzündlicher Schmerzen besonders bei degenerativen durch Hämarthropathie hervorgerufenen Gelenkveränderungen	
Einfluss auf das Gerinnungssystem	Kein Einfluss auf die Thrombozytenaggregation	
Halbwertszeit	Celecoxib: 12 h, Etoricoxib: 22 h	
Wirkungsdauer	Celecoxib: 5–6 h, Etoricoxib: >24 h	
Nebenwirkungen	Ein um ca. 30–40% erhöhtes kardiovaskuläres Risiko (besonders Myokardinfarkt)	
Cave	Niereninsuffizienz, Lebererkrankungen	
Dosierung pro Tag	Celecoxib	Kinder: Kontraindikation Erwachsene: 2 × 100–200 mg, Höchstdosis 400 mg
	Etoricoxib	Kinder: Kontraindikation Erwachsene: 60–90 mg, Höchstdosis 120 mg bei akuter Symptomatik, max. 8 Tage

Metamizol

Da Metamizol (Tabelle 10.5) nur eine geringe antiphlogistische Wirkung hat, findet es in der Hämophiliebehandlung selten Anwendung. Bei akuten starken Schmerzen kann es aufgrund der geringen Wirkung auf das Gerinnungssystem eingesetzt werden. Unter der Gabe von Metamizol wird, wie bei allen Pyrazolonen, selten ein toxischer Effekt auf das Knochenmark beobachtet, aus dem eine Leukopenie oder Agranulozytose resultieren kann. Bei Zeichen einer Agranulozytose oder beginnender Leukopenie sollte Metamizol daher sofort abgesetzt werden. Blutbildkontrollen sind erforderlich.

Tabelle 10.5 Wirkprofil von Metamizol

<table>
<tr><th colspan="4">Metamizol (z. B. Novalgin®)</th></tr>
<tr><td>Wirkung</td><td colspan="3">Analgetisch, antipyretisch, spasmolytisch, gering antiphlogistisch</td></tr>
<tr><td>Indikation</td><td colspan="3">Starke akute Schmerzen</td></tr>
<tr><td>Einfluss auf das Gerinnungssystem</td><td colspan="3">Geringe reversible Hemmung der Thrombozytenaggregation</td></tr>
<tr><td>Halbwertszeit</td><td colspan="3">7 h</td></tr>
<tr><td>Wirkungsdauer</td><td colspan="3">4 h</td></tr>
<tr><td>Nebenwirkungen</td><td colspan="3">Überempfindlichkeitsreaktionen, z. B. Hautreaktionen (Rötung, Juckreiz), Atemnot, Herzklopfen
Blutbildveränderungen (selten), Blutdruckabfall</td></tr>
<tr><td>Kontraindikation</td><td colspan="3">Angeborene oder erworbene Störung der Produktion des roten Blutfarbstoffs (Porphyrie)
Bekannte Überempfindlichkeit gegen einen Inhaltsstoff
Erblich bedingter Mangel an dem Enzym Glucose-6-Phosphat-Dehydrogenase
Säuglinge unter drei Monaten
Vorsicht bei Vorliegen einer Knochenmarkschädigung</td></tr>
<tr><td>Cave</td><td colspan="3">Agranulozytose, Asthma bronchiale</td></tr>
<tr><td rowspan="9">Dosierung pro Tag</td><td colspan="3">Kinder und Jugendliche <14 Jahre: 8–16 mg/kg KG als Einzeldosis
Erwachsene und Jugendliche >15 Jahren (>53 kg): bis zu 1000 mg pro Einzeldosis
Bei unzureichender Wirkung kann die jeweilige Einzeldosis in Abhängigkeit von der Höchstdosis bis zu 4× am Tag gegeben werden</td></tr>
<tr><td>Alter (Gewicht in kg)</td><td>Einzeldosis (mg)</td><td>Höchstdosis (mg)</td></tr>
<tr><td>3–11 Monate (5–8)</td><td>50–100</td><td>300</td></tr>
<tr><td>1–3 Jahre (9–15)</td><td>75–250</td><td>750</td></tr>
<tr><td>4–6 Jahre (16–23)</td><td>125–375</td><td>1125</td></tr>
<tr><td>7–9 Jahre (24–30)</td><td>200–500</td><td>1500</td></tr>
<tr><td>10–12 Jahre (31–45)</td><td>250–750</td><td>2250</td></tr>
<tr><td>13–14 Jahre (46–53)</td><td>375–875</td><td>2625</td></tr>
<tr><td>Ab 15 Jahre (>53) und Erwachsene</td><td>500–1000</td><td>3000</td></tr>
</table>

10.2.3 Opioide

Über die Langzeitwirkung von Opioiden bei nicht tumorbedingten chronischen Schmerzen gibt es zur Zeit keine Studien. Folglich handelt es sich lediglich um Empfehlungen, nicht aber um evidenzbasierte Medizin. Ist keine Schmerzreduktion mit nichtopioiden Schmerzmitteln zu erzielen, sollten Opioide zum Einsatz kommen. Eine vollständige Schmerzbeseitigung wird in den seltensten Fällen erreicht. Das Behandlungsziel ist eine Schmerzlinderung, Verbesserung der Lebensqualität, Funktionsverbesserung und erhöhte Wiedereingliederungsrate in das Berufsleben bzw. in das soziale Umfeld. Die Opioide werden aufgrund ihrer schmerzstillenden Wirkung unterschieden. Als Bezugsgröße dient dabei das Morphin. Patienten mit Medikamenten- und/oder Alkoholabusus bzw. Drogenanamnese sollten eher nicht mit Opioiden behandelt werden.

Da Opioide nicht auf das Gerinnungssystem wirken, sind sie durchaus in der Hämophiliebehandlung einsetzbar. Aufgrund ihrer immunsuppressiven Wirkung sollten sie jedoch bei geschwächter Immunabwehr nicht gegeben werden.

Schwach wirksame Opioide

Die schwach wirksamen Opioide sind die Schmerzmittel der Stufe II des WHO-Stufenplans (s. Abb. 7.3, S. 39). Sie wirken schwächer als Morphin. Zu diesen Substanzen gehören Tilidin, Tramadol, Codein, Dihydrocodein und Dextropropoxyphen (Tabelle 10.6). Allen gemeinsam ist, dass sie das kortikale Schmerzempfinden im Zentralnervensystem vermindern.

Stark wirksame Opioide

Die starken Opioide stehen auf der Stufe III nach WHO (s. Abb. 7.3, S. 39) und wirken in unterschiedlichem Maße stärker als Morphin. Auch sie vermindern das kortikale Schmerzempfinden im ZNS. Das Wirkprofil der Substanzen Oxycodon, Hydromorphon, Fentanyl und Buprenorphin ist in Tabelle 10.7 dargestellt.

10.2.4 Muskelrelaxanzien

Muskelrelaxanzien werden zur Vorbeugung von Schmerzchronifizierung und bei Muskelspasmen gegeben. Der Wirkungsmechanismus der Substanz Flupirtin (Tabelle 10.8) ist nur unzureichend bekannt. Flupirtin soll an den Kaliumkanälen der Nervenzellen eine Wirkung ausüben und dort die Öffnungswahrscheinlichkeit für Kaliumionen erhöhen. Man nimmt an, dass dadurch die Polarisierung der Nervenzellen erhöht wird und damit die Reizempfindlichkeit sinkt. Erst in sehr hoher Dosierung wird zusätzlich die Prostaglandinsynthese gehemmt. Tolperison (Tabelle 10.9) moduliert die Natriumkanäle im nozizeptiven System, wirkt dadurch schmerzhemmend und kann auf diese Weise dazu beitragen, den negativen Lernprozess der Schmerzchronifizierung zu unterbrechen. Aus hämostaseologischer Sicht gibt es in der Hämophiliebehandlung keine Einschränkung für eine Anwendung von Muskelrelaxanzien.

Tabelle 10.6 Wirkprofil schwach wirksamer Opioide

	Tilidin/Naloxon (Valoron N®)	**Tramadol (z. B. Tramadol-CT®)**	**Dihydrocodein (z. B. DHC Mundipharma®)**
Wirkung	Analgetisch, sedierend		
Analgetische Potenz in Bezug auf Morphin	0,2-fach	0,1- bis 0,2-fach	0,2- bis 0,3-fach
Indikation	Starke bis sehr starke Schmerzen		
Einfluss auf das Gerinnungssystem	Kein Einfluss auf das Gerinnungssystem		
Halbwertszeit	3 h	6 h	4,5 h
Wirkungsdauer	3–5 h	4–8 h	8–12 h
Nebenwirkungen	Gastrointestinaltrakt (Obstipation, Spasmus des Sphincter Oddi), Urogenitaltrakt (Harnverhalt), Haut (Juckreiz), Herz-Kreislauf-System (direkte und durch Histaminfreisetzung indirekte Vasodilatation mit Hypotension, Bradykardie), ZNS (Erbrechen, Übelkeit, Muskelrigidität, Euphorie, Sedierung), Atmung		
Cave	Bei Nieren- oder Leberinsuffizienz ggf. Dosisreduktion, Wechselwirkung mit anderen Medikamenten beachten, schränkt die Fahrtauglichkeit ein. Retardtabletten dürfen nicht geteilt werden, da eine verzögerte Wirkung so nicht garantiert ist		
Kontraindikation	Kinder <2 Jahre, stillende Mütter	Kinder <2 Jahre, hoher Hirndruck	Kinder <16 Jahre, Schwangere, stillende Mütter, Ateminsuffizienz
Dosierung pro Tag	Erwachsene und Jugendliche ab 14 Jahren: 100–600 mg Tilidin-HCl verteilt auf 6 Einzeldosen, Höchstdosis 600 mg Kinder <14 Jahren (<20 kg KG): 0,5 mg/kg KG bis zu 4× Kinder <14 Jahren (>20 kg KG): 0,7 mg/kg KG bis zu 4×, dabei ED nicht weniger als 7,5 mg	Kinder 2–12 Jahre: 1–2 mg/kg KG alle 6–8 h Erwachsene und Jugendliche ab 12 Jahre: Einzeldosis 50–100 mg, Höchstdosis 400 mg	Erwachsene morgens und abends je 1 Retard-tabl. à 60, 90 oder 120 mg nach festem Zeitplan (Zeitspanne zwischen 2 Einzeldosen nicht unter 8 h), empfohlene Höchstdosis 240 mg

Tabelle 10.7 Wirkprofil stark wirksamer Opioide

	Oxycodon (z. B. Oxigesic®)	Hydromorphon (z. B. Palladon®)	Fentanyl transdermal (z. B. Durogesic®)	Buprenorphin transdermal (z. B. Transtec PRO®)
Wirkung	Analgetisch, sedierend			
Analgetische Potenz in Bezug auf Morphin	2-fach	7,5-fach	100-fach	30- bis 40-fach
Indikation	Starke bis sehr starke Schmerzen			
Einfluss auf das Gerinnungssystem	Kein Einfluss			
Halbwertszeit	4–6 h	2,5 h	3–12 h	2–4 h
Wirkungsdauer	3,5–7 h	3–5 h	70–100 h	70–100 h
Nebenwirkungen	Wie bei schwach wirksamen Opioiden			
Cave	Ggf. Dosisreduktion bei Leber- und Lungenerkrankungen, eingeschränkte Fahrtauglichkeit. Retardtabletten dürfen nicht geteilt werden, da eine verzögerte Wirkung so nicht garantiert ist			
Kontraindikation	Säuglinge und Kinder <12 Jahre			
Dosierung	Eine Dosierung sollte wie bei allen zentral wirksamen Analgetika individuell erfolgen. Ein festes Zeitschema ist einzuhalten			
	Anfangsdosis für nicht opioidgewöhnte Patienten: 10 mg in 12-h-Abständen	Anfangsdosis: 1,3 oder 2,6 mg alle 4 h	Anfangsdosis: 25 µg/h	Anfangsdosis: 35 µg/h

Tabelle 10.8 Wirkprofil von Flupirtin

Flupirtin (z. B. Katadolon®)	
Wirkung	Analgetisch, leicht spasmolytisch
Indikation	Mittelstark wirkendes Schmerzmittel, das im zentralen Nervensystem zur Wirkung kommt
Einfluss auf das Gerinnungssystem	Bei einer gleichzeitigen Gabe von gerinnungshemmenden Arzneimitteln und Flupirtin kann es zu einer Verstärkung der Gerinnungshemmung kommen
Halbwertszeit	1–3 h
Wirkungsdauer	5 h
Nebenwirkungen	Schwindelgefühl, Mundtrockenheit, Magenbeschwerden, Oberbauchschmerzen, Übelkeit, Durchfall, Blutdruckabfall, Überempfindlichkeitsreaktionen an der Haut mit Rötung und Juckreiz, Kopfschmerzen
Kontraindikation	Hepatische Enzephalopathie, Erkrankungen der Gallenwege
Cave	Bei Nieren- oder Leberinsuffizienz ggf. Dosisreduktion
Dosierung pro Tag	Kinder >6 Jahre: 3–4 × 75 mg, Höchstdosis 300 mg Erwachsene: 3 × 100–200 mg, Höchstdosis 600 mg

Tabelle 10.9 Wirkprofil von Tolperison

Tolperison (Mydocalm®)	
Wirkung	Analgetisch, leicht spasmolytisch
Indikation	Muskelverspannung bei degenerativen Verspannungen des Muskelapparates
Einfluss auf das Gerinnungssystem	Kein Einfluss auf das Gerinnungssystem
Halbwertszeit	Keine Angaben
Wirkungsdauer	Keine Angaben
Nebenwirkungen	Wie Flupirtin
Kontraindikation	Myasthenia gravis, Stillzeit
Cave	Hereditäre Galaktoseintoleranz, Laktasemangel oder Glukose-Galaktose-Malabsorption
Dosierung pro Tag	Jugendliche >15 Jahre und Erwachsene: 3 × 50–150 mg, Höchstdosis 450 mg

10.2.5 Antikonvulsiva

Der Wirkstoff Pregabalin, eine Weiterentwicklung des Gabapentin (s. Abschn. 7.2.4), bindet an eine bestimmte Untereinheit spannungsabhängiger Kalziumkanäle auf Nervenzellmembranen und hat damit Einfluss auf den Kalziumeinstrom in die Nervenzelle. Durch den verminderten Kalziumeinstrom werden nervale Übererregungszustände gedrosselt, was sich günstig auf chronische Schmerzzustände auswirkt. Aus hämostaseologischer Sicht gibt es für die Anwendung von Antikonvulsiva (Tabelle 10.10) in der Hämophiliebehandlung keine Einschränkung.

Tabelle 10.10 Wirkprofil von Pregabalin

Pregabalin (Lyrica®)	
Wirkung	Analgetisch
Indikation	Periphere Nervenschmerzen (neuropathische Schmerzen) im Erwachsenenalter zur Anwendung als atypisches Schmerzmittel, Polyneuropathie
Einfluss auf das Gerinnungssystem	Kein Einfluss auf das Gerinnungssystem
Halbwertszeit	6 h
Wirkungsdauer	Keine Angabe
Nebenwirkungen	Gesteigerter Appetit, Gewichtszunahme, Verwirrung, Reizbarkeit, verringerte Libido (sexuelle Potenz), Euphorie, verschwommenes Sehen, Aufmerksamkeitsstörung, Schwindel, Mundtrockenheit, Verstopfung, Erbrechen, Blähungen, Erektionsstörungen, Ödeme, Trunkenheitsgefühl, Müdigkeit, Gangstörungen
Cave	Bei Niereninsuffizienz ggf. Dosisreduktion
Kontraindikation	Allergie gegen den Wirkstoff Pregabalin oder sonstige Medikamentenbestandteile, hereditäre Galaktoseintoleranz, Lapp-Laktase-Mangel, Glukose-Galaktose-Malabsorption
Dosierung pro Tag	Erwachsene und Jugendliche >18 Jahre: 150–600 mg, verteilt auf 2–3 Einzeldosen, Höchstdosis 600 mg

Die Schmerztherapie ist eine der wesentlichen Säulen der Hämophiliebehandlung. Durch krankheitsbedingte Einblutungen in Gelenke und Muskulatur bedarf es einer akuten Schmerzlinderung. Zur Vermeidung von degenerativen Gelenkveränderungen ist der antiphlogistische Nebeneffekt der NSAR bei Gelenkblutungen von großem Nutzen. Durch sorgfältige Anamnese, gute klinische Beobachtung und Zusammenstellung einer individuellen Therapie ist es möglich, positive Effekte der Medikamente zu nutzen und die in die primäre Hämostase eingreifenden, für Hämophile negativen Wirkungen zu minimieren.

Literatur

Ammon HPT (Hrsg) (2001) Arzneimittelneben- und -wechselwirkungen. Wissenschaftliche Verlagsgesellschaft, Stuttgart

Baron R, Strumpf M (2006) Praktische Schmerztherapie. Springer, Berlin Heidelberg

Heim H-K, Broich K (2006) Selective COX-2 inhibitors and risk of thromboembolic events – regulatory aspects. Thromb Haemost 96: 423–432

Herdegen T, Fauler J (2006) Zur Arzneimittelsicherheit von NSAR und COX-2-Hemmern. Arzneimitteltherapie 24: 84–87

Karow T, Lang-Roth R (2005) Allgemeine und spezielle Pharmakologie und Toxikologie. Karow, Pulheim

Mukherjee D (2006) Does a coxib-associated thrombotic risk limit the clinical use of the compounds as analgesic anti-inflammatory drugs? Arguments in favor. Thromb Haemost 96: 407–412

Schrör K, Weber A-A (2006) COX-2 inhibitors and the thrombotic risk. Thromb Haemost 96: 391–392

Weber A-A, Hohlfeld T, Hohlfeld S (2006) Does a coxib-associated thrombotic risk limit the clinical use of the compounds as analgesic anti-inflammatory drugs? Arguments against. Thromb Haemost 96: 413–416

11 Schmerztherapie bei Immundefizienz und/oder chronischer Hepatitis

Jürgen K. Rockstroh

Hämophiliepatienten hatten bis zur Einführung virusinaktivierter Faktor-VIII- und Faktor-IX-Präparate ein sehr hohes Risiko, durch diese mit dem humanen Immundefizienzvirus Typ 1 (HIV-1), aber auch mit Hepatitisviren infiziert zu werden. In der Tat weisen weltweit bis zu 70% der Patienten mit Hämophilie A und 35% der Patienten mit Hämophilie B eine HIV-Infektion auf. Noch höher liegt die Prävalenz für die Hepatitis C (bis 80%). Hierbei ist für das Infektionsrisiko hämophiler Patienten die substituierte Menge an Faktor-VIII- oder Faktor-IX-Präparaten in der Zeit vor der Virusinaktivierung zweifellos mitentscheidend. Aufgrund der mit einer HIV-Infektion einhergehenden fortschreitenden Immundefizienz einerseits und der fortschreitenden Lebererkrankung im Rahmen einer chronischen Hepatitis sowie der damit assoziierten Krankheitserscheinungen andererseits ist die medikamentöse Therapie – und diese schließt auch die Schmerztherapie von Hämophilen ein – mit besonderen klinischen Herausforderungen verbunden. Das Risiko für das Auftreten von Nebenwirkungen und hier insbesondere von Transaminasenanstiegen ist sicherlich als erhöht anzusehen. In der nachfolgenden Übersicht werden die wichtigsten Grundlagen zur HIV-Infektion und chronischen Hepatitis kurz charakterisiert und die Besonderheiten der Schmerztherapie bei Hämophilen mit begleitender chronischer Virusinfektion erläutert.

11.1 Grundlagen der HIV-Infektion: der natürliche Verlauf

Kurze Zeit nach der Erstinfektion mit HIV kommt es zum Auftreten eines sog. akuten antiretroviralen Syndroms, das selten länger als vier Wochen andauert und sich durch unspezifische Symptome wie Lymphknotenschwellung, Fieber, Exanthem und Myalgien äußert. Es folgt eine Periode von mehreren Jahren, in denen die Patienten klinisch asymptomatisch sind. Danach können Beschwerden oder Erkrankungen auftreten, die nach der Klassifikation des Centers for Disease Control (CDC) der klinischen Kategorie B zugeordnet werden (Tabelle 11.1). Sie sind zwar nicht AIDS definierend, lassen sich jedoch ursächlich auf die HIV-Infektion zurückführen oder weisen auf eine Störung der zellulären Immunabwehr hin. Noch später, im Median 8–10 Jahre nach der Erstinfektion, treten AIDS definierende Erkrankungen (CDC C) auf. Diese führen ohne hochaktive antiretrovirale Therapie (HAART) nach individuell unterschiedlich langer Zeit schließlich zum Tod. Mit der Einführung der HAART im Jahr 1996 standen erstmals Kombinationsbehandlungen zur Verfügung, mit de-

Tabelle 11.1 Klinische (Kategorien A–C) und CD4-gestützte (Stadien 1–3) Einteilung des natürlichen Verlaufs der HIV-Infektion nach Centers for Disease Control and Prevention (CDC). Eine Rückstufung findet – auch während einer erfolgreichen Behandlung – nicht statt

Klinische Stadien

Kategorie A:
Asymptomatische HIV-Infektion
Akute HIV-Infektion
Persistierendes Lymphadenopathiesyndrom

Kategorie B:
Soorstomatitis, Soorpharyngitis
Chronische vulvovaginale Candidiasis (>1 Monat oder schlecht therapierbar)
Orale Haarleukoplakie (OHL)
Dysplasie der Cervix uteri, Carcinoma in situ
Entzündungen des kleinen Beckens, besonders bei Komplikationen eines Tuben- oder Ovarialabszesses
Herpes zoster (mehrere Dermatome, Rezidiv)
Idiopathische thrombozytopenische Purpura
Persistierendes unklares Fieber >38,5°C
Persistierende unklare Diarrhöen (>1 Monat)
Bazilläre Angiomatose
Listeriose
Periphere Neuropathie

Kategorie C (AIDS definierende Erkrankungen):
Pneumocystispneumonie (historischer Name weiterhin PCP, Erreger jedoch neu klassifiziert als Pneumocystis jiroveci)
Pneumonien, bakteriell rezidivierend (>2 innerhalb eines Jahres)
Zerebrale Toxoplasmose
Ösophageale/bronchopulmonale Candidiasis
CMV-Retinitis, generalisierte CMV-Infektion
Tuberkulose
MAI-Infektion, disseminiert oder extrapulmonal
Rezidivierende Salmonellenseptikämie
Chronische intestinale Kryptosporidiose (>1 Monat)
Chronische intestinale Isosporiasis (>1 Monat)
Extrapulmonale Kryptokokkose
Kokzidioidomykose, disseminiert oder extrapulmonal
Maligne Lymphome (vorwiegend immunoblastisch, Burkitt, primär zerebral)
Invasives Zervixkarzinom
Kaposi-Sarkom
HIV-Enzephalopathie
Progressive multifokale Leukoenzephalopathie (PML)
Herpes-simplex-Infektionen: chronische Ulzera (>1 Monat bestehend) oder Bronchitis, Pneumonie, Ösophagitis
Histoplasmose, disseminiert oder extrapulmonal
Wasting-Syndrom

CD4-gestützte Stadien
Stadium 1: CD4 $\geq 500/\mu l$
Stadium 2: CD4 $200-499/\mu l$
Stadium 3: CD4 $< 200/\mu l$

CMV Zytomegalievirus, *MAI* Mycobacterium avium intracellulare

nen dauerhaft die HIV-Vermehrung supprimiert werden konnte. Bei bleibender Verträglichkeit der eingenommenen Präparate und konsequenter treuer Einnahme der Medikamente ist die HIV-Infektion eine chronische, behandelbare Erkrankung geworden. Die aktuell gültigen antiretroviralen Therapierichtlinien sind in Tabelle 11.2 zusammengefasst.

Tabelle 11.2 Aktuelle Therapieempfehlungen der Deutschen und Österreichischen AIDS-Gesellschaft

Klinisch	CD4$^+$-Lymphozyten/µl	HIV-RNA/ml (RT-PCR)	Therapieempfehlung[a]
HIV-assoziierte Symptome und Erkrankungen (CDC: C, B)	Alle Werte		AI
Asymptomatische Patienten (CDC: A)	<200	Alle Werte	AI
	200–350	Alle Werte	AII
	350–500	>50 000–100 000 Kopien	BII
		<50 000 Kopien	CIII
	>500	Alle Werte	CIII
Akutes retrovirales Syndrom	Alle Werte	Alle Werte	CII

[a] *A* eindeutige Empfehlung, *B* im Allgemeinen ratsam, *C* vertretbar, *I* auf der Basis mindestens einer randomisierten Studie mit klinischen Endpunkten, *II* auf der Basis von Surrogatmarker-Studien, *III* nach Expertenmeinung.
CDC Centers for Disease Control and Prevention, *RT-PCR* Reverse-Transkriptase-Polymerase-Kettenreaktion

Wichtig ist zu berücksichtigen, dass die heute eingesetzten HIV-Medikamente häufig über das Zytochromsystem der Leber abgebaut werden und somit Interaktionen entstehen können. Dies kann auch für die Verabreichung von Schmerzmedikamenten von Bedeutung sein. Auf die entsprechenden möglichen Wechselbeziehungen wird im Abschnitt „Medikamenteninteraktionen" detailliert eingegangen.

11.2 Hepatitis B

Bis zu 90% aller Hämophilen weisen serologische Marker einer stattgefundenen Infektion mit dem Hepatitis-B-Virus auf, bei bis zu 10% der Patienten lässt sich eine chronische Hepatitis B nachweisen. Als Zeichen der Viruspersistenz findet sich das Hepatitis-B-surface- (HBs-)Antigen und Antikörper gegen das Hepatitis-B-core-Antigen (Anti-HBc) sind nachweisbar. Kommt es bei bereits bestehender HIV-Infektion zu einer Hepatitis-B-Neuinfektion, zeigt sich eine deutlich höhere Chronifizierungsrate als bei HIV-negativen Personen. Im Falle einer bereits bestehenden chronischen Hepatitis-B-Infektion vor der Ansteckung mit HIV kommt es zu einer Veränderung des natürlichen Verlaufs der Hepatitis B. So wurde eine Reaktivierung serologisch zuvor ausgeheilter Hepatitis-B-Fälle mit fortschreitender Immundefizienz bei HIV-chronifizierten Patienten beschrieben.

Die chronische Hepatitis B lässt sich in verschiedene Verlaufsformen unterteilen. Handelt es sich um eine chronisch aktive Hepatitis B, kommt es bei 20% der Patienten nach zehn Jahren zur Ausbildung einer Leberzirrhose. Circa 10% der Patienten mit Leberzirrhose entwickeln innerhalb von 10 Jahren ein hepatozelluläres Karzinom. Bei Patienten mit HBV/HIV-Koinfektion zeigt sich eine Beschleunigung der gleichzeitigen Lebererkrankung mit einer schnelleren Zirrhoseentstehung und einem erhöhten Risiko, an assoziierten Komplikationen einer Lebererkrankung zu versterben.

Für die Therapie der Hepatitis B stehen einerseits Interferon und andererseits verschiedene Nukleosid- und Nukleotidanaloga zur Verfügung (Lamivudin, Adefovir, Entecavir, Tenofovir).

11.3 Hepatitis C

Bis zu 90% aller HIV-infizierten Hämophilen weisen gleichzeitig eine Hepatitis-C-Virusinfektion, die meisten davon auch klinisch und histologisch eine chronische Lebererkrankung auf. Bei mindestens 50% der infizierten Hämophilen sind persistierend erhöhte Leberparameter im Sinne einer chronischen Hepatitis nachweisbar. Verlaufsstudien zur HIV/HCV-Koinfektion konnten zeigen, dass insbesondere mit Fortschreiten der Immundefizienz ein rascher Verlauf der Lebererkrankung, d.h. eine schnellere Zirrhoseentstehung, festzustellen ist. Insbesondere im Zeitalter der HAART ist die gleichzeitige Koinfektion mit Hepatitis C zu der klinisch größten Herausforderung bei HIV-positiven Hämophilen geworden.

11.3.1 Klinik und Verlauf ohne Immundefekt

Bei der chronischen Hepatitis C ohne zugrunde liegende HIV-Infektion lässt sich zunächst, meist über die ersten Jahre, ein klinisch weitgehend asymptomatischer Prozess beobachten, gefolgt von relativ unspezifischen Symptomen wie Müdigkeit und abdominellen Beschwerden. Das Endstadium der Lebererkrankung ist der Übergang in die Leberzirrhose, auf deren Boden es zur Entstehung eines hepatozellulären Karzinoms kommen kann. Hierbei ist der Verlauf einer HCV-Infektion von Patient zu Patient extrem variabel. Verlaufsbestimmende Faktoren sind Alkoholkonsum, Begleiterkrankungen, Immundefizienz und andere. Der Goldstandard der Hepatitis-C-Therapie ist derzeit die Verabreichung von pegyliertem Interferon in Kombination mit Ribavirin, wobei die Behandlungsdauer und Dosis abhängig von dem zugrunde liegenden HCV-Genotyp und der Höhe der Viruslast sind. Mithilfe einer entsprechenden Interferon-Ribavirin-Kombinationsbehandlung lässt sich bei fast 60% der Patienten eine Ausheilung der Hepatitis C erreichen. Für die Prognose des Therapieansprechens sind die HCV-Genotypisierung und die Quantifizierung der Viruslast entscheidend.

11.3.2 Verlauf bei HIV-Koinfektion

Mit HIV und HCV infizierte Patienten weisen einen rascheren Verlauf ihrer Lebererkrankung auf als HCV-monoinfizierte Patienten. Dies konnte erstmals in einer amerikanischen multizentrischen Hämophiliekohorte nachgewiesen werden. Innerhalb dieser Untersuchung entwickelten 10% der mit HIV und HCV infizierten erwachsenen Hämophilen nach einer Latenzperiode von 10–20 Jahren vor dem Auftreten AIDS definierender opportunistischer Infektionen oder Neoplasien ein Leberversagen. In der Gruppe der HIV-negativen, aber HCV-positiven Patienten wurde im selben Beobachtungszeitraum hingegen kein einziger Fall eines Leberversagens beobachtet. Studien mit zusätzlichen histologischen Untersuchungen zeigten, dass mit HIV und HCV infizierte Patienten gegenüber HCV-monoinfizierten Patienten eine erhöhte Rate an Leberzirrhose aufwiesen. In der Tat entwickeln 15–25% aller HIV-koinfizierter Patienten 10–15 Jahre nach initialer HCV-Infektion eine Leberzirrhose, verglichen mit nur 2–6% bei HCV-monoinfizierten Patienten. Darüber hinaus konnte gezeigt werden, dass ein hepatozelluläres Karzinom nach einer kürzeren Dauer der Hepatitis-C-Infektion und in jüngerem Alter bei HIV-infizierten Patienten auftritt. Als Folge des ungünstigen Verlaufs der Hepatitis C bei HIV-Koinfektion kam es innerhalb der letzten Jahre zu einem signifikanten Anstieg der mit Lebererkrankungen assoziierten Mortalität innerhalb dieser Patientengruppe. Die relative Zunahme der durch Lebererkrankungen bedingten Todesfälle erklärt sich aber auch durch den sich parallel abzeichnenden Rückgang HIV-assoziierter Todesfälle.

Interessante Daten zur Prognose der Hepatitis C bei HIV-koinfizierten Patienten stammen aus einer Kohortenstudie aus Großbritannien, in der die Mortalität durch hepatozelluläre Karzinome und Lebererkrankung bei 4860 hämophilen Männern und Jungen untersucht wurde. Hierbei ergab sich eine Mortalität durch fortgeschrittene Lebererkrankungen, die 16,7-mal höher war als bei der allgemeinen Bevölkerung; die Sterberate durch ein hepatozelluläres Karzinom war 5,6-mal höher. Interessanterweise wurde für doppelt infizierte Patienten jedoch ein noch höheres Risiko für lebererkrankungsbedingte Todesfälle bereits im jüngeren Lebensalter als bei den monoinfizierten Patienten festgestellt. Damit kann diese Untersuchung die aus verschiedenen anderen Hämophilenkollektiven dokumentierte Beobachtung bestätigen, dass die Progression einer Hepatitis-C-assoziierten Lebererkrankung bei gleichzeitiger HIV-Infektion deutlich schneller verläuft.

11.4 Besonderheiten bei der Schmerztherapie von HIV-infizierten Patienten

11.4.1 Medikamenteninteraktionen

In der HIV-Therapie spielen vor allem Interaktionen mit Begleitmedikamenten während des Arzneistofftransportes über das P-Glykoprotein und der Metabolisierung über das Zytochromsystem P450 (CYP) eine Rolle. Das Zytochromsystem besteht aus vielen verschiedenen Isoenzymen. Die Proteasehemmer und die nichtnukleosidartigen Reverse-Transkriptase-Inhibitoren (NNRTI) als wichtige Bausteine einer hochaktiven antiretroviralen Therapie werden primär – wie viele andere Arzneimittel auch – über das Isoenzym CYP3A4 metabolisiert. Interaktionen an diesem Isoenzym sind bei entsprechender Komedikation somit vorprogrammiert. Wie schnell Medikamente abgebaut werden, hängt teilweise auch von genetischen Polymorphismen ab. Eine fehlende oder reduzierte Enzymaktivität führt zu einer entsprechend verlängerten Verweildauer der Arzneistoffe im Körper. Hierbei sind die Wirkungen auf das CYP unterschiedlich. Arzneistoffe können bei der Metabolisierung über das Zytochromsystem im Wesentlichen drei Funktionen aufweisen: die des Substrats, des Inhibitors und des Induktors. Ritonavir beispielsweise wird in der Therapie mit Proteasehemmern häufig als Booster verwendet. Durch die Kombination eines Proteasehemmers mit einer niedrigen Dosis Ritonavir kommt es über eine Inhibition des Zytochromsystems zu höheren Talspiegeln des anderen Proteasehemmers, was einfacher einzunehmende, pharmakologisch stabilere antiretrovirale Regime ermöglicht. Ritonavir kann sowohl Substrat, Inhibitor oder Induktor des CYP sein. Welche Funktion dabei zum Tragen kommt, hängt von der Arzneimittelkombination ab. Um Interaktionen beurteilen zu können, ist eine vollständige Medikamentenanamnese unbedingt erforderlich. Mittlerweile liegen ausgezeichnete, internetgestützte Angebote für die Abklärung von Interaktionen zwischen HIV-Medikamenten und Begleittherapien vor (s. Informationen S. 105). Außerdem gibt es in Deutschland die Möglichkeit, kostenlos ein therapeutisches Drugmonitoring durchzuführen, in dem mit der Versendung einer Serumprobe die Spiegel der entsprechend eingenommenen HIV-Medikamente überprüft werden können (s. S. 105).

Die Aufrechterhaltung der jeweils notwendigen therapeutischen Talspiegel der HIV-Medikamente ist von größter Wichtigkeit, da es bei Absinken zur erneuten HIV-Replikation und bei noch vorhandenem, aber nicht ausreichend wirksamem Medikamentenspiegel zur Selektion medikamentenresistenter Mutationen kommen kann. In Tabelle 11.3 und 11.4 sind wichtige mögliche Interaktionen zwischen gängigen HIV-Medikamenten und Schmerztherapeutika zusammengefasst.

11.4.2 Schwere Immundefizienz

Einsatz von Steroiden

Liegt eine Helferzellzahl von unter 200/µl vor, muss von einer deutlichen Immunschwäche ausgegangen und das Risiko für die Entwicklung von AIDS-typischen Komplikationen als erhöht angesehen werden. Beim Einsatz von Kortison im Rahmen einer Schmerzbehandlung ist bei entsprechend erniedrigten Helferzellen die Entwicklung von Schleimhautmykosen – meist erst Mundsoor (Abb. 11.1), nachfolgend auch Soorösophagitis (Abb. 11.2) – zu befürchten. Entsprechend engmaschig sollte die klinische Verlaufskontrolle einschließlich oraler Inspektion sein. Zur Vorbeugung kann auch eine Prophylaxe mit systemischen Antimykotika durchgeführt werden, z. B. mit Fluconazol 100 mg p.o. einmal pro Tag. Hierbei sind mögliche Interaktionen zwischen den Antimykotika und antiretroviralen Substanzen zu beachten. Zu betonen ist, dass eine erniedrigte Helferzellzahl keine absolute Kontraindika-

Tabelle 11.3 Opiate, die mit Proteasehemmern und nichtnukleosidartigen Reverse-Transkriptase-Inhibitoren (NNRTI) interagieren

Wirkstoff (Präparatebeispiel)	Schwache bis moderate CYP3A4-Inhibitoren (ATV, FPV, IDV, NFV, SQV, EFV)	Starke CYP3A4-Inhibitoren (RTV, LPV/r)	CYP3A4-Induktoren (NVP, EFV, TPV)
Opiat-Agonisten			
Hydrocodon (Dicodid®)	Hydrocodon ↑ möglich	Hydrocodon 150–300 % ↑ möglich	Hydrocodon ↓ möglich
Hydromorphon (Dilaudid®)	Interaktion unwahrscheinlich	Hydromorphon ↓	NNRTI: keine Effekte TPV/r: Hydromorphon ↓
Morphin	Interaktion unwahrscheinlich	Morphin ↓	Interaktion unwahrscheinlich
Oxycodon (Oxygesic®)	Oxycodon ↑ möglich	Oxycodon 150–300 % ↑ möglich	Oxycodon ↓
Pethidin (Dolantin®)	Pethidin ↑ möglich	*Kontraindiziert*: Norvir®. Einzeldosisstudie: Pethidin: AUC 67 % ↓, Normeperidin: AUC 47 % ↑. *Vorsicht:* Krampfanfälle bei erhöhten Normeperidinspiegeln. Engmaschiges Überwachen bei Niereninsuffizienz	Pethidin ↓ möglich. TPV/r : *Vermeiden* von hohen Dosen und langfristigem Gebrauch von Pethidin, da Normeperidin ↑, d. h. verstärkte analgetische Wirkung und ZNS-Aktivität (z. B. Krampfanfälle)
Opiat-Agonisten: intraoperative Analgesie			
Alfentanil (Rapifen®)	Alfentanil ↑ möglich	Alfentanil >300 % ↑ möglich	Alfentanil ↓ möglich
Remifentanil (Ultiva®)	Interaktion unwahrscheinlich	Interaktion unwahrscheinlich	Interaktion unwahrscheinlich
Opiat-Agonisten: intraoperative Analgesie + transdermale Pflaster			
Fentanyl (Actiq®, Durogesic®)	Fentanyl ↑ möglich	Mit RTV 900 mg/Tag: Fentanyl AUC 174 % ↑. Evtl. Dosisreduktion mit kontinuierlichem Fentanyl i. v. oder transdermal. Reaktion auf RTV-Minidosen ungeklärt. Auf Nebenwirkungen wie Atemnot, ZNS-Effekte achten und ggf. Fentanyldosis reduzieren	Fentanyl ↓ möglich

Tabelle 11.3 (Fortsetzung)

Wirkstoff (Präparatebeispiel)	**Schwache bis moderate CYP3A4-Inhibitoren (ATV, FPV, IDV, NFV, SQV, EFV)**	**Starke CYP3A4-Inhibitoren (RTV, LPV/r)**	**CYP3A4-Induktoren (NVP, EFV, TPV)**
Nichtopioide Analgetika			
Tilidin (Valoron®), s. auch Naloxon	Interaktion unwahrscheinlich	Interaktion unwahrscheinlich	Interaktion unwahrscheinlich
Tramadol (Tramal®)	Unwahrscheinlich	Tramadol ↑ 150–300% möglich	Unwahrscheinlich
Opiat-Teilagonisten			
Buprenorphin (Temgesic®, Subutex®)	Buprenorphin ↑ möglich. Fallreport: 3 Patienten mit ATV/r 300/100 + Buprenorphin 8–14 mg/Tag: Opiatnebenwirkungen. Verbesserung durch Senkung der Buprenorphindosis auf 8 mg täglich oder Einnahme alle 2 Tage. Bis weitere Daten vorliegen, Buprenorphin mit reduzierter Dosis starten und langsam auftitrieren	Buprenorphin ↑ möglich. Fallreport: 3 Patienten mit ATV/r 300/100 + Buprenorphin 8–14 mg/Tag: Opiatnebenwirkungen. Verbesserung durch Senkung der Buprenorphindosis auf 8 mg täglich oder Einnahme alle 2 Tage. Bis weitere Daten vorliegen, Buprenorphin mit reduzierter Dosis starten und langsam auftitrieren	Buprenorphin ↓ möglich
Pentazocin (Fortral®)	Interaktionen unwahrscheinlich, Spiegelschwankungen bzw. Analgesieeffekte durch Tabakrauch beeinflussbar		
Opiat-Antagonisten			
Naloxon (Valoron®)	Interaktion unwahrscheinlich, NFV: Naloxon ↓	Naloxon ↓	NNRTI: Interaktion unwahrscheinlich, TPV/r: Naloxon ↓
Naltrexon (Nemexin®)	Unwahrscheinlich	Naltrexon ↓	Unwahrscheinlich

↑ Spiegelerhöhung, ↓ Spiegelerniedrigung.
ATV Atazanavir, *FPV* Fosamprenavir, *IDV* Indinavir, *NFV* Nelfinavir, *SQV* Saquinavir, *EFV* Efavirenz, *RTV* Ritonavir, *LPV* Lopinavir, *LPV/r* geboostertes Lopinavir, *NVP* Nevirapine, *TPV* Tipranavir, *AUC* „area under the curve"

Tabelle 11.4 Analgetika/Antiphlogistika mit geringem Interaktionspotenzial

Wirkstoff (Präparatebeispiel)	Wechselwirkungen
Analgetika	
Paracetamol	Paracetamol wirkt hepatotoxisch und kann somit evtl. bei längerem Gebrauch von hohen Dosen die hepatotoxische Wirkung der NNRTI und Proteaseinhibitoren verstärken
Metamizol (Novaminsulfon, Novalgin®)	Schlechte Datenlage
Flupirtin (Katadolon®)	Evtl. Spiegelschwankungen von Flupirtin, schlechte Datenlage
Ziconotid (Prialt®)	Interaktionen unwahrscheinlich
Antiphlogistika	
NSAR allgemein	Retrovir: Zusammen mit NSAR kann es zu verstärkten hämatotoxischen Reaktionen kommen
Diclofenac (Voltaren®) Ibuprofen Dexibuprofen (Deltaran®) Flurbiprofen (Dobendan®)	Evtl. Spiegelschwankungen der NSAR durch eine Minidosis Ritonavir. Die klinische Relevanz ist fraglich. Retrovir + Einzeldosis Diclofenac: Diclofenacspiegel 3-fach erhöht im Tierversuch
Ketoprofen (Togal®) Dexketoprofen (Sympal®)	Interaktionen unwahrscheinlich
Meloxicam (Mobec®) Piroxicam (Felden®)	Evtl. Spiegelschwankungen der Oxicame durch geboosterte Proteasehemmer oder NNRTI

NNRTI nichtnukleosidartige Reverse-Transkriptase-Inhibitoren

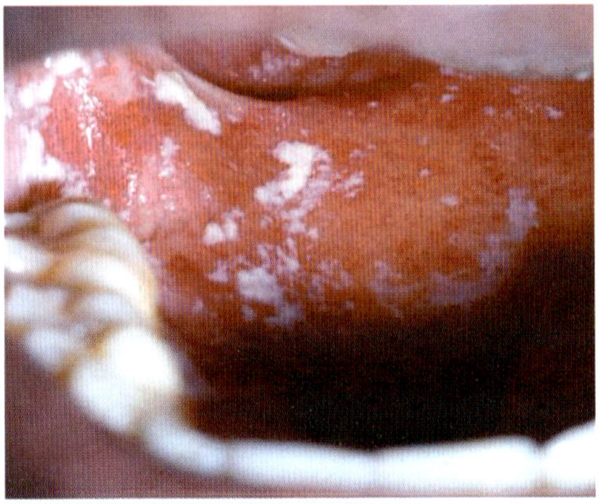

Abb. 11.1 Oraler Soorbelag bei einem HIV-infizierten Patienten mit ausgeprägter Immundefizienz

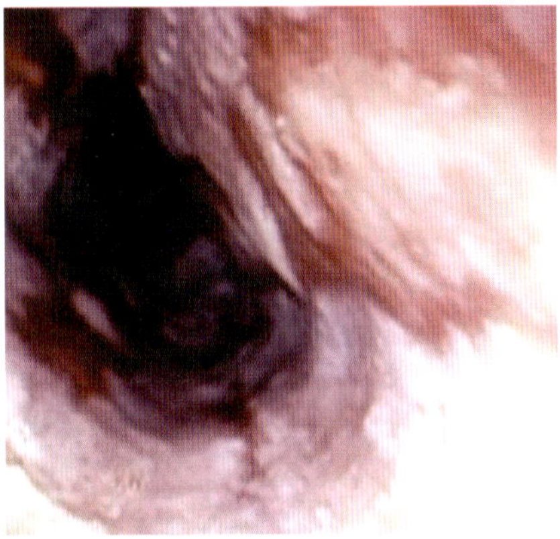

Abb. 11.2 Soorösophagitis (Bild bei Ösophagogastroduodenoskopie)

tion für die Steroidtherapie darstellt. Trotzdem muss das Risiko für Pilzinfektionen als deutlich erhöht angesehen werden.

Leukozytopenierisiko

Bei HIV-Patienten mit einer Helferzellzahl <200/µl wird häufig eine Behandlung mit Cotrimoxazol zur Vermeidung der Entstehung einer Pneumocystis-jirovecii-Pneumonie oder einer Toxoplasmose durchgeführt. Da sie zu diesem Zeitpunkt bereits durch die fortgeschrittene HIV-Infektion und entsprechende Veränderungen im Knochenmark und den Lymphknoten sowie durch HAART induzierte Knochenmarktoxizitäten, z. B. Azidothymidin (Retrovir®), in der Regel eine Leukopenie aufweisen, sind die Patienten durch eine weitere Abnahme der Leukozyten vermehrt gefährdet. Bei der Auswahl von Schmerzmedikamenten sollten mögliche Auswirkungen auf das Blutbild beachtet werden, da das Risiko für die Entwicklung einer Neutropenie (beispielsweise durch Metamizol) als erhöht anzusehen ist.

Thrombozytopenierisiko und Thrombozytenfunktionsstörung

Mit HIV assoziiert, aber auch im Rahmen einer portalen Hypertension bei Leberzirrhose auf dem Boden einer chronischen Virushepatitis finden sich gehäuft Thrombozytopenien und Thrombozytenfunktionsstörungen. Entsprechend muss bei Medikamenten, die einen Thrombozytenabfall bzw. -funktionsveränderungen induzieren können, Vorsicht gewahrt werden. Gegebenenfalls sind Blutbildkontrollen durchzuführen.

Palliative Therapie

Trotz der deutlich verbesserten Behandlungsoptionen bei der HIV-Infektion gibt es auch im Jahr 2008 noch AIDS definierende Ereignisse und Komplikationen, die häufig mit einer schlechten Prognose verbunden sind, wie z. B. AIDS-assoziierte Lymphome. Hier steht, wie bei anderen onkologischen Patienten, abhängig von der Prognose die palliative Therapie von Symptomen – hierunter auch das Erreichen von Schmerzfreiheit – im Vordergrund. Desgleichen sollte bei schwerer Immundefizienz die Schmerztherapie nach dem üblichen Stufenschema – selbstverständlich unter Einschluss von Opiaten – erfolgen (s. WHO-Schema, S. 39).

Schmerztherapie bei chronischer Hepatitis

Das Risiko eines Transaminasenanstiegs ist bei fast allen in der Schmerztherapie verwendeten Medikamenten als erhöht einzustufen. Entsprechend engmaschiger sind die Abstände für die Kontrolle der Leberparameter zu wählen. Bei der Entwicklung von Grad-3/4-Transaminasen (Tabelle 11.5) sollte die entsprechende Schmerztherapie, die neu hinzugekommen ist, unterbrochen werden.

Unter einer Kortisonbehandlung kann es bei der chronischen Hepatitis vorübergehend zur Abnahme vormals erhöhter Leberparameter kommen. Dies ist aber nicht gleichbedeutend mit einem günstigeren Verlauf der entsprechenden Lebererkran-

Tabelle 11.5 Einteilung der Erhöhungen der Leberparameter ALT/AST und Bilirubin gemäß ACTG (AIDS Clinical Trials Group)

	ALT/AST	Bilirubin
Grad 1	1,25- bis 2,5-fach ULN	1,1- bis 1,5-fach ULN
Grad 2	2,6- bis 5,0-fach ULN	1,6- bis 3,0-fach ULN
Grad 3	5,1- bis 10,0-fach ULN	3,1- bis 5,0-fach ULN
Grad 4	>10-fach ULN	>5-fach ULN

ALT Alanintransaminase, *AST* Aspartattransaminase, *ULN* "upper limit of normal" (obere Normgrenze)

kung, sondern über die Zeit sogar mit einer Zunahme der HCV-Replikation und dem Risiko für eine Fibroseprogression verbunden.

Bei manifester Leberzirrhose ist auf eine etwaig notwendige Dosisanpassung von Opiaten zu achten (Beipackzettel). Bei der Gabe von Paracetamol muss auf die geringe therapeutische Breite des Medikaments hingewiesen werden. Folge einer Überdosierung kann eine nachhaltige Leberschädigung sein. Wie bei allen Medikamenten muss daher eine fortdauernde Anwendung gut begründet sein und medizinisch überwacht werden.

11.5 Therapie wichtiger Schmerzsyndrome bei HIV-Infektion

11.5.1 Polyneuropathien

Erkrankungen der peripheren Nerven können in jedem Stadium der HIV-Infektion vorkommen. Bei manifester Immundefizienz und fortgeschrittener HIV-Erkrankung treten Polyneuropathien bei bis zu 50% der Patienten auf. Dabei sind direkte bzw. primäre HIV-assoziierte Polyneuropathien von sekundären Neuropathien, die durch neurotoxische Medikamente (hier insbesondere die D-Nukleoside der HIV-Therapie) oder durch opportunistische Erreger verursacht werden, zu unterscheiden. Klinisch stehen hier vor allen Dingen Schmerzen im Vordergrund, die häufig neben der ursachenbezogenen Therapie auch symptomatische Maßnahmen erfordern. Die symptomatische Therapie richtet sich im Wesentlichen nur gegen die Reizsymptome Schmerzen und Parästhesien, während sie gegen Defizitsymptome wie sensible Ausfälle und Paresen nicht weiterhilft.

Als erste Stufe dieser Behandlung wird die physikalische Therapie (Wechselbäder etc.) favorisiert, verbunden mit allgemeinen Maßnahmen wie beispielsweise Tragen von weitem Schuhwerk. Zusätzlich kann auf schmerzende Areale 5%iges Lidocain-Gel mehrmals täglich aufgetragen werden. In der zweiten Stufe wird Paracetamol, Diclofenac oder Metamizol empfohlen, allerdings ist hierbei auf die bereits angegebenen Besonderheiten bei gleichzeitig bestehender Hepatitis C und Leberzirrhose hinzuweisen. Für die dritte Therapiestufe wird Gabapentin bevorzugt. Aus eigener Erfahrung ist dies in der Tat das Medikament, welches in der Regel mit dem besten Ansprechen auf die Schmerzintensität verbunden ist. Hierbei wird mit 300 mg zur

Nacht begonnen, eine Dosissteigerung von 300 mg alle drei Tage ist möglich. Die Maximaldosis liegt bei 3600 mg. Weitere Alternativmedikamente der Stufe 3 sind Amitriptylin 25 mg zur Nacht, das dann um 10–25 mg alle zwei bis drei Tage bis zur Maximaldosis von 3-mal 50 mg gesteigert werden kann. In der vierten Stufe wird Flupirtin 3-mal 100 mg bis zu einer Maximaldosis von 3-mal 600 mg oder retardiertes Morphin 2-mal 10 mg (bis max. 200 mg) empfohlen. Es sei darauf hingewiesen, dass auch die Kombination von Medikamenten der Stufen 3 und 4 sinnvoll sein kann.

11.5.2 Herpes zoster

Eine Gürtelrose ist bei HIV-Patienten häufig, wobei sie auch bei erfolgreich HAART-therapierten Patienten auftreten kann (Abb. 11.3). Entscheidend ist vor allen Dingen der rasche Beginn einer systemischen Therapie mit entsprechenden Virostatika (Aciclovir, Valaciclovir, Famciclovir oder Brivudin). Ein Eintrocknen der Bläschen kann mit Zinkschüttelmixtur erreicht werden, was die Schmerzen bereits erheblich lindert. Unter Berücksichtigung der häufig doch recht ausgeprägten neuralgischen Schmerzen, die mit dem Herpes zoster einhergehen, sollten Analgetika großzügig verabreicht werden. Hier bietet sich Metamizol oder Tramadol an. Je rascher die antivirale Therapie beginnt und je besser die Schmerzbehandlung von Beginn an durchgeführt wird, desto weniger ergeben sich dauerhafte Probleme hinsichtlich der Post-Herpes-zoster-Neuralgie. Deren Behandlung ist klinisch oft eine Herausforderung. Carbamazepin oder Gabapentin kann zusätzlich eingesetzt werden, beide haben aber nur eine begrenzte Wirksamkeit.

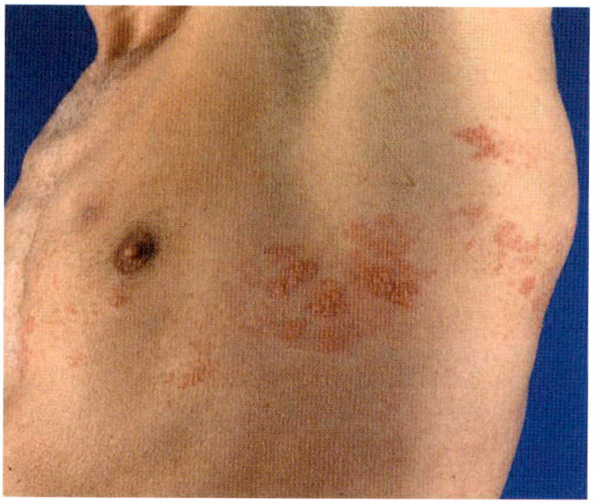

Abb. 11.3 Herpes zoster (Gürtelrose) bei einem HIV-infizierten Patienten

Aufgrund der mit einer HIV-Infektion einhergehenden fortschreitenden Immundefizienz einerseits und der fortschreitenden Lebererkrankung im Rahmen einer chronischen Hepatitis sowie der damit assoziierten Krankheitserscheinungen andererseits ist die medikamentöse Schmerztherapie bei Hämophilen mit HIV und Hepatitiskoinfektion mit besonderen klinischen Herausforderungen verbunden. Das Risiko für das Auftreten von Nebenwirkungen und hier insbesondere Transaminasenanstiegen ist sicherlich als erhöht anzusehen. Das genaue Wissen um Medikamenteninteraktionen zwischen HIV-Medikamenten und Schmerztherapeutika ist unabdingbar, um den Patienten nicht zu gefährden. Die Kooperation mit einem erfahrenen HIV-Therapeuten ist empfehlenswert.

Internetadressen zu Medikamenteninteraktionen

Internationale Interaktionsseite des Pharmakologischen Institutes aus Liverpool: http://www.drug-interactions.com
Deutsche Seite aus dem ifi-Institut: http://www.ifi-interaktions-hotline.de

Kontakt für das Drugmonitoring

Prof. Dr. H. Kliniker, Medizinische Klinik und Poliklinik II, Wissenschaftliches Labor – Infektiologie, Josef-Schneider-Straße 2, Haus D 20, 97080 Würzburg, Tel. 09 31-20 13 61 18 oder
PD Dr. M. Kurowski, Auguste-Viktoria-Krankenhaus, Rubensstraße 125, 12157 Berlin, Tel. 0 30-79 03 23 10

Literatur

Altfeld M, Rockstroh JK, Addo M, Kupfer B, Pult I, Will H, Spengler U (1998) Reactivation of hepatitis B in a long-term anti-HBs-positive patient with AIDS following lamivudine withdrawal. J Hepatol 29: 306–309

Arasteh K, Gölz J, Marcus U, Rockstroh J, Salzberger B, Vielhaber B (2005) Deutsch-österreichische Leitlinien zur antiretroviralen Therapie der HIV-Infektion (Teilaktualisierung, Stand Juni 2005). http://www.rki.de

Arnold DM, Julian JA, Walker IR for the Association of Hemophilia Clinic Directors of Canada (2006) Mortality rates and causes of death among all HIV-positive individuals with hemophilia in Canada over 21 years of follow-up. Blood 108: 460–464

Bica I, McGovern B, Dahr R et al. (2001) Increasing mortality due to instant liver disease in patients with HIV-infection. Clin Infect Dis 32: 492–497

Darby SC, Ewart DW, Giangrande PL et al. for the Haemophilia Centre Directors' Organisation (1997) Mortality from liver cancer and liver disease in haemophiliac men and boys in UK given blood products contaminated with hepatitis C. Lancet 350: 1425–1431

Eyster ME, Diamondstone LS, Lien JM et al. (1993) Natural history of hepatitis C virus infection in multitransfused hemophiliacs. Effect of coinfection with human immunodeficiency virus. J AIDS 6: 602–610

Garcia-Samaniego J, Rodriguez M, Berengue J, Rodriguez-Rosado R, Carbo J, Asensi V, Soriano V (2001) Hepatocellular carcinoma in HIV-infected patients with chronic hepatitis C. Am J Gastroenterol 96: 179–183

Hoffmann C, Rockstroh JK, Kamps BS (Hrsg) (2006) HIV.NET 2006. Steinhäuser, Wuppertal

Rockstroh JK (1999) Besonderheiten im Verlauf der HIV-Infektion bei Hämophilen. Shaker, Aachen

Rockstroh JK, Spengler U, Sudhop T et al. (1996) Immunosuppression may lead to progression of hepatitis C virus associated liver disease in hemophiliacs coinfected with HIV. Am J Gastroenterol 91: 2563–2568

Thio CL, Seaberg EC, Skolasky R Jr, Phair J, Visscher B, Munoz A, Thomas DL (2002) HIV-1, hepatitis B virus, and risk of liver-related mortality in the Multicenter Cohort Study (MACS). Lancet 360: 1921–1926

Tseng A (2006) General Hospital, Toronto. http://www.tthhivclinic.com

12 Symptombezogene Schmerztherapie

Axel Seuser

So unterschiedlich, wie die Strukturen sind, die Schmerz entstehen lassen können, so unterschiedlich sind auch die Symptome, die zu Schmerzen führen. Eine komplexe Schmerztherapie richtet sich daher nicht nur nach der Struktur (s. Kap. 9) sondern versucht auch, die zugrunde liegenden Symptome zu behandeln.

Als erstes Symptom ist natürlich der Schmerz selbst zu nennen, der als somatischer oder neuropathischer Schmerz charakterisiert wird. Entsprechend der Zuordnung werden Schmerzmedikamente und andere schmerzlindernde Maßnahmen ausgewählt. Der somatische Schmerz kann von der Muskulatur oder vom Kapsel-Band-Apparat ausgehen und damit mehr oder weniger direkt aus dem Gelenk kommen. Er macht sich als dumpfer, ziehender Schmerz bemerkbar. Nach einem Anpralltrauma geht der Schmerz mit einer Rötung oder einer Schwellung einher. Der neuropathische Schmerz geht direkt vom Nerv aus. Er ist von stechendem und/oder brennendem Charakter. Der Nerv reagiert so auf Druck oder Entzündung.

12.1 Symptom Schwellung

Das Symptom Schwellung ist hauptverantwortlich für die Schmerzentstehung beim hämophilen Patienten. An erster Stelle steht die differenzialdiagnostische Abklärung der Schwellung. Hierbei wird zwischen Weichteil- und Gelenkschwellung unterschieden. Der Weichteilschwellung kann ein Hämatom, ein Serom oder ein Trauma mit konsekutivem Hämatom, aber auch eine Reizung eines Schleimbeutels im Sinne einer Bursitis zugrunde liegen. Bei der Gelenkschwellung gilt es abzuklären, ob die Ursache in der Kapsel oder in einem Erguss zu suchen ist. Handelt es sich um einen Erguss, muss zwischen einem Reizerguss bei chronischer Hämarthropathie, einem Hämatom bei einer frischen Blutung und einem Empyem differenziert werden.

12.1.1 Klinische Therapie

Hauptgrund für die Schwellung bei Hämophilen ist die Blutung. Die schnelle Punktion einer Gelenkblutung ist ein wesentlicher schmerzstillender Faktor: Mit der Punktion nimmt der Gelenkbinnendruck ab. Das reicht aber für sich alleine nicht aus. Mit dem steigenden Gelenkdruck kommt es zu reflektorischen Veränderungen, die durch eine individuelle Therapie wieder zurückgeführt werden müssen. Im Vor-

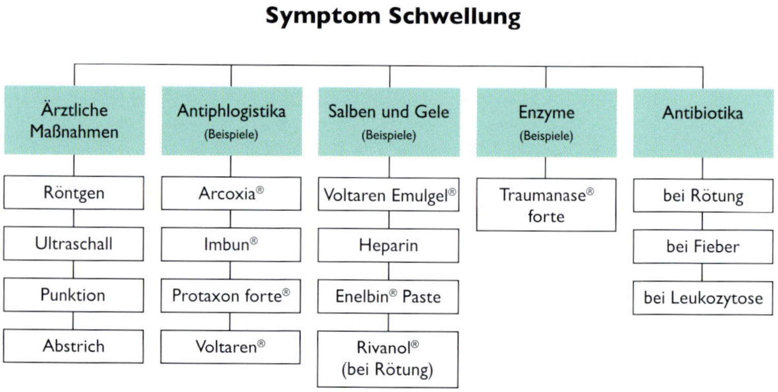

Abb. 12.1 Symptom Schwellung – klinische Maßnahmen

dergrund steht dabei das breite Spektrum der entzündungshemmenden Antiphlogistika (Abb. 12.1).

Lokal und knochennah können auch Salben und Gele eingesetzt werden. Bei zusätzlicher Rötung sollten z. B. Rivanol®-Umschläge Anwendung finden. Es empfiehlt sich zudem eine enzymatische Behandlung mit Traumanase® forte, Wobenzym® u. a. Bei entsprechender Sekundärsymptomatik wie Fieber, Anstieg von C-reaktivem Protein (CRP) und Leukozytose ist eine Antibiotikatherapie angezeigt.

12.1.2 Physikalische Therapie

Die physikalische Therapie einer Schwellung ist sehr wirkungsvoll. Das Mittel der ersten Wahl ist hier die Mechanotherapie mit manueller Lymphdrainage und Kompression (Abb. 12.2, s. Tabelle 9.1). Sind die Schwellungen rückläufig bzw. abgeklungen, kann auch maschinell, wie z. B. mit Hydroven, weitertherapiert werden. Hierbei handelt es sich um eine maschinelle Lymphdrainage, die mit definiertem Druck und plötzlicher Druckentlastung den Lymphabfluss stimuliert.

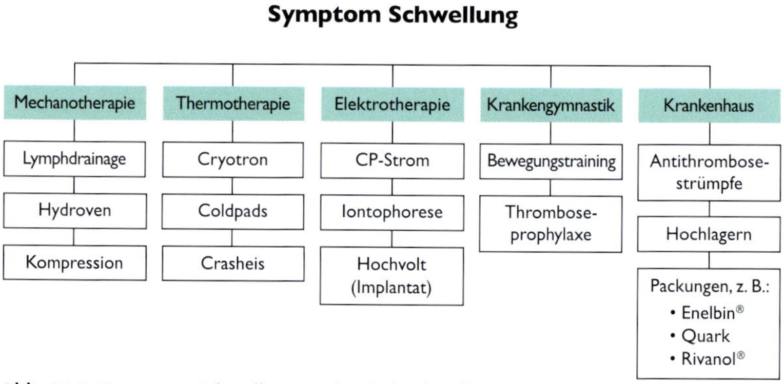

Abb. 12.2 Symptom Schwellung – physikalische Therapie

Bei der Thermotherapie steht die Kälteanwendung an erster Stelle, dabei ist trockene Kälte zu bevorzugen (s. Tabelle 9.3).

Als elektrotherapeutische Maßnahmen kommen der CP-Strom (diadynamischer Strom nach Bernard) mit dem größten abschwellenden Charakter, die Iontophorese bei begleitenden entzündlichen Veränderungen und Hochvolt bei liegenden Implantaten zum Einsatz (s. Tabelle 9.5).

In der Krankengymnastik sollte so früh wie möglich mit einem Bewegungstraining begonnen werden (s. Tabelle 9.2). Bei verminderter Belastbarkeit ist auch ein Antithrombosetraining zur Verbesserung der Wadenpumpe angezeigt. Das Anlegen von Antithrombosestrümpfen zur Kompression, Hochlagern, Packungen mit Enelbin®, Quark oder Rivanol® eignen sich als additive Maßnahmen.

12.2 Symptom Muskelatrophie und Lähmung

Ein weiteres Symptom, das zu Schmerz führen kann, ist die Atrophie. Sie kann knöchern auftreten und sich in einer Osteoporose manifestieren, wie z. B. die gelenknahe Osteoporose bei Fehlbelastung von Gelenken mit Hämarthropathie, oder Folge einer Osteomyelitis sein. Von einer muskulären Atrophie ist vor allem der Musculus vastus medialis am Kniegelenk reflektorisch oder die Wadenmuskulatur am oberen Sprunggelenk betroffen. Bei chronischem Verlauf entsteht die Entlastungsatrophie.

Neurogene Störungen, wie Lähmungen, können z. B. durch Druck von Blutungen auf periphere Nerven, beispielsweise auf den Nervus peroneus, auftreten. Spinale Lähmungen werden in ihrer Höhe in Bezug auf Hals-, Brust- oder Lendenwirbelsäule unterschieden. Zentrale Lähmungen sind in akute und chronische grob zu differenzieren.

12.2.1 Klinische Abklärung

Die Verschmächtigung der Muskulatur ist ein Standardproblem bei Hämophilen. Sie ist kein akuter Grund für Schmerzen, kann aber langfristig über ihren biomechanischen Effekt chronische ligamentäre Schmerzen verursachen. Es ist daher auf eine gute diagnostische Abklärung zu achten. Unabhängig von der klinischen Untersuchung sollte bei anhaltender Muskelatrophie und Lähmung eine entsprechende bildgebende Diagnostik durchgeführt werden. Gegebenenfalls ist ein neurologisches Konsilium in Betracht zu ziehen. Aus ärztlicher Sicht sind stützende Maßnahmen und Gehhilfen abzuwägen, um vorübergehend die Belastung zu minimieren (Abb. 12.3).

12.2.2 Physikalische Therapie

Die physikalische Therapie umfasst vor allen Dingen die medizinische Trainingstherapie (MTT) mit Kraft-, Ausdauer- und Koordinationstraining (Abb. 12.4, s. Tabelle 9.6).

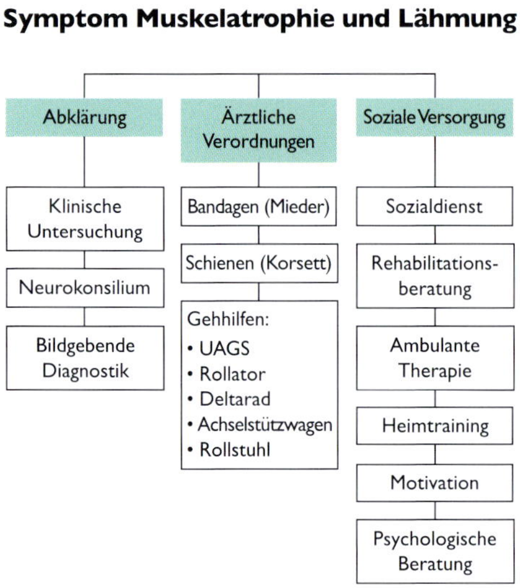

Abb. 12.3 Symptom Muskelatrophie und Lähmung – ärztlich unterstützte Maßnahmen. *UAGS* Unterarmgehstützen

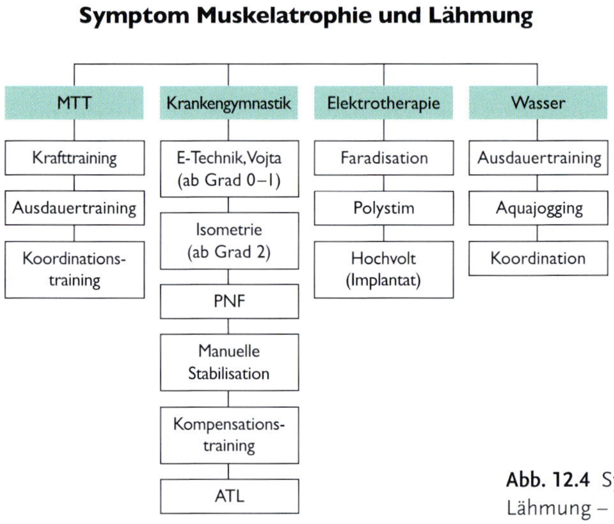

Abb. 12.4 Symptom Muskelatrophie und Lähmung – physikalische Therapie

In der Krankengymnastik sind je nach Kraftgrad (0–5) unterschiedliche Maßnahmen sinnvoll. Bei Grad 0–1 sollte die E- und Vojta-Technik, ab Grad 2 vermehrt die Isometrie angewendet werden. Ansonsten ist der frühestmögliche Versuch nützlich, koordinativ in der Körperdiagonalen, z. B. mit propriozeptiver neuromuskulärer Faszilitation (PNF), zu arbeiten. Eine manuelle Stabilisation direkt am Gelenk (segmental) und gelenkübergreifend (übersegmental) sowie ein Kompensationstraining sind im weiteren Verlauf wichtige Therapieschritte. Der Patient soll auch lernen, andere Muskelgruppen für die betroffene atrophierte oder sogar geschwächte Muskelgruppe einzusetzen (s. Tabelle 9.2). Mit Blick auf die individuell veränderte Situation sollten die Aktivitäten des täglichen Lebens (ATL) überprüft und optimiert werden.

Im Rahmen der elektrotherapeutischen Behandlung empfiehlt sich die Faradisation (elektrische Stimulation) der betroffenen Nerven oder Muskeln. Im ambulanten Bereich haben sich Muskelstimulationsgeräte, wie z. B. das Polystim, bewährt. Eine Hochvolttherapie als reine Spannungsapplikation ist beim Gelenkimplantat auch als Muskeltrigger einsetzbar. Nicht angewendet werden darf die Elektrotherapie bei Herzerkrankungen, wie beispielsweise Herzrhythmusstörungen oder implantierten Herzschrittmachern.

Im Wasser kann unter Abnahme der Körperschwere ein Ausdauertraining, beispielsweise auch mit Aquajogging, durchgeführt werden. Gleichzeitig bietet es die Möglichkeit, die koordinativen Möglichkeiten des gesamten Bewegungsapparates zu verbessern.

12.3 Symptom Bewegungseinschränkung

Bei Patienten mit Hämophilie treten sehr häufig Bewegungseinschränkungen auf, die durch damit verbundene Funktionsstörungen Schmerzen verursachen können. Sie sind entweder weichteil- oder gelenkbedingt. Die von den Weichteilen (Narbenbildung, Hämatom, Lymphödem, Verkürzung der Muskulatur) ausgehenden Bewegungseinschränkungen sind entweder reflektorisch, z. B. bei einer Kniegelenkblutung, oder sie entstehen langsam durch andauernde Überlastung und werden chronisch. Gelenkbedingte Ursachen sind Kapselschrumpfung oder knöcherne degenerative Veränderungen. Zusätzlich kommen auch funktionelle Störungen am Kniegelenk, wie beispielsweise Blockaden des Wadenbeinköpfchens, oder traumatische Veränderungen ursächlich infrage.

Im Rahmen des Projekts „fit for life“ konnten eklatante Schwächen in der Beweglichkeit der Beinrückseite aufgedeckt werden (Abb. 12.5). „Fit for life“ ist eine multizentrische Studie zur Überprüfung der Fitness bei Kindern und jungen Erwachsenen mit Hämophilie. Dabei werden mit standardisierten Messmethoden die Koordination, Kraft, Beweglichkeit, Ausdauer und der Körperfettgehalt getestet. Nach der Datenerhebung erhalten die Patienten individuelle Empfehlungen für Übungen und geeignete Sportarten. Ein Ergebnis dieser Studie war, dass fast 90 % der vermessenen Kinder und Jugendlichen eine Verkürzung der ischiokruralen Muskulatur zeigten.

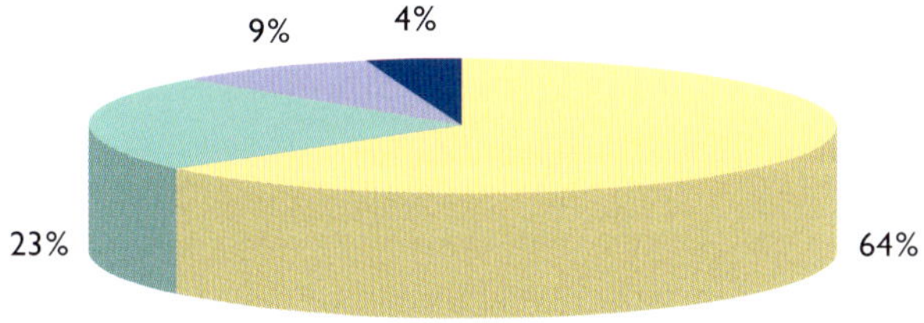

Abb. 12.5 Beweglichkeit der Beinrückseite bei hämophilen Kindern und Jugendlichen (Studie „fit for life“. *Gelb*: Beweglichkeit liegt weit unter dem Schnitt gleichaltriger Jugendlicher, *türkis*: leicht unter Durchschnitt, *hellblau*: im Durchschnitt, *dunkelblau*: über dem Durchschnitt

Diese Einschränkungen sind zunächst klinisch stumm, haben aber das Potenzial, sich zu größeren Problemen zu entwickeln.

12.3.1 Klinische Therapie

Zunächst ist beim klinisch manifesten Symptom zu prüfen, ob über die Chirotherapie eine Verbesserung der Schmerzsituation und der Beweglichkeit erreicht werden kann. Dies ist dann möglich, wenn Bewegungseinschränkungen plötzlich entstehen. Ursache hierfür sind Fehlbewegungen, die auf multiplen kleineren oder größeren Veränderungen am Bewegungsapparat (Schwellungen, Schmerzen, Kontrakturen) basieren. Im Knie manifestiert sich eine solche Blockierung häufig am Wadenbeinköpfchen. Eine Chirotherapie wirkt hier manchmal Wunder (Abb. 12.6).

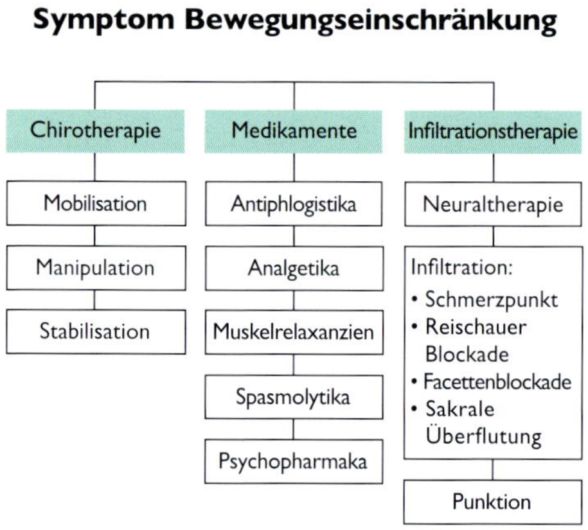

Abb. 12.6 Symptom Bewegungseinschränkung – ärztliche Maßnahmen

Der medikamentöse Einsatz ist vor allen Dingen entzündungshemmenden Medikamenten, Analgetika sowie Muskelrelaxanzien vorbehalten.

Hilfreich kann – nach Sicherstellung einer ausreichenden Hämostase – eine Infiltrationstherapie sein. Insbesondere das Innenband des Kniegelenkes induziert bei Überlastung eine Bewegungseinschränkung. Bei Versagen der physikalischen Therapie bringt eine lokale Infiltration mit Kortison und Betäubungsmitteln (z. B. Carbostesin® und Scandicain®) eine schnelle Besserung. Über neuraltherapeutische Ansätze oder Schmerzpunktinfiltrationen ist auch eine schnelle reflektorische Besserung zu erreichen. Bei Bewegungseinschränkungen durch Gelenkblutungen sollte rasch eine Punktion erfolgen.

12.3.2 Physikalische Therapie

Alle Formen der Krankengymnastik sind in individuellen unterschiedlichen Kombinationen sinnvoll. Postisometrische Relaxation (PIR), PNF, „continuous passiv motion“ (CPM), ATL-Training und Gangschulung sind als die wichtigsten zu nennen (Abb. 12.7, s. Tabelle 9.2).

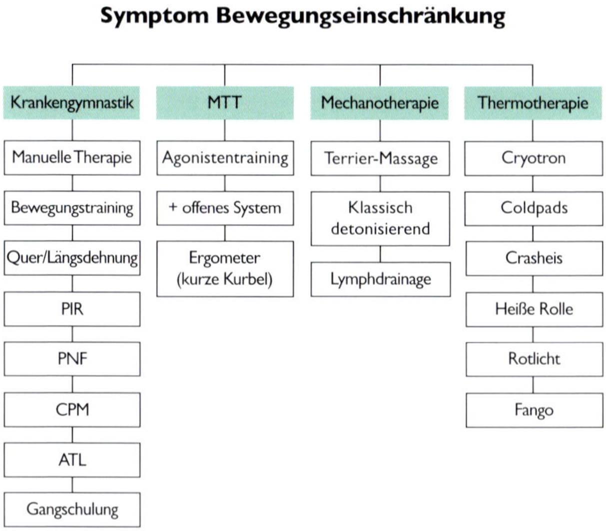

Abb. 12.7 Symptom Bewegungseinschränkung – physikalische Therapie. *PIR* postisometrische Relaxation, *PNF* propriozeptive neuromuskuläre Faszilitation, *CPM* „continuous passive motion", *ATL* Aktivitäten des täglichen Lebens

In der medizinischen Trainingstherapie (s. Tabelle 9.6) wird ein Agonistentraining durchgeführt, Das bedeutet, dass in Richtung der eingeschränkten Bewegung trainiert wird, beim Kniegelenk beispielsweise mit einer Streckhemmung selektiv in die Streckung und bei Beugehemmung selektiv in die Beugung. Dies sind die Ausnahmefälle, bei denen auch im offenen System, d.h. mit Gewichtsbelastung, auf die Unterschenkelvorderseite trainiert werden darf. Ansonsten ist die Gewichtsbelastung der unteren Extremität beim Hämophilen nur mit Widerstand gegen die Fußsohle physiologisch. Neben der Kraft muss auch die Ausdauer erhalten und ausgebaut werden. Dies geschieht durch Ergometertraining, bei mangelnder Kniebeugung auch mit verkürzter Kurbel.

Die Mechanotherapie ist als zusätzliche Maßnahme zur Verbesserung der Beweglichkeit sehr geeignet. Dazu zählt die Terrier-Technik. Hierbei handelt es sich um eine Massage der reflektorisch verspannten Muskulatur in Abhängigkeit von der Gelenkstellung. Die Extremität wird in eine bestimmte Stellung gebracht und dann der stellungsspezifische Muskeltonus gesenkt. Klassisch kann detonisierend gearbeitet oder, wenn eine Schwellung Grund für die Bewegungseinschränkung ist, diese über Lymphdrainage abgebaut werden (s. Tabelle 9.1).

Da Bewegungseinschränkungen durch Muskelverspannung auch auf Kälte oder Wärme reagieren, ist auch der Einsatz der Thermotherapie hilfreich. Die ewig aktuelle, wenig erforschte Frage lautet aber: Eis oder heiß, wann ist welche Anwendung einzusetzen? Hier ist Erfahrungsmedizin noch als Entscheidungshilfe erlaubt.

Kälte wirkt über die Senkung der Nervenleitgeschwindigkeit (s. Tabelle 9.3). Der Schmerz lässt nach, die Verspannung sinkt und die Beweglichkeit wird besser. Bio-

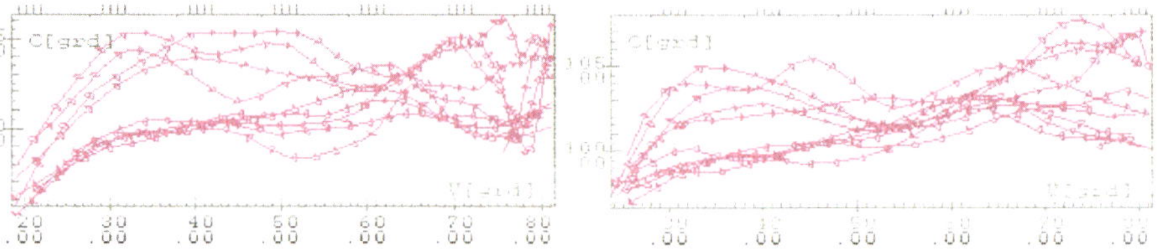

a b

Abb. 12.8 Rollgleiten im Kniegelenk unter Kältetherapie mit Cryotron (CO_2, 72 °C, 50 bar Druck) vor (**a**) und nach der Therapie (**b**). Deutliche Besserung der Kniebewegung: Kurvenführung ruhiger, weniger Streuung, größerer Rollanteil in Extension, ab 50° mehr Rollanteil in der Flexion

mechanische Studien zeigen sogar, dass die Bewegungsqualität steigt. Die Ergebnisse einer Studie (Abb. 12.8) veranschaulichen die deutliche Besserung der Kniebewegung: Die Kurvenführung wird regelmäßiger, rhythmischer und runder mit höherer Wiederholungskongruenz. Dies führt zu einer verbesserten Kniebinnenkinematik mit einem größeren Rollanteil in Extension, ab 50° mit mehr Rollanteil in der Flexion. Reflektorisch kommt es zur Hyperämie.

Wärme wirkt in erster Linie durch die Steigerung der Durchblutung und muskuläre Detonisierung (s. Tabelle 9.4). Gleichzeitig kommt es zur Erhöhung der Muskelspindelaktivität. Das kann zur reflektorischen Verspannung der Muskulatur nach der Wärmebehandlung führen.

Folgendes Vorgehen ist zu empfehlen:

- wird akut behandelt, eher Kälte einsetzen,
- stehen Schmerzen im Vordergrund, eher mit Kälte behandeln,
- wird mit Kälte behandelt, trockene Kälte wählen,
- beste Ergebnisse mit CO_2, 72 °C, kombiniert mit 50 bar Druck (Cryotron),
- bei chronischem Krankheitsverlauf zur Behandlung eher Wärme bevorzugen,
- im Zweifel den Patienten fragen, welche Anwendung er bevorzugt,
- für die Phase der Hyperämie Faktor-VIII/IX-Substitution adaptieren.

12.4 Symptom Koordinationsstörung

Koordinationsstörungen können in ihrem Erscheinungsbild sehr unterschiedlich ausfallen. Das Spektrum reicht vom subklinischen Symptom, das nur durch einen Koordinationstest zu erkennen ist, bis zur grobmotorischen Störung durch zentrale oder periphere Ursachen. Eine genaue ärztliche Abklärung ist unbedingt erforderlich. Diese umfasst die Orthostase, den HNO- und ophthalmologischen Bereich, Herz und Kreislauf sowie neurogene Probleme, die von zentral oder peripher auftreten können (Abb. 12.9). Speziell bei hämophilen Patienten sind auch muskuläre Störungen durch Dysbalancen oder Schwächen als Folge von Blutungen und Schmerzen zu bedenken.

Im Rahmen der erwähnten Studie „fit for life" zeigen sich bei 80 % der untersuchten Kinder und Jugendlichen in der Koordination erhebliche Schwächen im Ver-

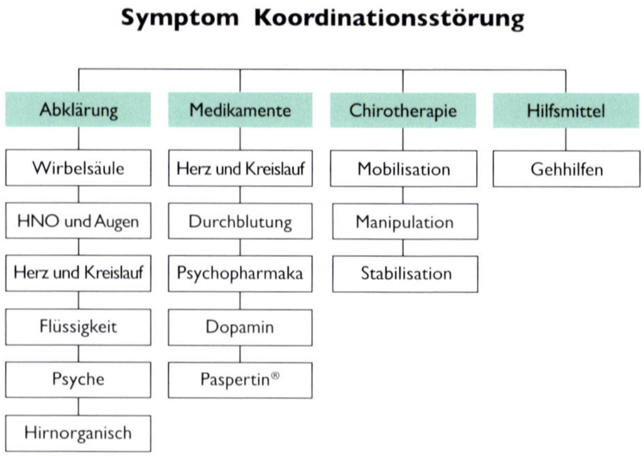

Abb. 12.9 Symptom Koordinationsstörung – ärztliche Maßnahmen

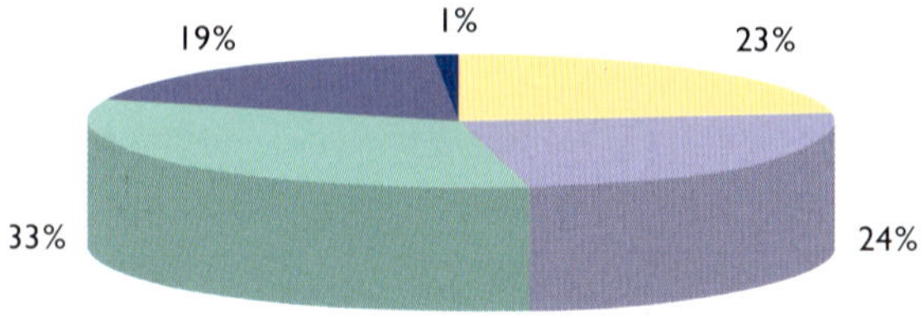

Abb. 12.10 Koordination bei hämophilen Kindern und Jugendlichen (Studie „fit for life"). *Gelb*: Funktion liegt weit unter dem Schnitt gleichaltriger gesunder Jugendlicher, *hellblau*: leicht unter dem Durchschnitt, *türkis*: im Durchschnitt, *dunkelblau*: über dem Durchschnitt

gleich zur alters- und geschlechtsgleichen Vergleichsgruppe. Die Ergebnisse des Koordinationstests korrelieren mit einem Koeffizienten von $p = 0{,}53$ ($p < 0{,}01$) mit der Gesamtfitness. Dies zeigt die Bedeutung der Koordination auch für die gesamte Fitness (Abb. 12.10).

Die immer mit Schmerzen einhergehende Koordinationsstörung kann klinisch mit Medikamenten und Chirotherapie angegangen werden (s. Abb. 12.9). Weitere Maßnahmen sind Krankengymnastik, medizinische Trainingstherapie und Wassertherapie (Abb. 12.11 und 12.12). Wichtig ist dabei die Anleitung zu einem Koordinationstraining zu Hause, z. B. durch Zähneputzen im Einbeinstand oder mit kleinen Hilfsmitteln (Abb. 12.13).

Krankheitszeichen wie Schwellung, Muskelatrophie, Bewegungseinschränkung und Koordinationsstörung sind die Hauptsymptome, die beim Hämophilen mit oder ohne Hämarthropathie auftreten können. Jedem dieser Symptome kann je nach Ausprägung und individueller Belastung des Patienten eine spezifische ärztlich-physikalische Therapie zugeordnet werden. Das beschriebene Vorgehen soll im Sinne einer möglichst effektiven symptombezogenen Therapie den Problemen in der Hämophilie Rechnung tragen. Dies geschieht durch eine optimale Verflechtung der ärztlich indizierten und ausgeführten Therapie.

Symptom Koordinationsstörung

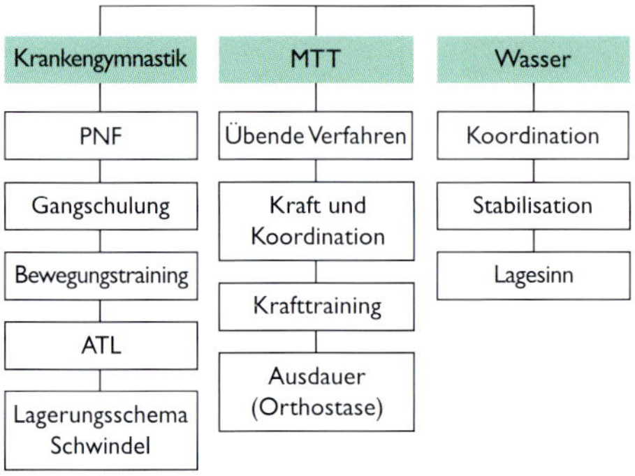

Abb. 12.11 Symptom Koordinationsstörung – physikalische Therapie. *PNF* propriozeptive neuromuskuläre Faszilitation, *ATL* Aktivitäten des täglichen Lebens

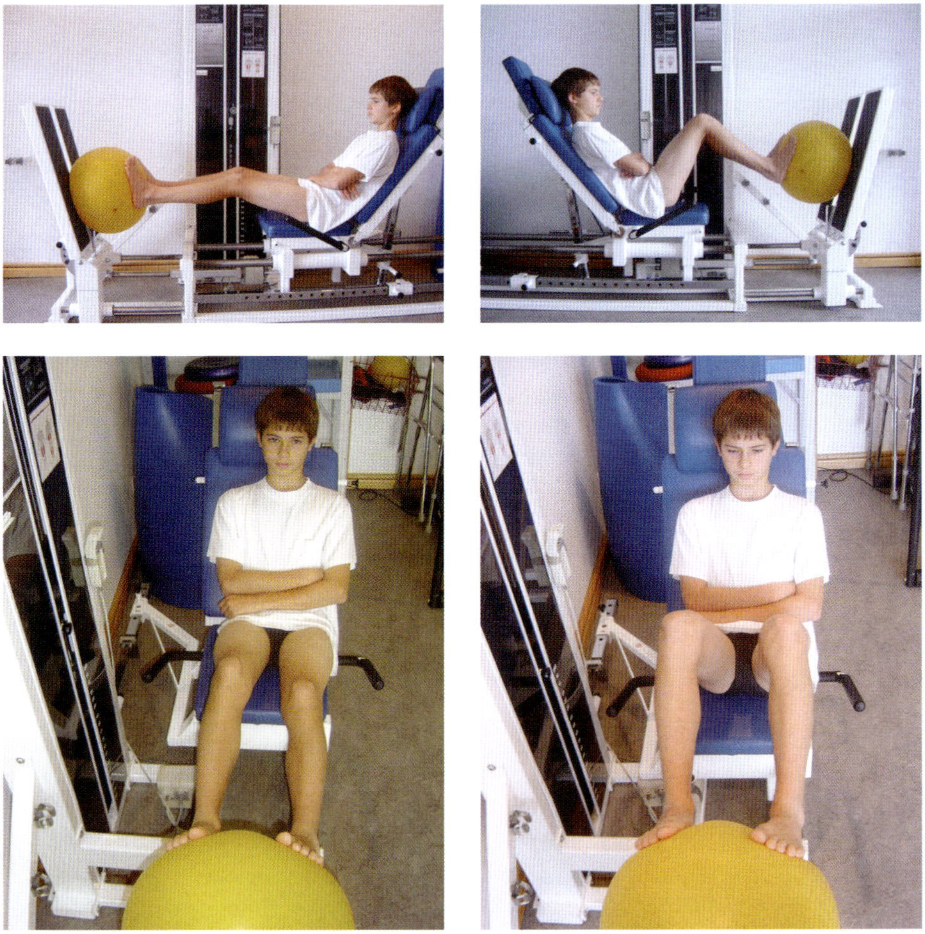

Abb. 12.12 Krafttraining kombiniert mit Koordination im Rahmen der medizinischen Trainingstherapie (MTT). Einhalten der Beinachse unter Gewichtsbelastung auf instabilem Untergrund

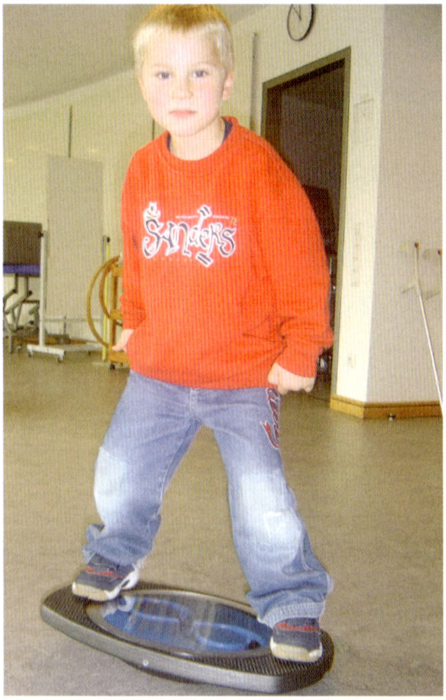

Abb. 12.13 Früh übt sich ... Koordinationstraining mit effektiven Hilfsmitteln

Literatur

Harer-Becker R, Schoer D (1998) Checkliste Physiotherapie in Orthopädie und Traumatologie. Thieme, Stuttgart

Wiedemann E (1987) Physikalische Therapie. Grundlagen – Methoden – Anwendung. De Gruyter, Berlin

Senn E (1990) Elektrotherapie. Gebräuchliche Verfahren der physikalischen Therapiegrundlagen, Wirkungsweisen, Stellenwert. Thieme, Stuttgart

13 Schmerztherapie durch Operationen

Thomas Wallny

Die Ursache des für den Hämophilen typischen Schmerzmusters ist am häufigsten der durch Blutungen zerstörte Gelenkknorpel. Dieser führt zu Gelenkfehlstellungen und Kontrakturen, die insbesondere an den unteren Extremitäten über die Gelenkkette vom Sprunggelenk bis zur Lendenwirbelsäule weite Folgen haben (s. Kap. 4).

Die Schmerztherapie durch Operationen hat somit im Idealfall die Aufgabe, sowohl am operierten Gelenk als auch in der Gelenkkette für Schmerzlinderung zu sorgen. Angesichts der beim älteren Hämophilen üblicherweise weit fortgeschrittenen Gelenkzerstörung muss der Patient mit einer realistischen Prognose aufgeklärt werden: Schmerzlinderung ist wahrscheinlich, Schmerzfreiheit nicht selbstverständlich. Auch beim totalendoprothetischen Gelenkersatz (TEP) darf die Erwartung nicht zu hoch sein. Bedingt durch Arthropathien und Fehlstellungen an anderen Gelenken ist an der unteren Extremität sogar anfangs eine Schmerzzunahme möglich, die sich erst nach Monaten reduzieren lässt, wenn die koordinativen Fähigkeiten wiederhergestellt sind.

Nachfolgend werden die häufigsten operativen Eingriffe zur Schmerzlinderung bei der hämophilen Arthropathie skizziert. Voraussetzung ist immer, dass konservative Behandlungsversuche keinen schmerzlindernden Effekt (mehr) hatten. Insbesondere bei chronischen Synovialitiden sollte zuerst die Radiosynoviorthese, d. h. eine intraartikuläre Injektion von Radionukliden zur Zerstörung der oberen hypertrophen synovialen Zellschichten, falls notwendig dreimal im Abstand von drei Monaten durchgeführt werden, bevor an eine chirurgische Sanierung gedacht wird. Alle Eingriffe erfordern eine Substitution mit adäquaten Mengen von Faktor-VIII- bzw. -IX-Konzentrat.

13.1 Gelenktoilette

Unter Gelenktoilette wird die arthroskopische oder konventionelle Gelenkeröffnung verstanden, bei der abgeschilferte Knorpel- und/oder Knochenfragmente, mechanisch störende Exostosen und schmerzauslösende chronisch gereizte Gelenkschleimhautanteile entfernt werden können. Außerdem lässt sich durch eine großzügige Gelenkspülung mit physiologischer Kochsalzlösung der Anteil der Entzündungsmediatoren verringern. Wenn es die technischen Möglichkeiten erlauben, sollte der Eingriff arthroskopisch durchgeführt werden. Alle drei Zielgelenke – Knie, oberes Sprunggelenk (OSG) und Ellenbogen, hier eventuell mit Radiusköpfchenresektion – eignen sich gut für die Durchführung. Der Patient muss über die lange Rehabilitationsdauer, die bis zu drei Monate dauern kann, aufgeklärt werden. Regelmäßige Physiotherapie ist unabdingbar. Diese besteht nach Entfernung der Gelenkdrainagen primär aus aktiven und passiven Gelenkmobilisationen und isometrischen Anspannungsübungen. Nach Abklingen der üblichen postoperativen Gewebereizung kann ein Kraftausdauertraining der das Gelenk führenden Muskulatur aufgenommen werden. Der hämophile Patient benötigt im Vergleich zum gerinnungsgesunden Arthrosepatienten mehr Einheiten Physiotherapie, da die Tendenz zur Narbenbildung, welche die Beweglichkeit einschränkt, größer ist.

13.2 Umstellungsosteotomie

Vor der Einführung zuverlässiger prothetischer Systeme war dieser Eingriff kniegelenknah ein Klassiker. Einige wenige Patienten wurden mit akzeptablen Langzeitergebnissen auch an der Hüfte umgestellt. Trotz der fortgeschrittenen Arthropathie lässt sich bei korrekter Indikation eine über Jahre anhaltende Schmerzlinderung erreichen. Voraussetzung ist eine Achsenfehlstellung, die mit dem stärker geschädigten Kniegelenkkompartiment radiologisch und klinisch korreliert. Das bedeutet beispielsweise, dass bei Vorliegen eines O-Beines der Patient über dem inneren Kniegelenkspalt die Hauptschmerzen angibt und dort im Röntgenbild die stärkere Gelenkspaltverschmälerung sichtbar ist. Bei der Operation werden abhängig von der jeweiligen Fehlstellung Unter- oder Oberschenkel kniegelenknah durchtrennt und ein Keil entnommen. Die Korrektur wird durch Platten oder Klammern fixiert. Dadurch wird die Tragachse des Beines verschoben und das weniger geschädigte Kompartiment mehr belastet. Der langfristige Vorteil besteht in der Erhaltung des originären Gelenkes. Während alte Osteosyntheseformen noch eine Ruhigstellung für mehrere Wochen postoperativ erforderten, ist heutzutage Übungsstabilität Standard. Dies bedeutet, dass das operierte Bein gegen die Schwerkraft bewegt werden darf und eine Belastungsstabilität (Vollbelastung) erst nach ca. drei Monaten erreicht ist.

13.3 Totalendoprothesen

An Knie und Hüfte werden Totalendoprothesen (TEP) bereits als Standard angesehen. Für OSG-Prothesen gibt es bisher nur Einzelfallberichte, die bezüglich ihrer langfristigen Funktion beim Hämophilen noch nicht beurteilt werden können. Der häufig betroffene Ellenbogen wird im Gegensatz zu Patienten mit chronischer Polyarthritis selten mit einer TEP versorgt, da durch frühzeitige Lockerung ein Prothesenversagen zu erwarten ist und nur bei Scharnierprothesen mit radikaler Entfernung der kontrakten Weichteile angenommen werden kann, dass sich Beugung und/oder Streckung verbessern. Das Wissen über die Prothetik bei hämophiler Arthropathie der Sprung-, Schulter- und Ellenbogengelenke beschränkt sich auf Einzelfallberichte und ist zum jetzigen Zeitpunkt noch nicht zu bewerten, da langfristige Verläufe fehlen. Deshalb sind die Hinweise in diesem Abschnitt auf die Knie- und

Hüftendoprothetik beschränkt. Auch fortgeschrittene Arthropathien sollten nicht leichtfertig sofort mit einer Endoprothese versorgt werden. Zu bedenken ist die begrenzte Haltbarkeit bei den überwiegend jungen Patienten. Jeder Operateur sollte bei der Entscheidung für eine Operation die früher oder später notwendige Revision beherrschen. Idealerweise hat er sich längere Zeit vor Beginn der endoprothetischen Versorgung von hämophilen Arthropathien mit Revisionsoperationen bei Nicht-hämophilen befasst. Dann darf vorausgesetzt werden, dass genügend Erfahrungen bestehen, es mit dieser Klientel aufzunehmen.

13.3.1 Knieendoprothetik

Primäres Ziel der heutigen Knieendoprothetik ist die möglichst sparsame Resektion von Knochen. Es wird ein zementierter Oberflächenersatz – eine aus Metall bestehende, in den Knochen einzementierte Prothese – implantiert, dessen Funktion an intakte Bänder gebunden ist. Dies bedeutet, dass das künstliche Kniegelenk allein durch Bänder und Muskeln stabilisiert wird. Ein eröffnetes destruiertes hämophiles Kniegelenk zeigt Abb. 13.1. Nach Einbau eines Oberflächenersatzes (Abb. 13.2) sind Anatomie und Beinachse wiederhergestellt.

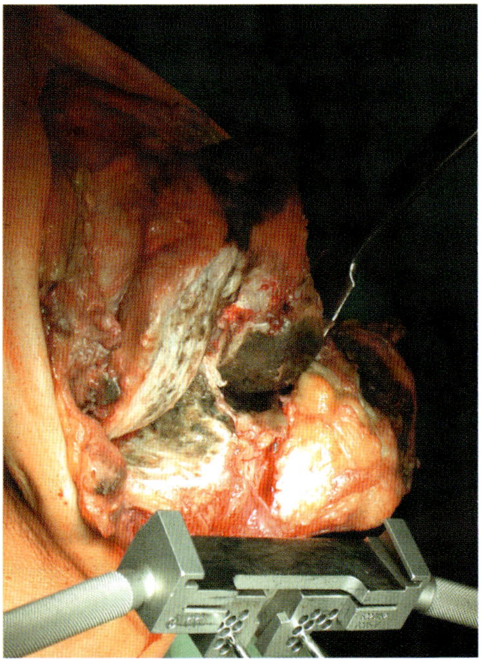

Abb. 13.1 Blick in ein gebeugtes hämophiles Kniegelenk mit komplettem Verlust des Knorpelbelages, deformierten Kondylen, dunklen Hämosiderinablagerungen und Zystenbildungen vor Einbau einer Endoprothese

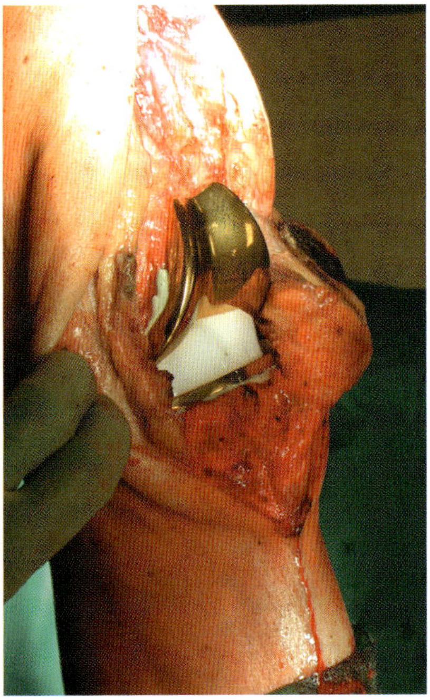

Abb. 13.2 Dasselbe Knie nach Einbau des Oberflächenersatzes in Streckung. Anatomie und Beinachse sind wiederhergestellt

Je größer die Achsenfehlstellung und die Knochendestruktion, umso geringer ist die Wahrscheinlichkeit, mit einem Oberflächenersatz eine akzeptable Beinachse bei stabilen Bandverhältnissen zu erzielen. Deshalb ist der Operateur gehalten, verschiedene Prothesensysteme bereitzustellen, um intraoperativ das passende Modell implantieren zu können. Vor den teilweise erheblichen Kontrakturen der Weichteile wird gewarnt: Sie fordern auch den geübten Operateur heraus. Er muss in der Lage sein, Bänder und Kapsel so zu stabilisieren, dass überdehnte Strukturen gespannt und zu straffe Weichteile gelockert werden. Eine detaillierte Operationsanleitung würde den Rahmen dieses Kapitels sprengen. Zwei Aspekte sollten bedacht werden und nicht unerwähnt bleiben:

- Will man – um möglichst viel Knochen für die später notwendige Revision zu erhalten – bei fortgeschrittenen Arthropathien einen gut funktionierenden Oberflächenersatz einbauen, so kann dies mehrere Stunden dauern. Je länger die Operationszeit, umso größer das Infektionsrisiko. Angesichts der weit verbreiteten HIV-Infektion bei hämophilen Patienten kann ein intraoperativ zusätzlich eingeschleppter Keim auch noch nach Jahren zu einem Gelenkinfekt führen.
- Ausgeprägte Bewegungseinschränkungen zwingen manchmal dazu, Sehnenansätze abzulösen oder eine Sehnenplastik vorzunehmen, um das Kniegelenk in eine Position zu bringen, die es erlaubt, eine Endoprothese einzubauen. Außerdem kann die Knochenqualität bei chronischer Synovialitis und subchondraler Zystenbildung mangelhaft sein. Damit die Defekte intraoperativ aufgefüllt werden können, muss transplantationsfähiger Knochen bereitgehalten werden.

13.3.2 Postoperative Phase nach Knie-TEP

Wesentlich für die Schmerzlinderung und den Erfolg der Operation ist eine adäquate Nachbehandlung. Auch wenn hämophile Patienten „hart im Nehmen" sind, darf die Intensität der Schmerzen nach dieser Operation nicht unterschätzt werden: Neben den allgemeinen Grundlagen postoperativer Schmerzbehandlung bei diesen Patienten (s. Kap. 14) ist die Notwendigkeit relativ rascher passiver Gelenkmobilisation zu bedenken. Nur in den ersten Wochen ist der Weichteilmantel gut dehnbar. Durch zunehmende Vernarbung kann die direkt postoperativ erzielte Mehrbeweglichkeit verschwinden. Deshalb erhält in der Klinik des Autors jeder Knie-TEP-Patient eine Bewegungsschiene, mit der ab dem 2. postoperativen Tag zweimal 2 Stunden täglich das operierte Kniegelenk passiv bewegt wird. Darüber hinaus kommen täglich physiotherapeutische Maßnahmen – Gangschulung, Gelenkmobilisation und Koordinationstraining – zum Einsatz. Eis, nichtsteroidale Antiphlogistika und Lymphdrainage helfen, die postoperative Schwellung zu reduzieren. So ist es möglich, die präoperative Beugung bei einer hämophilen Arthropathie von 50 auf bis zu 90 Grad postoperativ zu steigern. Damit wird dem Patienten das normale Sitzen und Radfahren (mit 100 Grad Beugung oder mit verkürzter Kurbel) wieder möglich.

In der Rehabilitationsphase ist das Knie über mehrere Wochen mäßig geschwollen und überwärmt. Die durch Operationshaken gedehnten Bandansätze sind besonders empfindlich und verursachen punktuelle Schmerzen, die bei Versagen physikalischer Therapiemaßnahmen mit Lokalanästhetikum bei adäquat gesicherter Hämostase infiltriert werden können.

13.3.3 Hüftendoprothetik

Eine typische hämophile Arthropathie der Hüfte ist sehr selten. Es handelt sich häufiger um degenerative Arthrosen, die trotzdem auftreten können, da die Hüfte am oberen Ende der Bewegungskette durch Arthropathien der Sprung- und Ellenbogengelenke vermehrt belastet wird. Hier haben wir es mit einer „gutmütigeren" Operation zu tun: kleinere Implantationsfehler werden eher verziehen, das kontrakte Kapselgewebe kann ohne großen Aufwand reseziert werden, die Nachbehandlung ist einfacher. Abhängig von der präoperativen Anatomie lässt sich die Operation in offener Standardtechnik oder minimalinvasiv durchführen. Beinverkürzungen können durch längere Aufsteckköpfe und/oder einen größeren Prothesenschaft im Bereich bis zu 2 cm ohne zusätzliche Operation ausgeglichen werden. Nur bei der für die Arthropathie typischen Destruktion von Kopf und Pfanne müssen Spezialimplantate – beispielsweise besonders geformte Hüftpfannenimplantate – benutzt werden. International wird die Verwendung von sowohl zementfreien als auch zementierten Implantaten empfohlen.

Die Nachbehandlung ist mit den gebräuchlichen Verfahrensweisen beim gerinnungsgesunden Arthrosepatienten vergleichbar: Die Mobilisation beginnt üblicherweise ab dem zweiten postoperativen Tag nach Entfernung der Wunddrainagen mit Gangschulung unter Teilbelastung des operierten Beines. Hinzu kommen Gelenkmobilisationen unter Ausschluss der Bewegungsebenen, die eine Luxation provozieren können. Mit Eis, nichtsteroidalen Antiphlogistika und Lymphdrainage kann die postoperative Schwellung reduziert werden. Im Gegensatz zur Knie-TEP tritt eine größere postoperative Bewegungseinschränkung selten auf. Obligat ist die prophylaktische Gabe von nichtsteroidalen Antiphlogistika zur Verhinderung von periartikulären Ossifikationen.

13.3.4 Bewertung der Totalendoprothesen

Die Ergebnisse bezüglich der Schmerzlinderung durch Endoprothesen sind überzeugend. Allerdings ist die Komplikationsrate im Vergleich zu gerinnungsgesunden Arthrosepatienten höher. Bisherige Langzeitergebnisse, die aber angesichts des Studiendesigns keine hohe Evidenz haben, lassen uns bei Hüft- und Knie-TEP zur Behandlung der hämophilen Arthropathie von einer im Vergleich zur primären Arthrose verringerten Haltbarkeit ausgehen. Dies liegt an der technisch anspruchsvollen Operation, der schlechteren Knochenqualität im Vergleich zum Arthrosepatienten und den septischen Revisionen bei reduziertem Immunsystem, z. B. durch eine vorliegende HIV-Infektion. Deshalb wird empfohlen, elektive Gelenkeingriffe bei Hämophilen nur bei einer T4-Helferzellzahl von mehr als 200/µl durchzuführen.

Eine Schmerzlinderung durch Operationen ist mit arthroskopischen oder offenen Gelenktoiletten, Umstellungsosteotomien sowie mit künstlichen Gelenken möglich. Die Indikation zur Operation sollte einem erfahrenen orthopädischen Chirurgen überlassen werden, der sowohl operative als auch konservative Behandlungsalternativen abwägen kann und einen „ganzheitlichen Blick" für benachbarte Gelenke und Begleiterkrankungen hat. Die Operationen sind aufgrund der fortgeschrittenen Gelenkdestruktion in der Regel technisch anspruchsvoll.

Literatur

Rodriguez-Merchan EC (2003) Management of musculoskeletal complications of hemophilia. Semin Thromb Hemost 29: 87–96

Rodriguez-Merchan EC, Riera JA, Wiedel JD (2003) Total hip replacement in the haemophilic patient. In: Rodriguez-Merchan EC (ed) The haemophilic joints. New perspectives. Blackwell, Malden, pp 109–115

Rodriguez-Merchan EC, Luck JV, Silva M et al. (2003) Total knee replacement in the haemophilic patient. In: Rodriguez-Merchan EC (ed) The haemophilic joints. New perspectives. Blackwell, Malden, pp 116–124

Wallny T, Saker A, Hofmann P, Brackmann HH, Nicolay C, Kraft CN (2003) Long-term follow-up after osteotomy for haemophilic arthropathy of the knee. Haemophilia 9: 69–75

14 Schmerztherapie nach operativen Eingriffen

Wolfgang Paul

Hämophile Patienten sind seit ihrer Kindheit den Kontakt mit Ärzten gewöhnt. Ihr Umgang mit pädiatrischen und internistischen Spezialambulanzen ist existenziell, daher eng und in den meisten Fällen vertrauensvoll. Anästhesisten muss von vornherein klar sein, dass sie hier Kranken begegnen, die ihnen in wichtigen Bereichen des perioperativen Managements – Gerinnung, Immunstatus, Umgang mit Risiken, Erfahrung von Bewegungseinschränkung und chronischem Schmerz – theoretisch und praktisch meist deutlich voraus sind. Wird dies vom Arzt akzeptiert, kann die Behandlung für beide Seiten eine erfreuliche Erfahrung sein.

14.1 Besonderheiten durch die Grunderkrankung

Das augenfälligste Problem, die Blutgerinnung, bedarf lediglich der organisatorischen Begleitung des Anästhesisten, da sie durch die engmaschige Betreuung seitens des zuständigen Hämophiliezentrums als auch durch den Patienten selbst geregelt wird. Eine Substitution, die einen Gelenkersatz abdeckt, genügt auch allen Anforderungen (regional)anästhesiologischer Maßnahmen.

Viele hämophile Patienten sind HIV-positiv und/oder leiden an chronischen Hepatitiden. Immunologisch gesehen werden dem Autor nur Patienten vorgestellt, die eine ausreichende Kompetenz für die vorgesehene Operation aufweisen. Die übliche laborchemische Kontrolle des kleinen Blutbilds, die bei Einnahme von Metamizol und wegen des Risikos einer heparininduzierten Thrombozytopenie Typ II in festgelegten Abständen erfolgen muss, sollte um die Bestimmung der Transaminasen ergänzt werden. Zu bedenken ist, dass nicht nur Paracetamol, sondern auch die nichtsteroidalen Antiphlogistika ein hepatotoxisches Potenzial haben.

Oft liegen ausgeprägte Gelenkdestruktionen vor. Für den postoperativen Schmerz bedeutet das eine individuelle Betrachtungsweise. So kann z. B. bei einem Patienten mit Beugekontraktur des Kniegelenks bei endoprothetischer Versorgung vor allem die Kniekehle bzw. die Streckung zum Problem werden.

14.2 Systemische Akutschmerztherapie

Die systemische Akutschmerztherapie ist ausreichend für Routineeingriffe, daneben bildet sie den Flankenschutz bei der regionalen Schmerztherapie besonders anspruchsvoller Operationen. Die Gesamtverantwortung liegt beim Operateur. Der Pflegedienst ist verantwortlich für die Durchführung der Schmerzmittelgabe, für die Kontrolle der ausreichenden Wirkung und eventueller Nebenwirkungen sowie für die Rückmeldung bei Überschreiten bestimmter Grenzen (Dosis, Schmerzscore, Nebenwirkungen, Probleme). Sinnvoll ist es, dem Anästhesisten die frühe postoperative Verordnung zu überlassen.

Die postoperative Analgesie mit systemischen Mitteln beruht auf der Kombination von zentralen und peripheren Analgetika. Als Opioid in der frühen postoperativen Phase findet in der Klinik des Autors Pritramid Anwendung, das im Aufwachraum intravenös auftitriert und auf der Station subkutan oder bei heftigen Schmerzen auch als Kurzinfusion verabreicht wird. Ab dem zweiten postoperativen Tag kann es durch ein oral gegebenes Opioid wie retardiertes Tilidin abgelöst werden. Bei schmerzhaften Übungsphasen wird diese Basistherapie durch nichtretardiertes Tilidin in Tropfenform gesteigert, bei nachlassendem Bedarf stufenweise reduziert. Etoricoxib ist wegen der fehlenden Beeinflussung der Gerinnung und möglicher Vorteile in Bezug auf das ulzerogene Profil als Routine-NSAR in den ersten fünf postoperativen Tagen geeignet. Bei größeren Eingriffen wird die Therapie ab dem 6. Tag mit Diclofenac fortgeführt. Metamizol wird nur in den ersten beiden postoperativen Tagen konsequent, d. h. bis zu den Höchstdosen, genutzt und steht für den weiteren Verlauf dann als Bedarfsmedikation zur Verfügung. Paracetamol ersetzt NSAR oder Metamizol bei Kontraindikationen für eines dieser Medikamente. Der Magenschutz erfolgt ab dem Morgen des Operationstages mit 40 mg Pantoprazol einmal täglich, ab dem 4. postoperativen Tag mit 20 mg einmal täglich.

In der Phase des akuten Schmerzes werden die peripheren Analgetika nach der Uhr und Opioide im frühen Bedarfsfall gegeben. Das in der Klinik des Autors vereinbarte Schema für den Operationstag ist auf dem „Stationsflyer" dargestellt (Abb. 14.1). Es gilt für Routineeingriffe bei sonst gesunden Patienten und wird in besonderen Fällen, z. B. bei Hämophilie, entsprechend angepasst.

Die skizzierte Basistherapie ist einfach. Die Wirksamkeit der Substanzen und die Berechtigung einer Kombinationstherapie sind wissenschaftlich gut gesichert. Trotzdem scheitert die Umsetzung in der Praxis oft an den Schnittstellen zwischen Personen unterschiedlicher Fachgebiete und verschiedenartigen medizinorientierten Berufen sowie an schlecht definierten Aufgaben und Zuständigkeiten. Eine anstehende Zertifizierung kann hervorragend genutzt werden, um Rahmenvereinbarungen zwischen ihnen festzulegen. Weitere Differenzierungen, z. B. in Patientenpfaden für häufige Operationen, bieten eine gute Gelegenheit, die Anpassung der Schmerztherapie an einen konkreten postoperativen Verlauf für alle Beteiligten transparent darzustellen.

Ob die Vereinbarungen auch praktisch umgesetzt werden, ob sie wirksam sind und welche Probleme durch sie entstehen, muss konsequent überprüft werden. Stichproben in der Größenordnung von 10 % der behandelten Patienten sind unabdingbar. Die erhobenen Parameter umfassen durchschnittliche und maximale Schmerzscores, die korrekte Verabreichung der peripheren Analgetika, Art und Wirksamkeit der zusätzlichen Interventionen, die Inzidenz von Übelkeit und Erbrechen sowie die Patientenzufriedenheit.

Standard postoperative Schmerztherapie Orthopädie

(Operationstag, evtl. auch 1. postoperativer Tag)

1. Schmerz wird **quantifiziert:** bei Verlegung aus dem **Aufwachraum,** durch den **Spätdienst,** den **Nachtdienst** sowie bei **Bedarf** (z. B. zur Therapiekontrolle).
   Instrument: visuelle oder verbale Analogskala. Dokumentation auf Optiplan bzw. Kurve.
2. Operierte Patienten erhalten unabhängig vom Schmerzverlauf:

▶ **Etoricoxib 90 mg** (dann kein Diclofenac oder Ibuprofen!) für max. 5 Tage.
(**Alternative** je nach Anordnung/Patientenpfad, z. B. bei Hüft-TEP:
Diclofenac 3× 50 mg bzw. 2× 75 mg *oder* **Ibuprofen** 4× 400 mg.)

3. Bei ersten **Schmerzäußerungen** (*mäßiger Schmerz* oder noch geringer Schmerz, aber Tendenz *zunehmend*) erhält der Patient in 100 ml NaCl:

▶ **Metamizol 1 g als Kurzinfusion plus 1 Amp. Piritramid s. c.**
(bei reduziertem Allgemeinzustand 1/2 Amp.).

Bei *starken* oder *extremen* Schmerzen gilt die Variante:

▶ **Metamizol 1 g plus 1/2 Amp. Piritramid als Kurzinfusion, restliche 1/2 Amp. s. c.**

4. Ab diesem Zeitpunkt „nach der Uhr" alle 6 h 1 g Metamizol (Kurzinfusion oder 40 Tropfen oral) sowie Piritramid s. c. weiter nach Bedarf und Vigilanz.
5. **Dosislimit** pro Tag (normal gesunder Erwachsener): Metamizol 4 g, Diclofenac 150 mg, Ibuprofen 2,4 g, Etoricoxib 90 mg für max. 5 Tage, Paracetamol 4 g.
   Piritramid: Einschränkung der Vigilanz.
6. **Ausschluss** bestimmter Medikamente, etwa bei Allergie, oder eine Änderung des Schemas wird vom Anästhesisten im Verlegungsprotokoll angegeben.
7. Bei ausdrücklichen anderslautenden Anordnungen des **Operateurs** haben diese Vorrang.
8. Bei **Übelkeit/Erbrechen** *zügige* Kurzinfusion (20 min) von 2 Amp. Metoclopramid plus 1 Amp. Dimenhydrinat in 100 ml NaCl. Falls Problem anhält: 1 Amp. Dolasetron in 100 ml NaCl.
9. Alternative für NSAR (bei Kontraindikation) oder Metamizol ist Paracetamol.

Stand: August 2008

Abb. 14.1 Schema einer Schmerztherapie in den ersten 24 Stunden nach der Operation für sonst gesunde Patienten (Auszug). *Optiplan* Pflegedokumentationssystem der Optiplan GmbH, Düsseldorf

14.3 Periphere Leitungsanästhesie

Periphere Kathetertechniken, vor 20 Jahren eine exotische Ausnahme, sind mittlerweile im klinischen Alltag etabliert. Als invasive Techniken bedürfen sie einer strengen Indikation. Dies kann ein besonders ausgeprägter früher Ruheschmerz und/ oder ein komplexer Übungsschmerz der Mobilisationsphase sein. Typische Eingriffe, bei denen diese Katheter zum Einsatz kommen und die auch als Standardmodell für wissenschaftliche Untersuchungen häufig genutzt werden, sind die Knietotalendoprothese (Nervus-femoralis-Katheter) und bestimmte Schulteroperationen (interskalenäre Katheter). Ein gut indizierter und korrekt liegender peripherer Katheter gewährleistet eine Analgesie, die mit einer systemischen niemals zu erreichen ist.

Die Indikation für periphere Katheter stellen Operateur und Anästhesist gemeinsam. Die Verantwortung für die korrekte Anlage, Austestung, Injektionen, Kontrolle auf Wirksamkeit sowie Nebenwirkungen und Komplikationen trägt der Anästhesist bzw. der von ihm organisierte Akutschmerzdienst. Wegen der differenzierten Anwendung müssen alle an der Behandlung Beteiligten, also auch der Pflegedienst und die Physiotherapeuten, über Basiskenntnisse der angewandten Techniken verfügen.

Es gibt keinen Grund, diese Techniken den mit Faktor VIII bzw. IX substituierten Hämophilen vorzuenthalten. Trotzdem werden die meisten Anästhesisten wegen der lokalen Einblutungsgefahr „tiefe Techniken", wie die Psoaskompartmentblockade und vielleicht auch den anterioren Ischiadikuskatheter, ablehnen, was jedoch angesichts hoher perioperativer Substitution rational nicht nachvollziehbar ist. Der Nervus-femoralis-Katheter und axilläre Plexuskatheter sind dagegen absolut überschaubar. Blutungskomplikationen lassen sich hier rasch erkennen, in ihren Konsequenzen begrenzen und gut therapieren.

14.4 Knietotalendoprothese: ein mögliches Schmerzmanagement

Neben den allgemeinen Grundlagen zielt die Schmerztherapie nach einer Knie-TEP-Operation auf eine rasche und forcierte passive Gelenkmobilisation mithilfe einer regionalen Analgesie. Nach Erreichen des gewünschten Bewegungsausmaßes erfolgt das Gehtraining durch die Krankengymnastik. Jeder Patient mit Knie-TEP erhält in der Klinik des Autors einen Nervus-femoralis-Katheter, der in der Ruheschmerzphase der ersten 24 Stunden mit etwa 120 ml Bupivacain 0,25% kontinuierlich beschickt wird. Im weiteren Verlauf erfolgt die Umstellung auf Bolusinjektionen: Ab dem 2. postoperativen Tag werden um 8:00 und 14:00 Uhr jeweils 20 ml Bupivacain 0,25% injiziert, um die anschließende zweistündige Anwendung der Motorschiene zu erleichtern. Wenn der Patient die 90-Grad-Beugung auf der Motorschiene auch ohne die Injektion von Lokalanästhetikum gut toleriert (Auslassversuch), wird der Katheter gezogen. Dies ist bei über 90% der Patienten am 4. postoperativen Tag der Fall. Narkosemobilisationen sind bei dieser Vorgehensweise selten.

Eine anteriore Ischiadikusblockade mit 20 ml Bupivacain 0,25% verhindert den ansonsten starken Kniekehlenschmerz für durchschnittlich 20 Stunden. Bei absehbaren Problemen mit der Streckung ist auch hier eine Kathetertechnik möglich, aber technisch unsicherer als die vergleichsweise robuste Nervus-femoralis-Blockade. Werden beide Techniken kombiniert, ist das Ziel, dass 85 % der Knie-TEP-Patienten den Aufwachraum schmerzfrei verlassen, als realistisch anzusehen.

Eine zusätzliche systemische Schmerztherapie ist auch bei Anwendung einer regionalen Analgesie aus einer Vielzahl von Gründen unabdingbar. Solche Gründe sind beispielsweise:

- postoperativer Kniekehlenschmerz wegen früh abklingender Ischiadikusblockade, im Einzelfall auch in der Übungsphase,
- Schmerzen an anderen Gelenken oder Rückenbeschwerden oder
- nur partiell wirksamer Nervus-femoralis-Katheter (speziell der Nervus obturatorius wird bei der inguinalen Technik im Gegensatz zum Psoaskompartmentblock nicht anästhesiert).

Eine Regelmedikation mit nichtsteroidalen Antiphlogistika kann bei Bedarf mit Metamizol und Opioid ergänzt werden.

14.5 Postoperative Probleme

Die häufigsten postoperativen Probleme, die im Bereich des Schmerzmanagements bei hämophilen Patienten auftreten können, werden nachfolgend vorgestellt und Lösungsvorschläge skizziert.

- *Keine ausreichende Linderung durch Standardmedikation*:
  Insbesondere beim Gelenkersatz sollten in den ersten Tagen Opioide großzügig dosiert werden. Je nach Schmerzcharakter kann ein Koanalgetikum eingesetzt werden.

- *Ansteigende Transaminasen bei Therapie mit nichtsteroidalen Antiphlogistika und gleichzeitiger Infektion mit Hepatitisviren*:
  Die Kontrolle der Transaminasen erfolgt alle zwei Tage. Bei Enzymanstieg werden nichtsteroidale Antiphlogistika abgesetzt und bevorzugt Opioide und Metamizol eingesetzt.

- *Zunehmender Schmerz und Bewegungseinschränkung bei Gelenkerguss oder Blutung*:
  Es erfolgt eine Intensivierung der Kryotherapie sowie konsequente Hochlagerung und Lymphdrainage. Die Gerinnungsfaktorensubstitution wird überprüft. Bei deutlichem Gelenkerguss muss unter sterilen Kautelen (im Operationssaal!) punktiert werden. Falls diese Maßnahmen ohne Erfolg sind, bleibt die Narkosemobilisation, die zwei Wochen postoperativ durchgeführt wird.

Ohne eine effiziente postoperative Analgesie ist das Erreichen des Operationszieles nicht denkbar. Die systemische postoperative Analgesie ist ausreichend für kleine und mittlere Eingriffe. Sie erfolgt unter der Verantwortung des Operateurs und wird im Wesentlichen vom Pflegedienst ausgeführt (Verantwortung für Medikamentengabe, Kontrolle auf Wirksamkeit und Nebenwirkungen, Alarmgrenzen). Klare Absprachen und Verteilung der Verantwortlichkeiten zwischen den Fachbereichen und verschiedenen medizinorientierten Berufen sind unabdingbar. Gesicherte Prinzipien (Kombination peripherer und zentraler Analgetika, Schmerzmessung, Patientenaufklärung) müssen konsequent umgesetzt werden. Periphere Katheter sind nebenwirkungsarm und analgetisch exzellent wirksam. Ihre Anwendung erfordert einen funktionierenden Akutschmerzdienst und eine gute Zusammenarbeit der beteiligten Fachgruppen.

Literatur

Arbeitsgemeinschaft der Wissenschaftlichen Medizinischen Fachgesellschaften (2007) Behandlung akuter perioperativer und posttraumatischer Schmerzen. Leitlinien. http://www.uni-duesseldorf.de/awmf/

Berufsverband Deutscher Anästhesisten (2007) Benchmarking der Ergebnis- und Prozessqualität. http://www.bda.de/26_0quips.htm

Jage J (2004) Essentials der postoperativen Schmerztherapie. Thieme, Stuttgart

Meier G, Büttner H (2006) Atlas der peripheren Regionalanästhesie. Thieme, Stuttgart

15 Schmerztherapie mit Kortison

Thomas Wallny, Axel Seuser

Eine chronische Synovialitis geht unabhängig von der Ursache immer mit einem erhöhten Anteil von Entzündungsmediatoren einher. Die klinische Symptomatik zeigt typischerweise neben der Schwellung und eventuell vorliegendem Gelenkschmerz – auch in Ruhe – eine Überwärmung. Bei stark vergrößerter Gelenkschleimhaut kann an Ellenbogen-, Knie- und Sprunggelenk die typische „teigige" Schwellung getastet werden. Die geschwollene Synovialis induziert vermehrt Gelenkerguss und beim Einklemmen hypertropher Zotten auch Blutungen. Die daraus ableitbare Pathophysiologie wird ausführlich in Kapitel 4 beschrieben. Es ist nachvollziehbar, dass dieser Teufelskreis zu einer Gelenkschädigung führt. Neben der regelmäßigen Substitution mit Faktor-VIII- bzw. -IX-Konzentrat sind Krankengymnastik zur Reduzierung des Muskeltonus und Verbesserung der Propriozeption sowie Eisanwendungen über sechs Wochen indiziert. Trotzdem bleibt bei einem Teil der Patienten der chronische Reizzustand der Synovialis erhalten.

15.1 Anwendung

Hier setzen die kristallinen Kortisonzubereitungen an. Sie bewirken sowohl eine Reduktion des Gelenkschleimhautvolumens als auch die Produktion von Gelenkflüssigkeit und greifen damit zwei Aspekte der Pathophysiologie auf. Vor der Injektion ist bereits bei der Auswahl des Raumes, der gängigen Hygienerichtlinien entsprechen muss, strenge Asepsis zu fordern. Nach entsprechender Faktorensubstitution ist die Haut großflächig zu desinfizieren, störende Behaarung sollte gekürzt, nicht rasiert werden. Im Anschluss an die hygienische Desinfektion der Hände sind sterile Handschuhe anzulegen; ein Mundschutz ist ebenfalls obligat. Ob das Gelenk mit einem sterilen Lochtuch abgedeckt werden muss, hängt von der Arbeitstechnik ab: Wenn der Kontakt mit nicht steriler Haut zuverlässig vermeidbar ist, kann darauf verzichtet werden. Nach Durchdringen der Haut sollte darauf geachtet werden, dass der Hautstanzzylinder nicht in das Gelenk verschleppt wird. Dies wird durch Applikation von 0,5 ml Injektionsflüssigkeit in die periartikulären Weichteile erreicht. In ein Kniegelenk können nach Abpunktion eines Gelenkergusses 20–40 mg, in ein Sprung- und Ellenbogengelenk 10–20 mg Triamcinolonacetonid appliziert werden. Üblicherweise entspricht diese Menge nur 1 ml Flüssigkeit, deshalb ist es empfehlenswert, sie in 5–10 ml Lokalanästhetikum aufzulösen. Nach der Injektion wird ein komprimierender elastischer Verband angelegt; der Patient sollte das Gelenk für 24 Stunden schonen.

15.2 Risiken und Nebenwirkungen

Obwohl das Risiko eines Gelenkinfektes bei regelrechter Anwendung gering ist, muss der Patient darüber aufgeklärt werden. Gegebenenfalls sind alternative Behandlungsmöglichkeiten, beispielsweise physikalische Therapie oder nichtsteroidale Antiphlogistika, in Erwägung zu ziehen. Bei nichthämophilen Patienten wurde in einer großen retrospektiven Untersuchung das Risiko des Gelenkinfektes nach intraartikulärer Injektion von Kortisonpräparaten mit 1:77 000 beziffert. Insbesondere bei HIV-positiven Hämophilen ist je nach Immunstatus mit dem Patienten zu besprechen, ob das Risiko eines Gelenkinfektes in Kauf genommen werden soll. Die Chance auf Beschwerdelinderung muss das Infektrisiko weit übersteigen. Bei manifesten AIDS-Symptomen wird von einer intraartikulären Kortisonapplikation abgeraten. Weitere Kontraindikationen sind Hauterkrankungen in der Nähe des Injektionsbereiches, Knochennekrosen und (Gelenk-)Infektionen. Bei verstärktem Schmerz, Rötung, Schwellung und Fieber nach der Injektion muss an eine septische Arthritis gedacht werden. Diese Symptome sind dem Patienten zu erläutern, das Verhalten im Verdachtsfall einer Gelenkentzündung sollte vor der Injektion abgesprochen werden.

Bei bis zu 2% der behandelten Patienten wird in der Literatur über eine vermehrte Schmerzempfindlichkeit und Schwellung wenige Stunden nach der Injektion berichtet. Da sich Steroidkristalle in Gelenkleukozyten fanden, wird auch von einer Kristallsynovialitis gesprochen. Den Autoren sind diese nach Tausenden von intraartikulären Gelenkinjektionen noch nicht begegnet. Dies mag u.a. daran liegen, dass ausschließlich lang wirksame und wenig wasserlösliche Präparate (Triamcinolon) benutzt werden. Die Symptome klingen innerhalb von 1–3 Tagen wieder ab. Falls nicht, muss das Gelenk zum Ausschluss eines Gelenkinfektes punktiert werden.

Die längerfristige und wiederholte Anwendung von Glukokortikoiden in Gewicht tragenden Gelenken kann zu einer Verschlimmerung der verschleißbedingten Veränderungen im Gelenk führen. Ursache hierfür ist möglicherweise eine Überbeanspruchung nach Rückgang von Schmerz und Schwellung. In-vitro- und tierexperimentelle Studien zeigten eine Reduktion der metabolischen Aktivität der Chondrozyten nach Kortisongabe. Andere Untersuchungen an Affen und Menschen konnten diesen Effekt nicht nachweisen. Genauere Angaben zur schädlichen Schwellendosis in vivo sind nicht zu finden. In-vivo-Studien am Menschen bezüglich einer Knorpelschädigung durch intraartikulär appliziertes Kortison sind allein schon deshalb in ihrer Aussage reduziert, weil die Parameter der Gelenkverschlechterung bei multifaktorieller Pathologie nur schwer einer Ursache zugeordnet werden können. Wie immer ist der Einsatz abzuwägen. Bedenkt man jedoch die langfristig sicher destruierende Wirkung einer chronischen Synovialitis oder rezidivierender Gelenkblutungen, sollte die mögliche knorpelschädigende Wirkung als kleineres Übel akzeptiert werden.

Bei Patienten mit rheumatoider Arthritis wurden systemische Effekte nach Gelenkinjektionen mit Hydrokortison nachgewiesen. Diese äußerten sich klinisch durch eine Verbesserung von betroffenen, jedoch nicht injizierten Gelenken oder im Abfall des Kortisolspiegels im Blut. Bei Verwendung von Präparaten mit langer intraartikulärer Halbwertszeit ist die Resorption als gering anzusehen. Eine Schonung der behandelten Extremität nach der Injektion reduziert den Abstrom über die Lymphbahnen.

15.3 Ergebnisse der Anwendung bei Hämophilen

In der Literatur wird die Möglichkeit der intraartikulären Kortisontherapie immer wieder erwähnt, die Daten von nachuntersuchten Patienten sind jedoch spärlich. Beispielsweise wurden 35 Patienten mit einer chronischen fortgeschrittenen hämophilen Synovialitis nachuntersucht. Dabei handelte es sich um 31 Knie-, 2 Sprung- und 2 Schultergelenke. Die Injektionen wurden in dreiwöchigem Abstand vorgenommen. Subjektiv waren 19 gute, 12 befriedigende und 4 schlechte Ergebnisse zu verzeichnen, objektiv fanden sich 22 gute und 9 befriedigende Resultate. Eine andere Studie – behandelt wurden 10 Patienten mit hämophiler Kniearthropathie – zeigte, dass die Ergebnisse unabhängig von der Ausprägung der Gelenkschädigung sind. Hier wurde die Indikation für eine intraartikuläre Kortisontherapie bei Versagen der nichtinvasiven konservativen Therapie nach zwei Monaten gesehen. Gleichzeitig konnte festgestellt werden, dass die positiven Wirkungen ungefähr ein Jahr anhielten; fünf Jahre danach waren keine positiven Effekte mehr nachweisbar.

Nach der Erfahrung der Autoren ist ein Therapieversuch indiziert, wenn ein hämophiles Gelenk Zeichen einer chronischen Synovialitis zeigt, die trotz konservativer Therapie mit nichtsteroidalen Antiphlogistika, physikalischen Maßnahmen und regelmäßiger Gerinnungsfaktorensubstitution nicht zum Abklingen gebracht werden kann. Die Schmerzlinderung durch das Lokalanästhetikum setzt zunächst innerhalb der ersten 30 Minuten ein. Dagegen kann die (indirekte) schmerzlindernde Kortisonwirkung bis zu einer Woche benötigen. Das Ansprechen auf die Therapie macht sich neben der Schmerzlinderung durch Abschwellung und Reduktion der Hautwärme über dem betroffenen Gelenk bemerkbar. Bei nur vorübergehendem Ansprechen ist eine Wiederholung nach frühestens drei Wochen möglich. Wenn sich nach einer Serie von drei Injektionen keine Besserung erreichen lässt, sollte diese Therapieform nicht wiederholt werden.

Kristalline Kortikoide sind bei chronischer Synovialitis und Versagen nichtinvasiver konservativer Therapie inklusive regelmäßiger Gerinnungsfaktorensubstitution ein probates Mittel, um den Entzündungsprozess zu reduzieren oder aufzuheben. Bei Beachtung der Anwendungsvorschriften sind die Risiken gering. Lassen sich durch Hämarthropathie verursachte Veränderungen bereits radiologisch nachweisen, ist die Wirkdauer im Allgemeinen beschränkt.

Literatur

Bellamy N, Campbell J, Robinson V, Gee T, Bourne R, Wells G (2006) (2006) Intraarticular corticosteroid for treatment of osteoarthritis of the knee. Cochrane Database Syst Rev 2: CD005328
Fernandez-Palazzi F, Caviglia HA Salazar JR, Lopez J, Aoun R (1997) Intraarticular dexamethasone in advanced chronic synovitis in hemophilia. Clin Orthop 343: 25–29
Rodriguez-Merchan EC, Villar A, Orbe A, Magallon M (1994) Intra-articular methylprednisolone therapy in chronic hemophilic synovitis of the knee. Rev Clin Esp 194: 480–482
Rozental TD, Sculco TP (2000) Intra-articular corticosteroids: an updated overview. Am J Orthop: 29: 18–23

16 Schmerztherapie mit Hyaluronsäure

Thomas Wallny, Axel Seuser

Die Behandlung von hämophilen Arthropathien ist trotz der Möglichkeiten moderner orthopädischer Chirurgie manchmal unbefriedigend, da nicht alle Patienten – nach konservativer Therapieresistenz – operativen Maßnahmen zugeführt werden können. Daraus ergibt sich die Notwendigkeit, weniger invasive Behandlungen gerade für diese Patienten zu überprüfen.

Die Hyaluronsäure ist eine intrazelluläre Kittsubstanz und die Grundmaterie des Bindegewebes. Sie gehört chemisch zu den sauren Polysacchariden (Synonym: Glykosaminoglykane) und ist ein lineares, nicht verzweigtes Polymer aus β-Glucuronsäure und N-Acetyl-Glucosamin, die durch 1,3-glykosidische Bindung miteinander verknüpft sind. Das 1934 von Meyer und Palmer isolierte Molekül findet sich im menschlichen Körper physiologisch in der Nabelschnur, der Synovia, dem Glaskörper und der Haut. Es wird seit 1960 in der Medizin eingesetzt und ist nach einer Klassifizierung als SADOA („slow acting drug in osteoarthritis") zu bezeichnen. Folgende Wirkungen werden der Hyaluronsäure zugeschrieben:

- Erhöhung der Viskosität,
- Schutz vor enzymatischen Schäden aufgrund der Abpufferung von Enzymen,
- Bindung freier Radikale und Beeinflussung der Zytokinspiegel,
- Steigerung der endogenen Hyaluronproduktion,
- Analgesie und
- Steigerung der Stoßdämpferfunktion der Synovia.

Weitere in der Literatur diskutierte Ansatzpunkte gehen aus Abb. 16.1 hervor.

Die bei Arthrotikern vermindert produzierte Hyaluronsäure kann bei Supplementierung die Konzentration sowie das Molekulargewicht in der Synovia normalisieren. In-vivo-Studien zu diesem intraartikulär applizierten Arzneimittel zeigten eine Verbesserung der Parameter Schmerz, Schwellung und Bewegungseinschränkung.

16.1 Allgemeine Datenlage

Inzwischen gibt es eine Vielzahl von Studien unterschiedlicher Aussagekraft, die zuletzt 2006 von der Cochrane-Bibliothek geprüft wurden. Prinzipiell konnte ein positiver Therapieeffekt bezüglich Schmerz, Funktion und subjektiver Patienteneinschätzung insbesondere zwischen 5 und 13 Wochen nach der letzten Injektion gefunden werden. Angesichts der Vielzahl von Studien ist darauf hinzuweisen, dass unter-

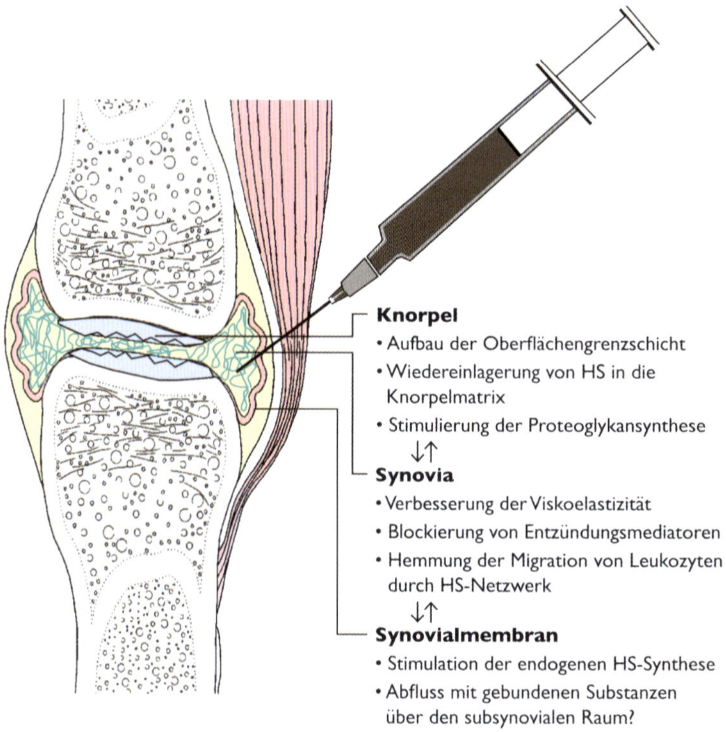

Abb. 16.1 Ansatzpunkte der intraartikulär applizierten Hyaluronsäure (HS)

schiedliche Produkte verschiedener Hersteller zu unterschiedlichen Zeitpunkten in grundverschiedenen Studiendesigns verglichen wurden. Randomisierte Studien zeigten in der Mehrheit eine Überlegenheit gegenüber Kortison und nichtsteroidalen Antiphlogistika, dabei sind jedoch die heterogenen Untersuchungsgruppen zu bedenken. Außerdem soll nicht unerwähnt bleiben, dass es ebenfalls Publikationen gibt, die im Vergleich zu Kortison und Placebo keine unterschiedlichen Wirkungen verzeichneten. Einige randomisierte Studien stellten Unterschiede zwischen den einzelnen Präparaten heraus, was grundsätzlich wegen der voneinander abweichenden Molekulargewichte nachvollziehbar ist; aber auch hier ist Vorsicht angebracht, da die einzelnen Zielgrößen unterschiedlich sind. Die Nebenwirkungsrate der Hyaluronsäure ist lokal höher als bei den Antiphlogistika, dafür wurden systemische Nebenwirkungen nur selten beobachtet.

Allen Studien gemein ist die Anwendungsüberprüfung an Kniegelenken. Das liegt daran, dass der sichere Nachweis von intraartikulärer Applikation bei anderen Gelenken nur mit Durchleuchtung und Kontrastmittelgabe möglich ist. Eine Studie an freiwilligen Patienten wäre hier nur mit sehr großem Aufwand und hohen Kosten durchführbar. So muss der Einsatz an anderen Gelenken als „off label use" gewertet werden und fällt damit unter die Verantwortung des Arztes. Die Datenlage ist diesbezüglich dünn, das Evidenzniveau gering.

16.2 Untersuchungen zur Anwendung bei Hämophilen

Aufgrund der genannten Eigenschaften greift die Hyaluronsäure an mehreren der komplexen Pathomechanismen der Entwicklung einer hämophilen Gelenkarthropathie ein und beeinflusst auch die entstehenden Symptomkomplexe. Im Bereich der hämophilen Arthropathien war Fernandez-Pallazzi aus Venezuela der erste, der auf den möglichen therapeutischen Einsatz hinwies. Er behandelte Ende der 1980er Jahre zunächst zwei Hämophile, die zumindest kurzfristig gut auf Hyaluronsäure ansprachen. Seitdem gibt es mehrere Anwendungsbeobachtungen bei Hämophilen, die allerdings naturgemäß hinsichtlich der Patientenzahlen gering sind. Eine Arbeit sei an dieser Stelle ausführlicher dargestellt.

In einer im Jahr 2000 publizierten Studie wurde prospektiv bei 20 Hämophilen mit einer Faktor-VIII-Aktivität zwischen <1 und 3% nach klinischer, nativradiologischer, magnetresonanztomographischer und ultraschalltopometrisch-bewegungsanalytischer Untersuchung eine Ampulle Hyaluronsäure (Hyalart®) fünfmal in einwöchigem Abstand unter sterilen Kautelen in das Kniegelenk injiziert.

Die Auswertung erfolgte mit dem Score des Orthopedic Advisory Committee der World Federation of Hemophilia (WFH), die spezielle Evaluierung des Kniegelenkes mit dem Aichroth-Score. Bis auf die nativradiologische Untersuchung wurden alle erwähnten Verfahren drei Monate nach der ersten Hyalart®-Injektion zur Kontrolle der Therapiewirksamkeit wiederholt. Zusätzlich wurden die Patienten vor und drei Monate nach der Behandlung aufgefordert, ihre Kniegelenkschmerzen mithilfe einer visuellen Analogskala (VAS 0–100) einzustufen. Die letzte klinische und subjektive Einschätzung erfolgte 26 Monate nach der Erstinjektion.

Alle Patienten führten standardmäßig eine Dauerbehandlung von mindestens dreimal 1000–2000 I.E. Faktor VIII pro Woche durch. Am Tag der Punktion wurden zur Verhinderung einer Gelenkblutung einmal zusätzlich 3000 I.E. appliziert. Alle Patienten (Alter 35–56 Jahre) hatten arthropathiebedingte Schmerzen; neun von ihnen waren HIV-positiv.

Der Durchschnittswert des WFH-Scores betrug für das betroffene Kniegelenk vor der Behandlung 8,1 Punkte von maximal 12 möglichen Punkten, die durchschnittliche Punktzahl im Aichroth-Score lag bei 38 Punkten (Höchstpunktzahl 55 Punkte).

Im Verlauf trat eine Verbesserung des klinischen Befundes ein. Die durchschnittliche Punktzahl des WFH-Scores sank auf 7,3 und die des Aichroth-Scores stieg auf 40. Die Werte auf der VAS für den subjektiv empfundenen Schmerz sanken von 53 auf 37. Nach 26 Monaten gaben noch zehn Patienten an, dass es ihrem behandelten Knie besser ginge als vor der Injektion. Der WFH-Score lag zu diesem Zeitpunkt bei durchschnittlich 7,3, der Aichroth-Score bei 39 und die VAS bei 40 Punkten.

Subjektiv profitierten 14 der 20 Patienten mit einer bis zu 50%igen Beschwerdebesserung und 2 Patienten gaben an, durch die Behandlung keinerlei Unterschiede, aber auch keine Verschlechterung zu verspüren. Die Besserung zeigte sich insbesondere bei Belastungen wie Treppensteigen, Spaziergängen über eine 30 Minuten und bei den Anlaufschmerzen, die gemindert waren. Zu bedenken ist jedoch, dass die verbesserte Belastbarkeit des Kniegelenkes durch eine gleichzeitig vorliegende Arthropathie an den Sprunggelenken limitiert werden kann.

Bei den MRT-Kontrolluntersuchungen ließen sich keine Unterschiede erfassen.

Die Ultraschalltopometrie zeigte bei 12 der 20 Patienten Verbesserungen in der biomechanischen Analyse des Roll-Gleit-Verhaltens nach der Injektionsbehandlung mit Hyaluronsäure. Es kam vor allem zu einer Harmonisierung der Kniebinnenmechanik. Die Variation der Kniebewegung bei sieben Wiederholungen pro Patient war vor der Therapie sehr groß und zeigte danach eine gute Reproduzierbarkeit. Positiv war auch der Einfluss auf den Rollanteil. Dieser konnte bei fast allen Patienten gesteigert werden. Zwei Patienten wiesen an dem behandelten Kniegelenk ebenso wie am nichtbehandelten keine Veränderungen auf.

In einer anderen Studie aus dem Jahr 2002 wurde über sehr zufriedenstellende Resultate nach der Hyaluronsäurebehandlung (Synvisc®) von 29 Gelenken – 17 Knie-, 4 Sprung-, 6 Schultergelenke sowie 1 Ellenbogen- und 1 Hüftgelenk – berichtet. Die Autoren sehen theoretisch eine physiologischere Behandlungsmöglichkeit im Vergleich zu intraartikulär appliziertem Kortison, das dem Restknorpel schaden kann.

16.3 Bewertung der Ergebnisse

Die hier vorgestellten Ergebnisse sind angesichts des Studiendesigns teilweise als Erfahrungsbericht zu sehen. Aussagekräftiger wäre eine doppelblinde, randomisierte Studie, die sich jedoch mit den Patienten nicht hätte durchführen lassen. Weiterhin stellt sich die Frage, ob beispielsweise eine Kochsalzinjektion als Placebokontrolle in das Kniegelenk eines HIV-positiven Patienten ethisch vertretbar wäre.

Gerade in der Hämophiliebehandlung sind Aufwand, Kosten und Risiko bei nur kurz nachweisbaren Therapieerfolgen nicht zu akzeptieren. Die Autoren konnten bei der Hälfte der Behandelten eine über zwei Jahre lang anhaltende subjektive Verbesserung beobachten, die sich pharmakologisch nicht erklären lässt. So war in der beschriebenen Studie zu verzeichnen, dass sich trotz weitgehend zerstörter Knorpelsubstanz ein positiver Effekt auf die Gelenkfunktion erreichen ließ. Vermutet werden kann eine vorübergehende Verbesserung des Gelenkmilieus, die eine schmerzärmere Belastung des Knies bzw. der Nachbargelenke zulässt. Über eine bessere – da durch die Hyaluronsäurebehandlung unter weniger Schmerzen trainierbare – muskuläre Koordination wären langfristig induzierte Verbesserungen denkbar.

Die Behandlung mit Hyaluronsäure kann bei hämophiler Arthropathie als Schmerztherapie empfohlen werden, wenn nichtinvasive Behandlungsstrategien gescheitert oder operative Maßnahmen nicht gewünscht bzw. undurchführbar sind. Mit jedem Patienten sollte individuell das Nutzen-Risiko-Verhältnis abgewogen werden.

Literatur

Aichroth PM, Freeman MAR, Smillie IS, Souter WA (1978) A knee function assessment chart. J Bone Joint Surg Br 60: 308–309
Bellamy N, Campbell J, Robinson V, Gee T, Bourne R, Wells G (2006) Viscosupplementation for the treatment of osteoarthritis of the knee. Cochrane Database Syst Rev 2: CD005321
Gilbert MS (1993) Prophylaxis: musculoskeletal evaluation. Semin Hematol 30: 3–6
Fernandez-Palazzi F, Viso R, Boadas A, Ruiz-Saez A, Caviglia H, Bosch NB de (2002) Intra-articular hyaluronic acid in the treatment of haemophilic chronic arthropathy. Haemophilia 8: 375–381
Wallny T, Brackmann HH, Semper H, Schumpe G, Effenberger W, Heß L, Seuser A (2000) Intra-articular hyaluronic acid in the treatment of haemophilic arthropathy of the knee. A clinical, radiological and sonographical assessment. Haemophilia 6: 566–570

17 Magnetfeldtherapie bei fortgeschrittener Hämarthropathie

Axel Seuser, Thomas Wallny

Die Naturheilkunde rückt immer mehr in das Blickfeld der Wissenschaft und der Patienten. Gerade die Magnetfeldtherapie scheint sich in Studien einen Platz in der Behandlung von Beschwerden am Bewegungsapparat zu erobern. Als zusätzliche Therapieoption zu den bewährten Methoden hat sie bereits Einzug in viele orthopädische Praxen gehalten.

17.1 Wirkungsweise des Magnetfeldes

Die Wirkungsweise des Magnetfeldes ist gut erforscht und wird nachfolgend kurz dargestellt.

- Im Bereich eines Magnetfeldes kommt es zu einer verstärkten Sauerstoffabgabe des Blutes in das umgebende Gewebe. Durch das höhere Sauerstoffangebot werden die Kapillaren für den Blutstrom stärker geöffnet, sodass sich eine bessere Durchblutung und damit eine bessere Versorgung mit Nähr- und Botenstoffen ergibt. Das ist besonders in entzündlichen Geweben von großem Vorteil.
- Durch die Ablenkung positiver und negativer Ionen im Magnetfeld proportional zur magnetischen Flussdichte und zur Größe der Ladung kommt es zur Verschiebung des Ladungsmilieus an den Zellmembranen mit positivem Einfluss auf die Stoffwechselprozesse der Zelle.
- Jeder Organismus ist elektrisch leitfähig. Wirkt ein zeitlich veränderliches Magnetfeld ein, so wird eine Spannung induziert. Entscheidend für die Größe der Spannung ist nicht die magnetische Flussdichte, sondern deren zeitliche Veränderung. Daher werden rechteck- und sägezahnförmige Impulse zur Beeinflussung des Gewebes verwendet.
- Im Magnetfeld werden im Verschiebestrom der Ladungsträger Wasserstoffionen am stärksten bewegt. Dadurch ergibt sich eine pH-Wert-Verschiebung mit Freisetzung von Kalziumionen und Aktivierung der Stickstoffmonoxidsynthese. Sie führt zur Venendilatation und Aktivierung von Makrophagen. Regenerationsprozesse werden deutlich beschleunigt.

Das Zusammenwirken dieser physiologischen Veränderungen führt am Bewegungsapparat zur Entzündungs- und Schmerzhemmung sowie zur Regeneration der betroffenen Gelenke. Verschiedene Arbeiten, auch Doppelblindstudien, zeigten bei Patienten mit Kniebeschwerden eine positive Wirkung.

Diese Effekte sollten anhand einer dreidimensionalen Bewegungsanalyse bei einer Gruppe von hämophilen Patienten mit schweren Gelenkveränderungen überprüft werden.

17.2 Durchführung der Magnetfeldtherapie

Zehn Patienten mit einer schweren Hämophilie A und ausgeprägter blutungsbedingter Arthropathie beider Kniegelenke wurden über drei Monate mit einem Magnetfeldapplikator (Magnetfeldsystem Enzymed 5004, Schober medicare GmbH, Hechingen) behandelt. Dieses System besteht aus einem Steuergerät, Netzteil und Applikator, der als Extremitätenmanschette ausgelegt ist (Abb. 17.1). Es erzeugt ein pulsierendes Magnetfeld, hauptsächlich im Schwingungsbereich von 2–22 Hz. Beim Impuls handelt es sich um ein fünffaches Sägezahnsignal. Die Therapiezeit pro Anwendung beträgt 20 Minuten. Das Gerät ist so programmiert, dass im Bereich von 40–90 Mikrotesla automatisch eine einschleichende und ausschleichende Magnetfeldwirkung erfolgt.

Die Probanden benutzten das System für die betroffenen Kniegelenke 1- bis 2-mal täglich über einen Zeitraum von drei Monaten zu Hause. In dieser Zeit wurden

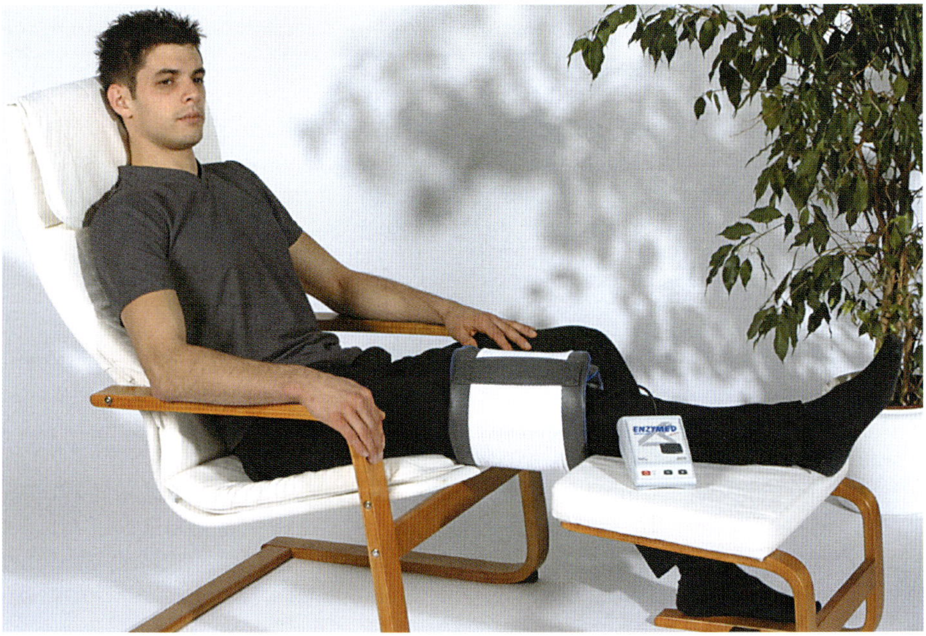

Abb. 17.1 Magnetfeldsystem Enzymed 5004 (Schober medicare GmbH, Hechingen). Es besteht aus Steuergerät, Netzteil und einem Applikator, der als Extremitätenmanschette ausgelegt ist, und erzeugt ein pulsierendes Magnetfeld, hauptsächlich im Schwingungsbereich 2–22 Hz

keine krankengymnastischen Behandlungen durchgeführt und die vorher schon festgelegte medikamentöse Schmerztherapie sowie die Versorgung mit Gerinnungsfaktor VIII nicht verändert. Vor und nach Beginn der Magnetfeldtherapie erfolgte eine Bewegungsanalyse auf dem Laufband und bei der Beugung von beiden Knien.

17.3 Untersuchungsergebnisse

Acht der zehn Patienten gaben subjektiv eine Besserung ihrer Gelenkbeschwerden an. Bei der bewegungsanalytischen Untersuchung zeigte sich bei allen eine Verbesserung der ausgewerteten Funktionsparameter wie Winkel, Geschwindigkeit und Beschleunigung. Zur genaueren Bewertung der Funktionsverbesserung wurde sowohl für die Ganganalyse als auch für die Kniebeuge jeweils ein Score entwickelt.

Die Ergebnisse der Ganganalysen aller Patienten in der Seitenansicht sowie in der Ansicht von hinten – jeweils rechtes und linkes Knie – vor und nach der Behandlung sind in Abb. 17.2 dargestellt. In beiden Bewegungsebenen konnte in dem dreimonatigen Therapieverlauf die Gelenkfunktion deutlich verbessert werden.

Bei der Untersuchung des rechten Knies eines Studienteilnehmers beim Gang auf dem Laufband fiel auf, dass sowohl vor als auch nach der Behandlung die Standphasenaktivität des Kniegelenkes nahezu aufgehoben war (nicht dargestellt). Deutliche Verbesserungen zeigten sich in den Winkelbeschleunigungsphasen. Die Winkelbeschleunigung hatte um nahezu die Hälfte abgenommen und wies einen regelmäßigen rhythmischen und sinusförmigen Verlauf auf, was gleichbedeutend mit einer deutlich geringeren Gelenkbelastung ist.

Ähnliche Ergebnisse konnten bei einem weiteren Patienten festgestellt werden (Abb. 17.3). Hier hatte sich darüber hinaus der Standphasenwinkel des Kniegelenkes fast verdoppelt. Der gesamte Gang wurde regelmäßiger. Der größere Standphasenwinkel bedeutet eine verbesserte Kraftübertragung über einen größeren Gelenkbereich und damit eine Schonung des Gelenkes.

Dieser positive Einfluss der Magnetfeldtherapie war in den Ganganalysen besonders deutlich zu verifizieren. Die Kniegelenkfunktion unter Belastung bei der Kniebeuge konnte nur wenig davon profitieren.

17.4 Bewertung

In der orthopädischen Behandlung gewinnt die Magnetfeldtherapie immer mehr an Bedeutung. Die vorgestellte Untersuchung zeigt, dass sowohl subjektive als auch objektive Parameter durch diese Behandlungsform verbessert werden können. Das liegt an ihren oben beschriebenen physiologischen Wirkungen, die in vielen Studien nachgewiesen wurden. Durch eine Verbesserung der Gelenkdurchblutung und damit der Gelenkversorgung kam es bei nahezu allen Patienten zu einem Abklingen des Entzündungsreizes, was ein vorteilhafteres muskuläres Zusammenspiel und eine bessere Führung des Gelenkes beim Gehen zur Folge hatte. Da in der Zeit der

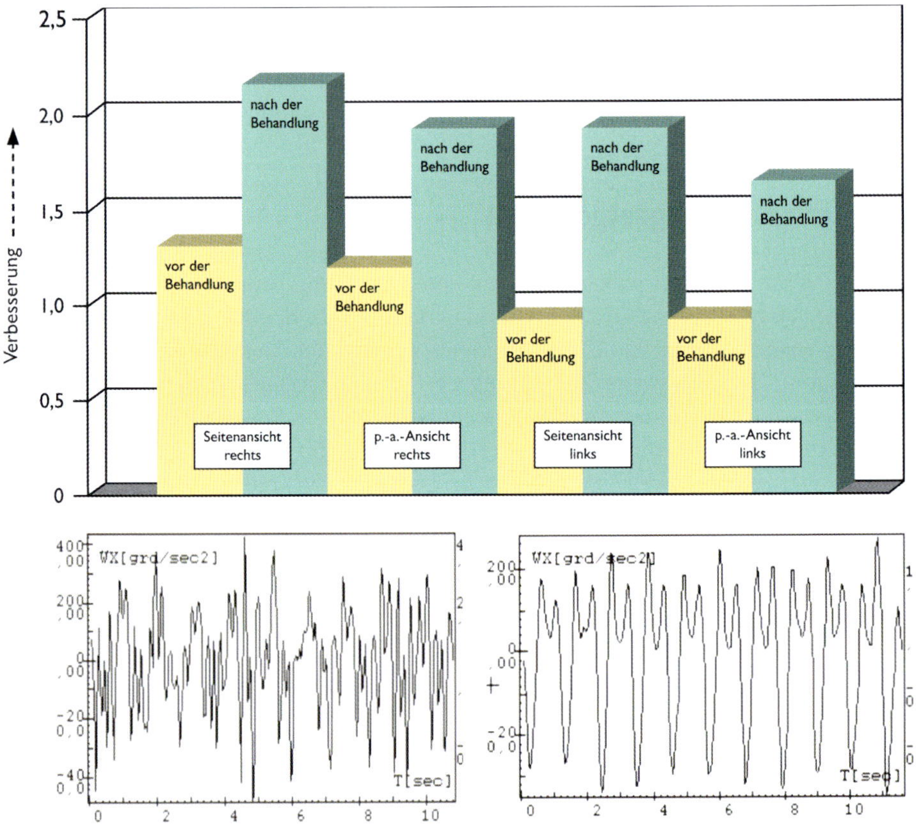

Abb. 17.2 *Oben*: Gangbild vor und nach Magnetfeldtherapie. Deutliche Verbesserung der Standphase und der Achskontrolle der Kniegelenke (seitliche und posterior-anteriore Ansicht). *Unten*: Verbesserte Winkelbeschleunigung des Kniegelenkes beim Gehen. Kurvenberuhigung und geringere Winkelbeschleunigung nach der Therapie (*rechts*)

Magnetfeldtherapie keine zusätzlichen krankengymnastischen Übungen durchgeführt wurden, lässt sich dieser Effekt nur auf sie zurückführen.

Dass der positive Effekt nicht auch das Ergebnis bei den Kniebeugen beeinflusst, ist erklärlich. Es handelt sich hierbei um eine weniger koordinative als eine durch Kraft ausgelöste Beanspruchung. Diese kann nur durch ein zusätzliches Krafttraining sicher und erfolgreich beeinflusst werden.

Die Magnetfeldtherapie ist eine nebenwirkungsfreie, nahezu belastungsfreie und kaum einschränkende Therapieform. Sie kann als ein wenig aufwendiges und erfolgreiches Adjuvans in die Behandlung chronisch kranker Gelenke auch bei Patienten mit hämophiler Arthropathie einbezogen werden. In der Kombination mit koordinativen Übungen, Krankengymnastik und Krafttraining wird es möglich sein, noch größere Funktionsgewinne für die betroffenen Patienten zu erhalten.

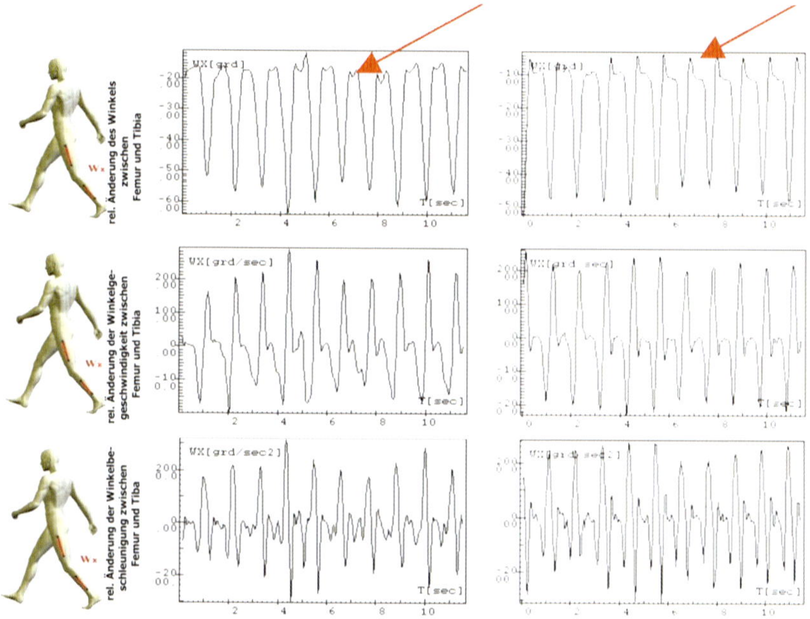

Abb. 17.3 Standphase des Kniegelenkes (*links* vor der Therapie, *rechts* danach) mit Verdoppelung des Bewegungsumfanges (*Pfeile*). Der Gang ist regelmäßiger. Der größere Standphasenwinkel bedeutet eine verbesserte Kraftübertragung über einen größeren Gelenkbereich und damit eine Schonung des Gelenkes

Literatur

Basset CA, Pawluk RI, Pilla AA (1974) Acceleration of fracture repair by electromagnetic fields. A surgically noninvasive method. Annals NY Acad Science 238: pp 242–261

Basset CA (1993) Beneficial effects of electromagnetic fields. J Cell Biochem 51: 387–393

Capenter DO, Ayrapetyan S (1994) Biological effects of electric and magnetic fields – sources and mechanism, Vol 1. Academic Press, San Diego, USA

Cohen D (1967) Detection and analysis of magnetic fields produced by bioelectric currents in humans. Science 156: 652–654

Goodman R, Chizmadzhev Y, Henderson A (1993) Electromagnetic fields and cells. J Cell Biochem 51: 436–441

McLeod KJ, Donahue HJ, Levin PE, Fontaine MA, Rubin CT (1993) Electric fields modulate bone cell function in a density-dependent manner. J Bone Miner Res 8: 977–984

Rosen AD (1993) Membrane response to static magnetic fields: effect of exposure duration. Biochim Biophys Acta 1148: 317–320

Stemme O (1992) Physiologie der Magnetfeldbehandlung – Grundlagen, Wirkungsweise, Anwendung. Stemme, München

Seuser A, Schumpe G, Brackmann H-H, Wallny T (2006) Magnetic field therapy in patients with severe hemophilia – motion analysis and quality control. In: Scharrer I, Schramm W (eds) 35th Hemophilia Symposium Hamburg 2004. Springer, Heidelberg, pp 144–149

Trock DH et al.(1993) A double-blind trial of the clinical effects of pulsed electromagnetic fields in osteoarthritis. J Rheumatol 20: 456–460

18 Schädelakupunktur

Thomas Wallny

Ältere Hämophile mit multiplen Arthropathien sind oftmals als chronische Schmerzpatienten zu bezeichnen. Sie müssen sich z. B. aufgrund einer HIV-Infektion vielfältige orale Medikamente verabreichen; hinzu kommen die ebenfalls regelmäßig eingenommenen Schmerzmittel, die wiederum Nebenwirkungen im Magen-Darm-Trakt bzw. an anderen inneren Organen hervorrufen können. Deshalb wurde nach einer Methode gesucht, welche die Schmerzen bei hämophilen Patienten mit Arthropathien günstig beeinflussen kann, dabei weitgehend nebenwirkungsfrei und einfach anzuwenden ist und keine zusätzliche Substitution mit Gerinnungsfaktoren erfordert.

Patienten mit chronischen Schmerzen aufgrund von Gelenkarthrosen unterziehen sich zunehmend Akupunkturbehandlungen. Die Aussagekraft diesbezüglicher Studien ist jedoch aufgrund geringer Patientenzahlen und kurzer Beobachtungszeit begrenzt. Die Schädelakupunktur gehört zu den sog. Mikrosystemen der Akupunktur. Diese Systeme bilden auf einem Körperabschnitt (z. B. Schädel, Ohr, Mundhöhle oder Mittelhandknochen) ein Projektionsfeld des Organismus. Bemerkenswert ist die Parallele solcher Funktionsbilder zum „Homunkulus". Bezüglich der einzelnen Wirkvorstellungen der verschiedenen Akupunktursysteme wird auf die Standardwerke der Literatur verwiesen.

Von alters her sind in China besondere Punktlinien am Schädel bekannt. Diese beziehen sich fast ausschließlich auf die Sagittallinie des Schädels vom Hinterhaupt bis zur Stirn. In der chinesischen Terminologie heißt dieser Bereich Du-Mai-Meridian, was übersetzt „das Lenkergefäß" bedeutet.

18.1 Technik

Mit einer 25 mm langen und 0,25 mm dicken Nadel wird auf dieser Linie in einer tastbaren Vertiefung am Hinterhaupt, die dem Bereich der hinteren Fontanelle entspricht, im Winkel von 45 Grad von schräg oben nach diagonal schräg unten eingestochen. Der Einstichwinkel zur Hautoberfläche beträgt ebenfalls 45 Grad (Abb. 18.1). Nach dem Einstechen wird der Nadelgriff zwischen Daumen und Zeigefinger der rechten Hand fixiert und mit dem Daumen der linken Hand die Kopfhaut in Richtung Nadel massiert. Nach jedem Massagehub wird der Nadelgriff losgelassen, sodass sich mit jedem Hub die Nadel Millimeter für Millimeter unter die Kopfhaut schiebt. Auf diese Weise wird die Nadel subkutan bis zum Griff versenkt.

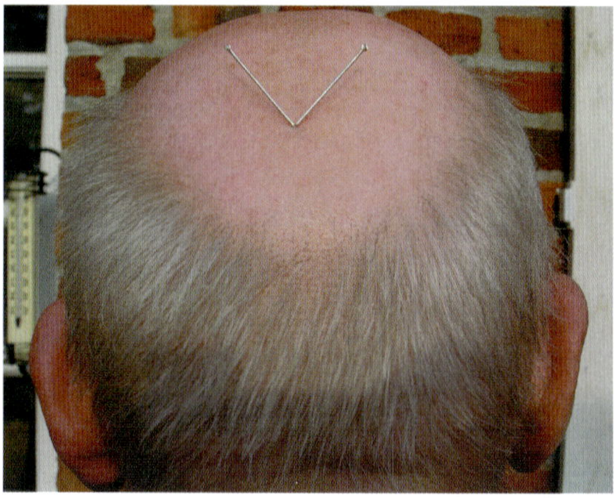

Abb. 18.1 Nadeln, gesetzt für die Behandlung des rechten und linken Beines

Die Schädelkalotte bleibt unberührt. Das Stechen der Nadel ist in der Regel schmerzfrei. Wenn diese richtig platziert ist, wird der Nadelgriff zwischen Daumen und Zeigefinger fixiert und die Kopfhaut mit dem Daumen der Gegenseite erneut gegen den Griff der Nadel massiert.

Nach Setzen der Nadel wird der Patient aufgefordert, mit der verbleibenden Nadel mindestens 30 Minuten das Bein zu bewegen. Er kann dabei spazieren gehen oder auch das betreffende Bein im Liegen bewegen. Die Gelenke einer ganzen Extremität werden mit einer Nadel behandelt. Wird von rechts oben nach links unten eingestochen, wird das linke Bein therapiert bzw. vice versa. Die Punktbezeichnung lautet Du 18.

18.2 Pilotstudie

Bisher wurde diese Form der Schmerztherapie bei Hämophilen nicht näher untersucht. Der Autor hat deshalb eine Pilotstudie initiiert, bei der zwölf Patienten mit einer Faktor-VIII-Aktivität von unter 1% und mindestens einer schmerzhaften Arthropathie an beiden Beinen eingeschlossen wurden. Die Patienten füllten einen Fragebogen vor und drei Monate nach der Therapie aus. In diesem sollten sie mithilfe einer visuellen Analogskala (VAS) die Schmerzen an den großen Gelenken der oberen und unteren Extremität einschätzen. Dabei bedeutete 0 kein Schmerz und 10 stärkster vorstellbarer Schmerz. Die Behandlung umfasste 15 Zyklen in einwöchigem Abstand.

Im Sinne einer einfach verblindeten Studie wussten die Patienten nicht, welche Seite behandelt wurde. Sie erhielten kein zusätzliches Faktor-VIII-Konzentrat.

Als Ausschlusskriterien galten:

- schmerzfreies Gehen über eine Strecke von 1000 m,
- Alter unter 18 und über 65 Jahre,
- klinische Symptome einer AIDS-Erkrankung und
- ausreichende Schmerzlinderung durch Antiphlogistika/Opioide.

18.3 Subjektive Besserung

Bei zehn von zwölf Patienten war eine Verbesserung ihres subjektiven Schmerzempfindens zu verzeichnen. Die durchschnittlichen Werte, dargestellt auf der VAS, reduzierten sich von 6,8 auf 5,0. Auf der nichtbehandelten Gegenseite verringerten sie sich von 4,1 auf 4,0. Als schmerzhaftestes Gelenk wurde dreimal die Hüfte, viermal das Knie und fünfmal das Sprunggelenk angegeben. Hier waren acht Gelenke besser und vier in ihrer Schmerzsituation als gleich zu bezeichnen, wobei eine Verbesserung nur gewertet wurde, wenn mindestens 2 Punkte Unterschied auf der VAS zu verzeichnen waren (Abb. 18.2). Sechs von zwölf Patienten gaben an, weniger Schmerzmittel einnehmen zu müssen.

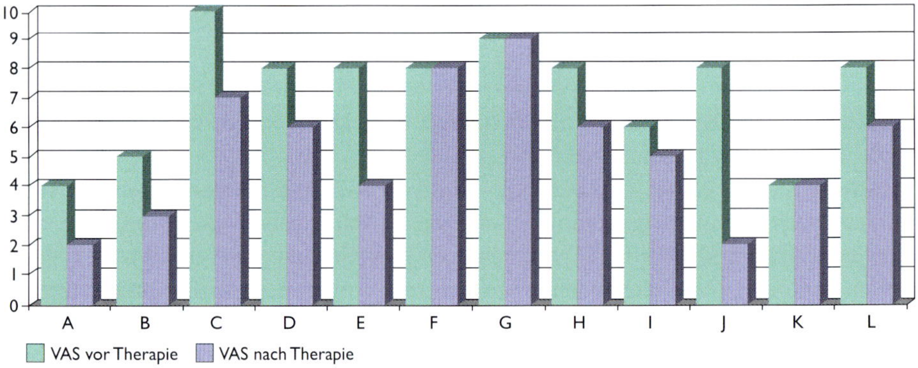

Abb. 18.2 Bewertung des schmerzhaftesten Gelenkes vor und nach der Therapie anhand einer visuellen Analogskala (VAS)

Vergleicht man die nichtbehandelte obere Extremität anhand des Zielgelenkes Ellenbogen, so zeigt lediglich ein Gelenk von 24 erfassten Ellenbogen eine Verbesserung um 4 VAS-Punkte. Sämtliche anderen Gelenke wurden mit gleichen Werten auf der VAS eingeschätzt oder hatten lediglich einen Unterschied von einem Punkt.

Blutungen größeren Ausmaßes wurden im Bereich der Nadeln nicht beobachtet. Die Patienten gaben auch keine Schmerzen oder Schwellungen im Bereich der Galea an. Infektionen der Nadeleintrittsstellen oder Nebenwirkungen im Bereich der inneren Organe wurden ebenfalls nicht festgestellt.

18.4 Wirksam und nebenwirkungsfrei?

Diese Studie hat Pilotcharakter. Auch wenn die Aussagekraft aufgrund der lediglich subjektiven Erfassung der Schmerzintensität auf einer VAS begrenzt ist, sprechen die unveränderten Schmerzintensitäten auf der nichtbehandelten Gegenseite bzw. an den Gelenken der oberen Extremität dafür, dass eine gewisse Wirkung nicht von der Hand zu weisen ist. Darüber hinaus war eine einfache Verblindung gegeben, da die Patienten nicht wussten, welche Seite behandelt wurde.

Fraglich ist die Dauer der Wirksamkeit. So konnte gezeigt werden, dass der positive Effekt der Schmerzlinderung nach sechs Monaten nicht mehr nachweisbar war. Auch in der hier beschriebenen Studie lässt sich die Frage nicht beantworten, zumal die Akupunktur nur als Ergänzung zu eingenommenen Schmerzmitteln verstanden wurde. Immerhin konnte bei der Hälfte der Patienten der Schmerzmittelverbrauch gesenkt werden.

Die Nebenwirkungsrate der Akupunktur darf als sehr gering bezeichnet werden, was auch andere Untersuchungen belegen. Insbesondere wurden keine nennenswerten Blutungen beobachtet, was angesichts der Anatomie im Schädelbereich und der dünnen Nadeln nicht verwunderlich ist.

Für die vorgestellte Studie wurden wegen des Designs lediglich zwölf Patienten rekrutiert. Im Bonner Hämophiliezentrum unterzogen sich bereits mehr als hundert Hämophile der Schädelakupunktur, ohne dass Unterschiede im Vergleich zu den Ergebnissen der Pilotstudie bezüglich Wirksamkeit oder Nebenwirkungsrate auffielen.

Die Schädelakupunktur ist einfach zu erlernen. Neun von zwölf Angehörigen der Teilnehmer an dieser Untersuchung übten die Technik ein und wenden sie mittlerweile selbständig an. Dies bedeutet, dass die Hämophilen ein kleines Stück unabhängiger in der Behandlung ihrer Schmerzen werden können. Weitere Studien mit größeren Patientenzahlen sind notwendig, um die Methode genauer zu evaluieren.

Sicherlich lässt sich auch mit der Körperakupunktur eine Therapie durchführen. Publizierte Ergebnisse oder Erfahrungen sind dem Autor nicht bekannt. Außerdem muss hierbei neben der aufwendigen Ausbildung die eventuelle Neigung zu vermehrten Weichteilhämatomen bedacht werden, wenn keine Gerinnungsfaktorensubstitution erfolgt.

Mit der Schädelakupunktur steht eine nebenwirkungsarme Schmerztherapie zur Verfügung, die ohne zusätzliche Gerinnungsfaktorensubstitution angewendet und mit anderen Schmerztherapien kombiniert werden kann. Vom Therapeuten und Patienten ist sie einfach zu erlernen und fördert die Selbständigkeit des Hämophilen bei der Bewältigung seiner Blutungsfolgen. Die Akupunktur sollte schmerztherapeutisch beim Hämophilen als ergänzende Behandlung eingesetzt werden, die alle sechs Monate wiederholt werden kann.

Literatur

Eisenberg DM, Davis RB, Erbner SL (1998) Trends in alternative medicine use in the United States, results of a follow-up national survey. JAMA 280: 1569–1575

Ezzo J, Hadhazy V, Birch S (2001) Acupuncture for osteoarthritis of the knee: a systematic review. Arthritis Rheum 44: 819–825

Gleditsch JM (2002) Mikro-Aku-Punkt-Systeme (MAPS). Hippokrates, Stuttgart

Melchart D, Weidenhammer W, Streng A (2004) Prospective investigation of adverse effects of acupuncture in 97733 patients. Arch Intern Med 164: 104–105

Posted P, Jorgensen V (2002) Acupuncture used in the management of pain due to arthropathy in a patient with haemophilia. Acupunct Med 20: 193–195

The Academy of traditional Chinese medicine (1975) An outline of Chinese acupuncture. Foreign Language Press, Peking

Wallny TA, Brackmann HH, Gunia G, Wilbertz P, Oldenburg J, Kraft CN (2006) Successful pain treatment in arthropathic lower extremities by acupuncture in haemophilia patients. Haemophilia 12: 500–502

Witt C, Brinkhaus B, Streng A (2005) Acupunture in patients with osteoarthritis of the knee: a randomised trial. Lancet 366: 136–143

19 Intraarterielle lokoregionäre Kortisonperfusion bei therapierefraktärer hämophiler Arthropathie

Axel Seuser, Thomas Wallny

Leider gibt es sie in vielen Fällen: multimorbide Hämophiliepatienten, bei denen jeder Versuch der Schmerzlinderung gescheitert ist. Die Behandlung mit Medikamenten, von entzündungshemmenden bis zentral wirksamen stärksten Opiaten, zeigt nur eine begrenzte therapeutische Wirkung, aber viele typische Nebenwirkungen. Die operativen Methoden sind wegen oft bestehender Sekundärerkrankungen risikobehaftet.

Welche Optionen stehen Patienten mit einer therapierefraktären hämophilen Arthropathie im Endstadium, stark schmerzhaften Folgen einer chronischen Synovialitis und möglicherweise einer Hepatitis-C- und/oder einer HIV-Infektion zur Verfügung?

Unter der Vorstellung, wie bei der lokoregionären Tumortherapie eine höhere Konzentration eines Medikamentes vor Ort zu nutzen, um die systemische Gesamtdosis zu reduzieren, wurde bereits 1992 in einer aufwendigen Studie an der Orthopädischen Universitätsklinik Bonn in Zusammenarbeit mit der Hämophilieambulanz für solche Patienten ein alternatives Behandlungskonzept mit dem besten entzündungshemmenden Mittel – die sog. intraarterielle lokoregionäre Kortisonverabreichung – erprobt. Dadurch sollte die bei intraartikulärer Gabe zu beobachtende sterile Kristallsynovialitis (s. Kap. 15) vermieden und das damit verbundene höhere Blutungsrisiko minimiert werden. Untersucht wurden die Ansprechrate des entzündlichen Prozesses, die Perfusionsveränderung des Pannus und der Einfluss auf die klinische Symptomatik der Gelenke.

19.1 Untersuchungsablauf

Zwölf Patienten mit schwerer Hämophilie A und ausgeprägter Arthropathie schmerztherapieresistenter Kniegelenke wurden mit Kortison lokoregionär perfundiert sowie magnetresonanztomographisch und klinisch wiederholt untersucht. Das durchschnittliche Alter der Patienten betrug 38 Jahre, die chronische Synovialitis bestand zum Zeitpunkt der Erstuntersuchung seit 4–46 Jahren.

Alle MRT-Aufnahmen erfolgten in sagittaler Schnittführung. Die Schichtauswahl geschah in der Ebene der größten Befundausdehnung (Abb. 19.1). Nach der ersten Sequenz erfolgte die intravenöse Bolusinjektion von Kontrastmittel (Gadolinium-DTPA) zur Darstellung der entzündlichen Aktivität in der Synovialis. Dabei wurde

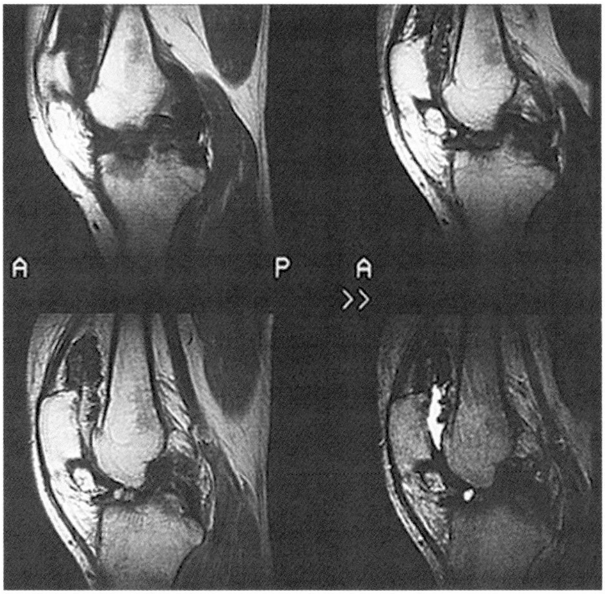

Abb. 19.1 MRT eines Patienten mit Hämarthropathie. Zu sehen sind Femur, Tibia und Patella von der Seite mit deutlichen subchondralen Veränderungen. In vorderen Anteil der Tibia deutliche „Aufhellung" im Sinne einer Zyste. Die Synovialitis ist hell dargestellt und zeigt sich vor allem im vorderen und suprapatellaren Bereich

der prozentuale Anstieg der Signalintensität im Pannus ermittelt. Die Untersuchungen wurden vor der Therapie sowie eine Woche und einen Monat danach durchgeführt.

Angiographisch wurde das betroffene Knie über einen kontralateral gelegenen Arteria-femoralis-superficialis-Katheter zunächst mit Kontrastmittel dargestellt. Dann erfolgte unter suprasystolischem Stau die Kortisonperfusion mit 250 mg 6-Methylprednisolon (Urbason® forte) über 30 Minuten.

Auch die klinischen Untersuchungen wurden jeweils vor, eine Woche sowie einen Monat nach der Therapie vorgenommen. Sie umfassten die Parameter Schmerz, Schwellung, Synovialitis, Erguss sowie Beweglichkeit, Fehlstellung und Muskelatrophie. Die Bewertung erfolgte anhand eines Scores mit unterschiedlichen Abstufungen (Tabelle 19.1).

Tabelle 19.1 Klinischer Score zur Untersuchung der Hämophiliepatienten nach Michet u. Hunder

Symptom	Kein	Gering	Deutlich	Stark
Schmerz	0	1	2	3
Schwellung	0	1	2	3
Synovialitis	0	1	2	3
Erguss	0	1	2	3
Extensionsdefizit	0	1	2	3
Flexionsdefizit	0	1	2	3
Fehlstellung X	0	1	2	3
Fehlstellung O	0	1	2	3
Atrophie	0	1	2	3

19.2 Ergebnisse

19.2.1 Magnetresonanztomographie

Der durchschnittliche Wert aller zwölf Patienten für den Anstieg der Signalaktivität des Pannus als Wert für die entzündliche Aktivität der Gelenkschleimhaut lag vor der Therapie bei 36,3 ± 14,9%. Er sank eine Woche nach der Therapie auf zunächst 14,1 ± 6,3% und nach einem Monat auf 9,2 ± 2%. Der Vergleich vor und nach Therapie zeigte einen signifikanten Behandlungserfolg sowohl nach einer Woche als auch noch nach einem Monat (Abb. 19.2). Der Unterschied von einer Woche zu einem Monat nach Therapieende war nicht als signifikant abzusichern.

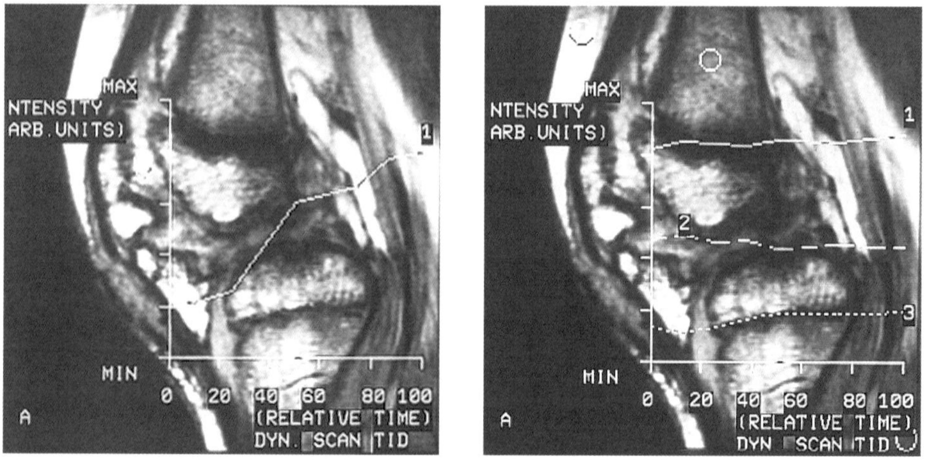

Abb. 19.2 MRT nach Kontrastmittelgabe vor Therapie (*links*) und einen Monat nach Therapie (*rechts*). Die eingezeichnete *Kurve 1* verläuft einen Monat nach der Therapie deutlich flacher als Zeichen der verminderten Signalintensität des entzündungsgeminderten Pannus

19.2.2 Angiographie

In der Angiographie, die vor der lokoregionären Kortisonperfusion erfolgte, zeigte sich bei jedem Patienten ein hypervaskulärer Pannus mit Zunahme der Gefäßkaliber und der Gefäßinjektion. Bei keinem Patienten wurde ein Extravasat als Hinweis auf eine Blutungszone festgestellt (Abb. 19.3).

19.2.3 Klinische Untersuchung

Vor der Therapie war eine Gruppenverteilung vorgenommen worden. Der Gruppe 1 (0–5 Punkte im klinischen Score) wurden die Patienten mit geringem klinischen Befund, der Gruppe 2 die mit mittlerem klinischen Befund (6–10 Punkte), der Gruppe 3 die mit ausgeprägtem klinischen Befund (11–15 Punkte) und der Gruppe 4 die mit massivem klinischen Befund (16–19 Punkte) zugeordnet. Vor der Therapie

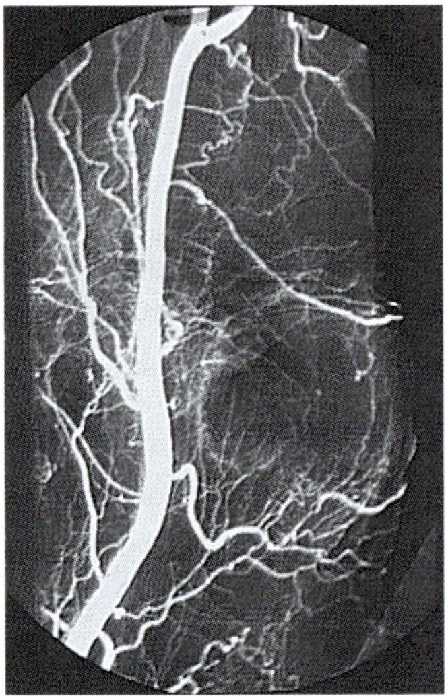

Abb. 19.3 Angiographie einer hämophilen Arthropathie mit hypervaskulärem Pannus. Typisch sind die kleinen und kleinsten Verästelungen, die in der das Kniegelenk auskleidenden Synovialis liegen

bestand die Gruppe 1 aus einem Patienten, eine Woche danach aus sechs und einen Monat nach Therapie aus acht Patienten. In der Gruppe 2 befanden sich vor der Therapie vier Patienten, eine Woche danach zwei und nach einem Monat noch drei Patienten. Vor der Behandlung befanden sich in der Gruppe 3 sechs, eine Woche später vier Patienten und nach einem Monat nur noch ein Patient. Zur Gruppe 4 zählte vor der Therapie ein Patient, eine Woche und einen Monat nach der Behandlung gehörte ihr kein Patient mehr an (Abb. 19.4).

Der durchschnittliche Scorewert aller Parameter von allen zwölf Patienten lag bei 2,58. Eine Woche nach der Therapie sank der Wert auf 1,8 und nach einem Monat

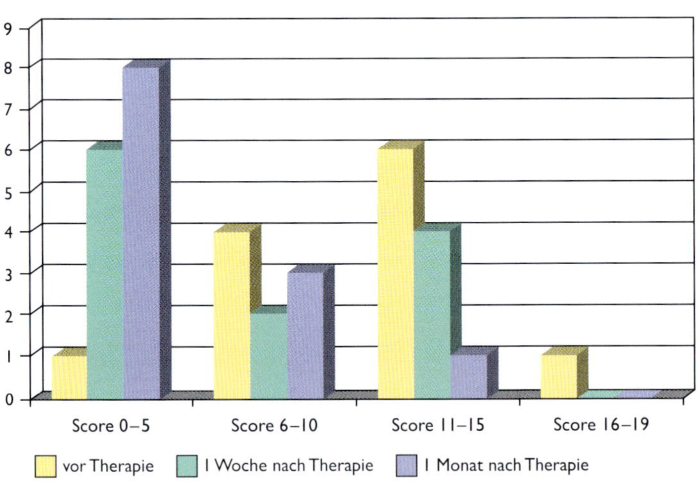

Abb. 19.4 Gruppenverteilung der Patienten vor Therapie sowie eine Woche und einen Monat danach

auf 1,4. Dieser Behandlungserfolg war sowohl für eine Woche als auch für einen Monat nach der Therapie signifikant. Der Unterschied von einer Woche zu einem Monat nach Therapieabschluss ließ sich nicht als signifikant absichern.

Insbesondere die Parameter Schmerz, Schwellung, Synovialitis und Erguss zeigten signifikante Werte für den Vergleich vor der Therapie und eine Woche bzw. einen Monat danach. Beim Parameter Gelenkerguss ergab auch der Vergleich zwischen einer Woche und einem Monat nach der Behandlung einen signifikanten Unterschied. Bei anderen Parametern, denen mehr strukturelle Veränderungen zugrunde liegen, konnte keine signifikante Verbesserung erreicht werden (Abb. 19.5).

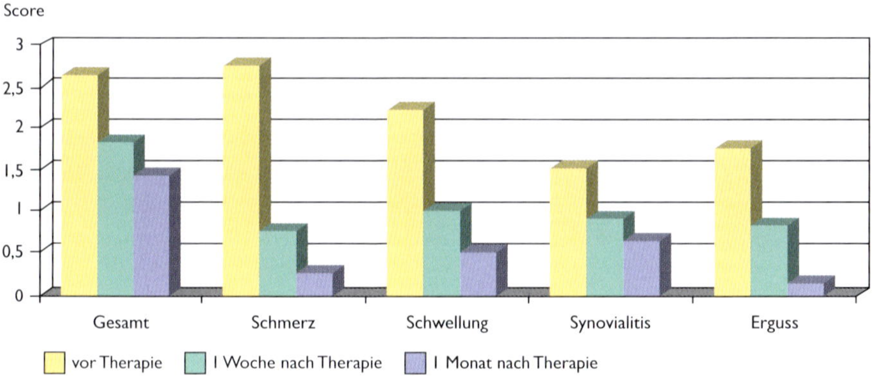

Abb. 19.5 Durchschnittliche Verbesserung der Einzel- und Gesamtscores aller Patienten vor Therapie sowie eine Woche und einen Monat danach

19.3 Bewertung des Verfahrens

Die intraartikuläre Injektion von Kortison kann durch dessen antiphlogistische Wirkung zu einer schnellen Besserung des lokalen entzündlichen Prozesses führen. Die Kortikoidkristalle werden innerhalb weniger Stunden in der Synovialmembran gespeichert, hydrolysiert und dann in hoher Konzentration als wirksames Hormon in das Gelenk abgegeben. Nicht von der Synovialis aufgenommene Kristalle werden innerhalb von zwei Stunden hydrolysiert und in die Blutbahn weitergeleitet, wo sie ihre systemische Wirkung entfalten. Nach einer Empfehlung der American Rheumatism Association (ARA), heute American College of Rheumatology (ACR), sollten Kristallsuspensionen und Glukokortikoide nicht öfter als 3- bis 6-mal jährlich in ein Gelenk injiziert werden. Abgesehen von systemischen Nebenwirkungen sind die Kristallarthritis (2% der Fälle), Knorpelschäden, Knochennekrosen und Gelenkinfektion (0,01%) weitere Komplikationen.

Durch die lokoregionäre Applikation wird eine deutlich höhere antiphlogistische Wirkung infolge der hohen lokalen Konzentration des Wirkstoffes in den Arterien erreicht, die den Pannus versorgen. Die suprasystolische Stauung oberhalb des perfundierten Kniegelenkes verhindert den schnellen Abfluss des Präparates und damit eine frühzeitige systemische Wirkung.

Die protrahierte Applikation über 30 Minuten wirkt einem First-Pass-Effekt entgegen. Komplikationen wie Thrombosen und Arteriendissektionen werden in der Literatur mit unter 3% angegeben. In der vorgestellten Studie gab es keine durch die Angiographie bedingten Komplikationen.

In einer anderen Untersuchung wurde bei zehn Patienten unter intraartikulärer Kortisontherapie mit 40 mg Triamcinolon eine Verbesserung der durchschnittlichen Schmerzangaben von 2,2 (Skala von 0–3) auf 0,5 nach einer Woche und 1,1 nach einem Monat erzielt. Bei der intraarteriellen Therapie lag der Wert im Durchschnitt bei 2,3 vor der Behandlung und bei 0,6 nach einer Woche sowie 0,2 nach einem Monat. Das spricht für einen deutlich verzögerten Effekt.

Nach den bisherigen Ergebnissen ist die lokoregionäre intraarterielle Kortisongabe ein risikoarmes und erfolgversprechendes Therapiekonzept für Patienten mit Hämophilie und starken Schmerzen, deren chronische Arthritiden nicht anderweitig zu behandeln sind. Sowohl klinisch als auch im MRT zeigen sich statistisch signifikante Befundverbesserungen. Langzeitergebnisse, größere Fallzahlen und Vergleichsstudien müssen die Wirksamkeit dieser Methode jedoch noch untermauern.

Literatur

Arnett FC, Edworthy SM, Bloch DA (1988) The 1987 revised ARA criteria for classification of rheumatoid arthritis. Arthritis Rheum 31: 315–324

Hollander JL (1966) Intrasynovial corticoid therapy. In: Hollander JL, McCarty DJ jr (eds) Arthritis and allied conditions. Lea & Febinger, Philadelphia, pp 381–403

Michet CJ, Hunder GG (1985) Examinations of joints. In: Kelly WN, Harris ED, Ruddy S, Sledge CB (eds) Textbook of rheumatology. Saunders, Philadelphia, pp 369–390

Niksch E, Wittenborg A (1986) Ergebnisse einer Pilotstudie: intraartikuläre Monotherapie mit Corticoiden im Vergleich zur chemischen Synoviorthese mit Varicocid kombiniert mit einer geringen Corticoidmenge bei chronischer Gonarthritis. In: Hettenkofer HJ (Hrsg) Synoviorthese/Synovektomie: Ergebnisse und Differentialindikationen. EULAR, Basel, S 44–52

Seuser A, Nägele M, Oldenburg J, Eickhoff H-H, Brackmann H-H (1993) Intraarterielle lokoregionäre Kortisonperfusion bei Patienten mit therapierefraktärer hämophiler Arthropathie. In: Scharrer I, Schramm W (Hrsg) 23. Hämophilie-Symposium Hamburg 1992. Springer, Heidelberg, S 137–142

20 Faktor-VIII/IX-Konzentrat als Schmerztherapeutikum

Johannes Oldenburg

Die einzige kausale Therapie der hämophilen Blutung ist die ausreichende Substitution des jeweils fehlenden Gerinnungsfaktors (Faktor VIII bzw. Faktor IX), die alleine in der Lage ist, eine adäquate Hämostase sicherzustellen.

Dass diese Gerinnungsfaktorenkonzentrate schmerzlindernd sind, ist für die Behandlung einer akuten Blutung verständlich, da durch ihre intravenöse Gabe die Blutung zum Stillstand kommt und eine bereits u.a. durch intraartikuläre Druckerhöhung eingetretene Schwellung des Gelenkes sich im Therapieverlauf wieder zurückbildet. Mit dem Faktor-VIII- und -IX-Konzentrat wird nicht das Symptom „Schmerz", sondern die Blutung als Ursache des Schmerzes therapiert.

20.1 Gerinnungsfaktorenkonzentrat bei chronischen Schmerzen

Wenig bekannt ist, dass die regelmäßige Gabe von Gerinnungsfaktorenkonzentrat auch bei chronischen Schmerzen, die durch schwerste Arthropathien aller großen Gelenke ausgelöst werden, erheblich zur Schmerzreduktion beiträgt. Betroffen ist hiervon eine vergleichsweise kleine Zahl von Patienten mit einer schweren Hämophilie A, im Bonner Hämophiliezentrum beispielsweise etwa 30 von 425 Patienten. Diese führen im Rahmen der ärztlich kontrollierten Heimselbstbehandlung eine prophylaktische Gabe von täglich 1000–3000 I.E. Faktor-VIII-Konzentrat durch. Die Dosis wird individuell für jeden Patienten empirisch ermittelt. Unter dieser Behandlung sind die Patienten weitgehend schmerz- und beschwerdefrei. Sie haben eine für das Alltagsleben ausreichende Mobilität und können ihre z.T. sehr umfangreichen beruflichen Pflichten erfüllen. Wird die für den Patienten individuell ermittelte Dosis unterschritten, entwickeln sich zunehmend Schmerzen und Beschwerden mit Einschränkungen im alltäglichen Leben und erhöhtem Schmerzmittelbedarf, wobei selbst unter Schmerzmittelmedikation die vorher vorhandene Mobilität nicht erreicht wird. Dies lässt indirekt darauf schließen, dass die Gabe von Faktor-VIII- bzw. -IX-Konzentrat nicht nur Beschwerden und Schmerzen reduziert, sondern deren Wirkung auf weitere komplexe Einflüsse zurückzuführen sein muss. Ihre Pathophysiologie ist bestenfalls in Teilen verstanden und wird nachfolgend noch ausführlich dargestellt.

Gemeinsam ist diesen Patienten, dass sie allerschwerste Gelenkarthropathien praktisch aller großen Gelenke aufweisen und dennoch eine vergleichsweise gute Mobilität bei akzeptabler Lebensqualität haben. Einige von ihnen sind beruflich äußerst erfolgreich mit einem großen, auch physischen Arbeitspensum tätig. In Abb. 20.1 und 20.2 sind beispielhaft Röntgenaufnahmen solcher Gelenke dargestellt. Dass die Patienten angesichts dieser ausgeprägten Veränderungen noch mobil mit verhältnismäßig moderaten Beschwerden und Schmerzen sind, ist bei diesen Befunden erstaunlich. Die Patienten „laufen gewissermaßen auf ihrem Faktor-VIII- bzw. -IX-Konzentrat".

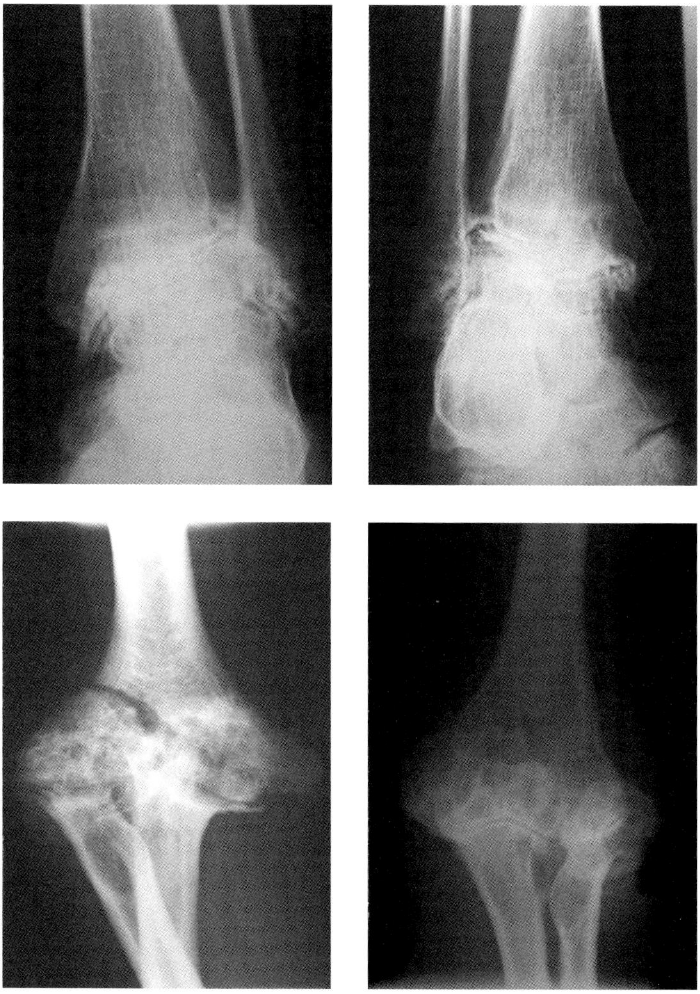

Abb. 20.1 Sprunggelenke (*oben*) und Ellenbogengelenke (*unten*) eines 67-jährigen Patienten mit schwerer Hämophilie A. Alle Gelenke sind schwerst arthropathisch verändert mit praktisch aufgehobenem Gelenkspalt, starker Osteophytenbildung, Zystenbildung und erheblichen Gelenkdeformitäten. Der Patient substituiert alle zwei Tage 4000 I.E. Faktor VIII, da tägliche Substitutionen wegen schlechter Venenverhältnissen nicht möglich sind. Hierunter weist der Patient Talspiegel von 20–25% Faktor-VIII-Aktivität auf. Unter dieser Therapie werden nur gelegentlich nichtsteroidale Schmerzmittel benötigt

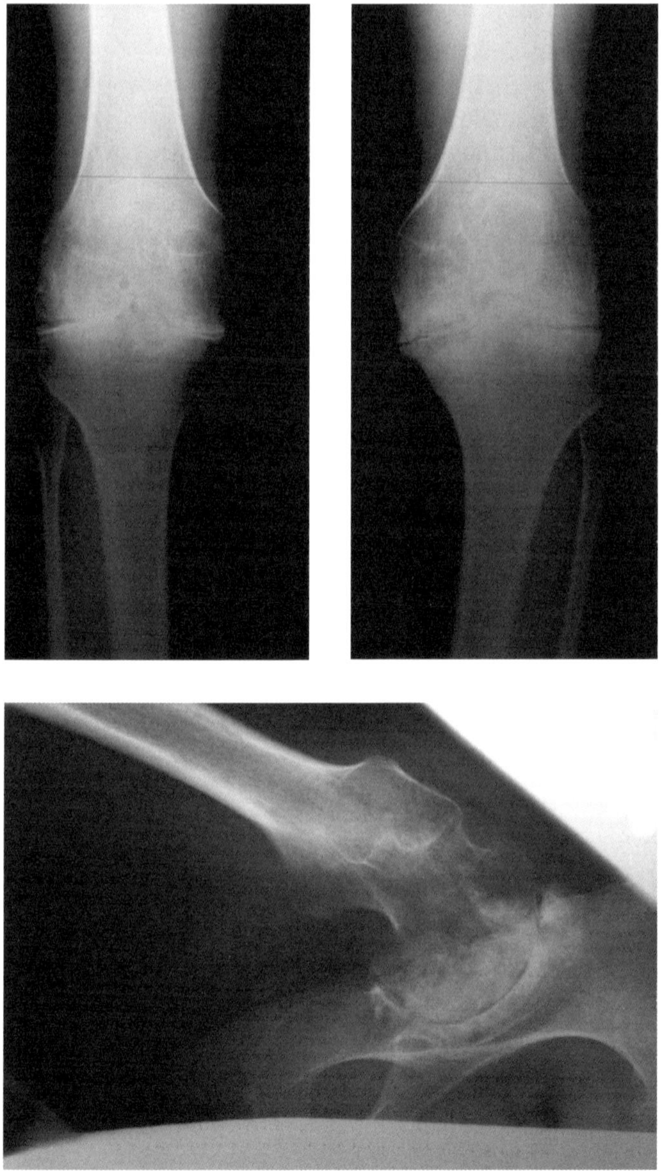

Abb. 20.2 Kniegelenke (*oben*) und das rechte Hüftgelenk (*unten*) eines 47-jährigen Patienten mit schwerer Hämophilie A. Auch hier sind alle Gelenke schwerst arthropathisch verändert mit praktisch aufgehobenem Gelenkspalt (Kniegelenke), Osteophytenbildung und Gelenkdeformität. Der Patient substituiert täglich 2000 I.E., erreicht hierunter aber lediglich Talspiegel von 2–3% Faktor-VIII-Aktivität

20.2 Dauerbehandlung bei Erwachsenen

Die prophylaktische Behandlung mit Faktor-VIII- und -IX-Konzentrat zur Vorbeugung bzw. Vermeidung von Blutungsereignissen ist bei Kindern generell akzeptiert und durch vielfältige Studien gut belegt. Bei Erwachsenen gibt es bisher keine generelle Empfehlung zur Dauerbehandlung. Allerdings ist bekannt, dass eine Bedarfsbehandlung im Vergleich zu einer Dauerbehandlung eine deutlich höhere Anzahl von Blutungen zur Folge hat und dass diese mit einer Progression der Gelenkdestruktion einhergehen. Die Leitlinien zur Therapie mit Blutkomponenten und Plasmaderivaten der Bundesärztekammer (Stand 2003) empfehlen eine individuell angepasste Dauerbehandlung bei den Indikationen Rezidivblutungen mit der Gefahr irreversibler Schäden, besondere körperliche und psychische Belastung sowie Rehabilitation. In der überarbeiteten Version von 2008 wird zusätzlich die individuell angepasste Dauerbehandlung bei Erwachsenen zur Vermeidung von Gelenkarthropathien als Indikation angeführt. Die in diesem Beitrag behandelte Indikation für die Patientengruppe mit der Notwendigkeit einer täglichen Dauerbehandlung ist bisher in den Leitlinien nicht mit aufgeführt und auch nicht in der Literatur publiziert.

20.3 Pathophysiologie

Die Pathophysiologie dieser Wirkung des Faktor-VIII- und -IX-Konzentrats ist bisher nicht in diesem Zusammenhang beschrieben und lässt sich bestenfalls aus allgemeinen pathophysiologischen Zusammenhängen heraus erklären. Klinisch weisen die Patienten häufig eine Überwärmung der betroffenen Gelenke auf, die auf einen inflammatorischen Prozess hindeutet. Die Synovialmembran in diesen Gelenken ist zottig verändert und außerordentlich gefäßreich (Abb. 20.3 a). Unter der alltäglichen Belastung kommt es zu kleinen und allerkleinsten sog. Mikroblutungen (Abb. 20.3 b). Das freigesetzte Eisen bzw. Hämosiderin führt zu einer lokalen Entzündungsreaktion mit Bildung freier Radikale, Freisetzung proteolytischer und chemotaktischer Enzyme aus der Synovialmembran sowie Freisetzung proinflammatorischer Zytokine. Daraus resultieren weitere Umbauvorgänge in der Synovialmembran mit Ausbildung neuer Gewebeanteile und potenziell zunehmender Gefahr von Mikroblutungen. Dieser Entzündungsprozess wird chronisch, d. h. er unterhält sich selbst mit einer weiter zunehmenden Gelenkdestruktion, aber auch lokalen Entzündungsreaktionen, die schmerzhaft sind und sich klinisch häufig nur in einer deutlichen Überwärmung des Gelenkes äußern (s. auch Kap. 4).

Durch die tägliche vergleichsweise hoch dosierte Gabe von Faktor-VIII- bzw. -IX-Konzentrat (15–35 I. E. pro kg Körpergewicht pro Tag) geht die Zahl der Mikroblutungen zurück und die Resorptionsvorgänge werden beschleunigt. Dies führt zu einer Reduktion der entzündlichen Vorgänge und damit auch der inflammatorisch bedingten Schmerzen. Klinisch erkennbar wird dieser Effekt an einer weniger stark ausgeprägten Überwärmung des Gelenkes sowie geringeren Beschwerden und Schmerzen beim Patienten. Zudem wird durch diese Behandlung eine weitere Progression der Gelenkdestruktion zumindest deutlich verlangsamt.

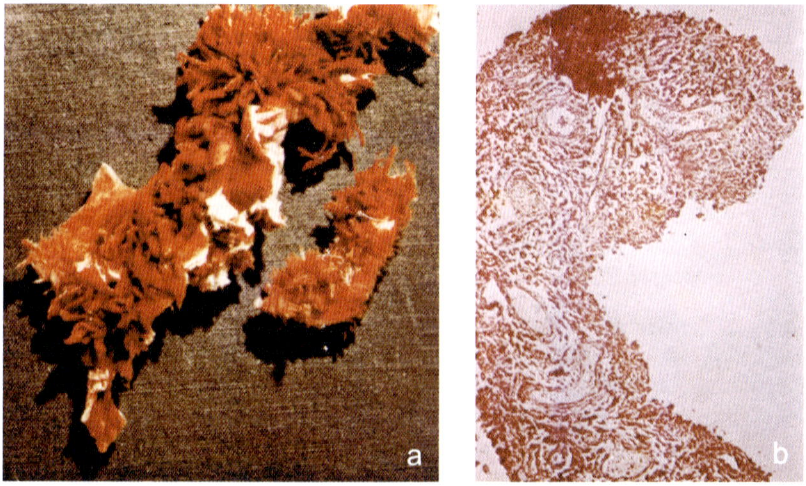

Abb. 20.3 a Zottige schwammartige Auftreibung der ansonsten dünnen pergamentartigen weißen Synovialmembran. **b** Eine der Zotten ist im Querschnitt mikroskopisch vergrößert, die sehr große Zahl von Blutgefäßen und eine Mikroblutung sind deutlich zu erkennen

Diese Ausführungen machen deutlich, dass das Faktor-VIII- und -IX-Konzentrat keine unmittelbare schmerzlindernde Wirkung, z. B. durch eine Beeinflussung von Schmerzrezeptoren, haben. Allerdings wird damit die Ursache des Schmerzes behandelt und somit eine Schmerzlinderung günstig beeinflusst. Bei der akuten Blutung erfolgt dies durch eine rasch in Gang gebrachte Gerinnung, dadurch eine Begrenzung der Schwellung und Beschleunigung der Resorption des blutigen Gelenkergusses. Bei der chronischen Gelenkarthropathie bzw. Synovialitis bewirkt die Gabe des Konzentrats eine Verringerung der Zahl von Mikroblutungen, Förderung der Resorptionsvorgänge und damit Reduzierung der lokal entzündlichen und schmerzauslösenden Prozesse im Gelenk.

Die heute verfügbaren operativen Möglichkeiten zum Gelenkersatz bieten dem Patienten eine Option zur Rückgewinnung der Gelenkfunktion mit neuen Gelenkflächen und damit den Wegfall der Ursache für die entzündlichen Prozesse. Weitere invasive Maßnahmen zur Verbesserung der Gelenkfunktion und Reduzierung von Schmerzen sind die Radiosynoviorthese sowie die offene oder arthroskopisch durchgeführte Gelenktoilette, bei welcher synoviales Gewebe entfernt und die Knochenstruktur geglättet wird (s. Kap. 13).

Bei starken Schmerzen sind die Patienten auf die Gabe nichtsteroidaler und zentral wirkender Schmerztherapeutika angewiesen. Hier ist das Gerinnungsfaktorenkonzentrat verständlicherweise kein Ersatz. Der Bedarf für diese Schmerztherapeutika kann aber durch eine ausreichende Dauerbehandlung mit Faktor-VIII- bzw. -IX-Konzentrat deutlich reduziert werden, die damit eine Basistherapie bei schwerster Gelenkarthropathie darstellt.

Literatur

Aledort LM, Haschmeyer R, Petterson H and the Orthopaedic Outcome Study Group (1994) A longitudinal study of orthopaedic outcomes for severe factor-VIII-deficient haemophiliacs. J Intern Med 236: 391–399

Fischer K, van der Bom JG, Molho P, Negrier C, et al. (2002) Prophylactic versus on-demand treatment strategies for severe haemophilia: a comparison of costs and long-term outcome. Haemophilia 8: 745–752

Manco-Johnson MJ et al. (2007) Prophylaxis versus episodic treatment to prevent joint disease in boys with severe hemophilia. N Engl J Med 357: 535–544

Schramm W (1993) Experience with prophylaxis in Germany. Semin Hematol 30 (Suppl 2): 12–15

Schramm W, Barthels I (2003) Faktor VIII-Konzentrate, Faktor VIII-/von Willebrand Faktor-Konzentrate, Faktor IX-Konzentrate, aktivierte Prothrombinkomplex-Konzentrate. In: Vorstand und Wissenschaftlicher Beirat der Bundesärztekammer (Hrsg) Leitlinien zur Therapie mit Blutkomponenten und Plasmaderivaten der Bundesärztekammer, 3. Aufl. Deutscher Ärzte-Verlag, Köln, S 117–141

Seuser A, Oldenburg J, Brackmann HH (1998) Pathogenese, Diagnose und orthopädische Therapie der hämophilen Gelenkarthropathie. In: Müller-Berghaus G, Pötzsch B (Hrsg) Hämostaseologie. Molekulare und zelluläre Mechanismen, Pathophysiologie und Klinik. Springer, Berlin Heidelberg, S 198–205

21 Rückenschmerzen und Hämophilie

Axel Seuser, Barbara Niemann, Philipp Berdel

Rückenschmerzen äußern sich in mehr oder minder starken chronischen oder akuten Beschwerden und treten in unterschiedlichen Regionen der Wirbelsäule auf. Sie beeinträchtigen die Betroffenen sowohl körperlich als auch mental und belasten die Volkswirtschaft. Über 30% der Amerikaner beispielsweise haben statistisch gesehen Rückenschmerzen. Die Behandlungskosten belaufen sich auf bis zu 50 Mrd. US-Dollar jährlich.

Eine umfassende Untersuchung von über 2000 Personen in Kanada ergab eine Lebenszeitprävalenz von Rückenschmerzen von 83,8%. Von den Befragten hatten 61,8% Rückenschmerzen im letzten Jahr und 34,2% in der letzten Woche. 50,4% waren männlichen Geschlechts, davon brauchten 38% medizinische Hilfe. 12% waren arbeitsunfähig, 43% nahmen Schmerzmittel ein, 48,8% vermieden Aktivität, 12,9% blieben im Bett und 11,8% taten nichts.

Im letzten Jahrzehnt gab es eine Vielzahl von wissenschaftlichen Erörterungen über Hunderttausende von Patienten in der gesamten Welt mit immer dem gleichen Resultat: Rückenschmerzen sind ein herausforderndes gesundheitliches Problem.

Wie stellt sich das Problem für Patienten mit Hämophilie dar? Zwischen 1992 und 2007 gab es lediglich fünf Veröffentlichungen über sechs Patienten. Bei drei Hämophilie-B-Patienten traten ein intraspinales Hämatom, ein Hämatom im Musculus glutaeus und in der Leiste sowie ein epidurales Hämatom auf. Die anderen drei Fälle betrafen Patienten mit Faktor-VIII-Mangel, zwei zeigten ein epidurales und einer ein retroperitoneales Hämatom. Alle hämophilen Patienten reagierten auf die adäquate Gerinnungsfaktorensubstitution mit Sistieren der Rückenschmerzen. In den Veröffentlichungen gab es keine Evidenz für andere Ursachen von Rückenbeschwerden; im Literaturvergleich scheint es in der Hämophilie damit keine Probleme zu geben. Gleichwohl sollte man diesbezüglich stets vorausschauend untersuchen.

21.1 Untersuchungen bei Kindern

Da es kaum wissenschaftliche Literatur gibt, müssen zur Ursachenforschung Surrogatmarker herangezogen werden. Zunächst wurde in 21 deutschen Hämophiliezentren bei 249 hämophilen Kindern – 195 von ihnen mit Hämophilie A (Altersdurchschnitt 9,8 Jahre) – eine körperliche Untersuchung durchgeführt. Dabei zeigten 27,2% der Kinder eine schlechte Körperhaltung mit Haltungsverfall und 22,1% Befunde um Becken und Wirbelsäule. Die Aufschlüsselung der Wirbelsäulenbefunde ergab, dass bei den meisten eine Beinlängendifferenz vorlag. Drei Kinder wiesen eine Lendenwirbelsäulenverbiegung auf, 5 eine Verbiegung der Brustwirbelsäule, 26 eine funktionelle Seitausbiegung und 6 Kinder Triggerpunkte entlang der die Wirbelsäule führenden Muskulatur.

Von den 195 Kindern mit Hämophilie A hatten 165 eine Verkürzung der Beinbeugemuskulatur. Eine während dieser Zeit parallel durchgeführte Fitnessuntersuchung ergab, dass bei 87% der Kinder eine Verkürzung der Beinrückseitenmuskulatur unterhalb der Norm vorlag. In derselben Untersuchung wurde auch die Relation von Bauch- zu Rückenmuskulatur in Bezug auf die isometrische Kraft getestet. Bei 80% der Kinder war das Verhältnis ungünstig. Bei einer Befragung nach Schmerzen zeigte sich, dass 9 Kinder bereits Erfahrungen mit Rückenschmerzen hatten.

21.2 Patientenbefragung

Ein weiterer Teil der Bestandsaufnahme war eine Umfrage, die im Hämophiliezentrum Bonn durchgeführt wurde. Befragt wurden 49 Patienten im Alter zwischen 14 und 79 Jahren mit einer Größe von 158–194 cm und einem Gewicht von 50–120 kg. Davon hatten 28 eine Hämophilie A mit schwerer, 5 mit mittlerer und 9 mit leichter Verlaufsform, 3 eine Hämophilie B und 3 ein Von-Willebrand-Jürgens-Syndrom. Bei einem Patienten lag eine andere Diagnose vor. 69,4% der Befragten erhielten eine prophylaktische Substitutionstherapie.

Die Frage nach Rückenschmerzen beantworteten 69,4% der Patienten mit Ja. Davon hatten 73,5% vor mehr als zwei Jahren zum ersten Mal entsprechende Beschwerden und 67,7% lokalisierten ihre Schmerzen in der Lendenwirbelsäule. Dabei beurteilten 27 Patienten ihre Wirbelsäulenbeschwerden mit einem Wert über 40 auf der visuellen Analogskala (VAS 0–100). Das heißt, mehr als die Hälfte der befragten Patienten wiesen signifikante Schmerzen auf, deutlich mehr als in der gesamten deutschen Bevölkerung mit durchschnittlich 5–33%. Insgesamt 41% der Befragten gaben an, dass schmerzhafte Rückenbeschwerden sie stärker behindern als die Hämarthropathie, 38% waren ihretwegen arbeitsunfähig krank, aber nur 20% nahmen ärztliche Hilfe in Anspruch. Auf die Frage nach anderen Limitationen zeigte sich, dass die Aktivitäten des täglichen Lebens bei ca. 60% der Befragten nicht oder wenig eingeschränkt schienen. Eine psychische Belastung war für 76% nicht oder nur wenig vorhanden und die sozialen Kontakte waren bei 94% nie oder nur wenig vermindert.

21.3 Diskussion

Belegte Gründe für Rückenschmerzen sind interne Faktoren wie hormonelle Einflüsse, Wachstumsbedingungen, Müdigkeit, stehende oder sitzende Tätigkeit sowie vor allen Dingen psychosoziale Probleme und Verhaltensweisen. Externe Faktoren beinhalten starke Belastungen, Benutzung von ungeeigneten Möbeln und ungenügend vorbereitete Teilnahme am Sport.

In einer 48000 Probanden umfassenden retrospektiven Studie konnte festgestellt werden, dass Rückenschmerzen und andere gesundheitliche Einschränkungen am stärksten mit der Fähigkeit verbunden sind, mit diesen umzugehen. Auch andere Studien bestätigen den Zusammenhang zwischen Schmerz und psychologischen Variablen als stärkste Korrelation. Dazu gehören Angst, Vermeidung von Schmerzsituationen, Glaube, Depressionen und die Fähigkeit, Schmerz und Krankheit zu verarbeiten.

Die Tatsache, dass Hämophile von Geburt an chronisch krank und gezwungen sind, sich fortwährend mit sich selbst und ihrer Krankheit auseinanderzusetzen und für den Umgang mit ihr psychosoziale Strategien zu entwickeln, wirkt sich vermutlich auch auf den Umgang mit Rückenschmerzen aus. Ihre Prävalenz und Inzidenz scheinen nach den Untersuchungen und Erfahrungen der Autoren bei hämophilen Patienten dieselben zu sein wie bei nichthämophilen Personen. Daher sollte im Gespräch zwischen Arzt und Patient und in der ärztlichen Untersuchung die Wirbelsäule im Sinne eines zivilisatorischen Problems mit berücksichtigt werden. Aufgrund der bereits gegenwärtig effektiven Behandlungsmethoden durch die Faktor-VIII- bzw. -IX-Substitution wird es immer mehr Hämophile geben, die ohne jede Hämarthropathie ein annähernd normales Leben führen können. Diese Patienten werden regelmäßig ärztlich und sogar präventiv betreut. Mit der Einbeziehung der Wirbelsäule lässt sich eine zusätzliche Patientenkarriere mit chronischen Rückenschmerzen vermeiden.

Zum Thema Rückenschmerzen und Hämophilie sind nur wenige wissenschaftliche Arbeiten aufzufinden. Im Gegensatz dazu gibt es umfangreiche Literatur über Untersuchungen in der Normalbevölkerung. Hier wird eine Lebenszeitprävalenz von 80% angegeben. Eine Befragung von Hämophiliepatienten zeigte ein ähnliches Ergebnis: 70% der Patienten hatten schon einmal teilweise signifikante Rückenschmerzen. Oft werden diese Beschwerden von den Betroffenen limitierender wahrgenommen als die mit der Hämophilie assoziierten Symptome. Hämophiliepatienten als chronisch Kranke haben gelernt, mit Schmerzen zu leben. Dies trifft auch auf ihren Umgang mit Rückenschmerzen zu. Die Wirbelsäule sollte daher nicht vernachlässigt, sondern in die Behandlung mit einbezogen werden.

Literatur

Block AR et al. (2003) Psychology of spine surgery. American Psychological Association, Washington D.C.

Brattberg G (2004) Do pain problems in young school children persist into early adulthood? A 13-year follow-up. Eur J Pain 8: 187–199

Chretiennot-Bara C, Guet A, Balzamo E, Noseda G, Torchet MF, Rothshild C, Blakime P, Schmit P (2001) [Epidural hematoma in a child with hemophilia: diagnostic difficulties]. Arch Pediatr 8: 828–833

Detschel RJ (2004) Clinical essentials of pain management. American Psychological Association, Washington D.C

Gross DP, Ferrari R, Russell AS et al. (2006) A population-based study of back pain beliefs in Canada. Spine 31: 2142–2145

Hamre MR, Haller JS (1992) Intraspinal hematoma in hemophilia. Am J Pediatr Hematol Oncol 14: 166–169

Kiser TS, Mauldin CC Jr, Grant R (1997) Acute low back pain secondary to retroperitoneal hemorrhage in an elderly man. Arch Phys Med Rehabil 78: 664–665

Laus M, Alfonso C, Giunti A (1991) Lumbosciatic pain and coagulopathies. Chir Organ Mov 76: 229–236

Leboeuf-Yde C et al. (2006) Coping and back problems: analysis of multiple data sources on an entire cross-sectional sexual cohort of Swedish military recruits. BMC Musculoscelet Disord 7: 39

Linton SJ (2000) A review of psychological risk factors in back and neck pain. Spine: 25: 1148–1156

Roth-Isigkeit A et al. (2005) Risikofaktoren für Rückenschmerzen bei Kindern und Jugendlichen in Industrienationen. Schmerz 19: 535–543

Schmidt CO, Kohlmann T (2005) [What do we know about the symptoms of back pain? Epidemiological results on prevalence, incidence, progression and risk factors.] Z Orthop Ihre Grenzgeb 143: 292–298

Seuser A, Kusch E (2006) Multi center study of orthopaedic outcome of the lower extremities in 249 children with haemophilia. Haemophilia 12 (Suppl 2): 84

Seuser A, Boehm P, Kurme A, Schumpe G, Kurnik K (2007) Orthopeadic issues in sports for persons with haemophilia. Haemophilia 13 (Suppl 3): 26–31

Sheikh AA, Abildgaard CF (1994) Medical management of extensive spinal epidural hematoma in a child with factor IX deficiency. Pediatr Emerg Care 10: 26–29

22 Schmerztherapie bei Kindern und Jugendlichen

Sven Gutsche, Axel Seuser

Kinder sind keine kleinen Erwachsenen. Gerade beim Thema Schmerzen und Schmerztherapie im Kindesalter wird dies besonders deutlich. Schon die Wahrnehmung und Beschreibung von Schmerzen ist mit denen des Erwachsenen nicht zu vergleichen, und die weitgehend fehlende Möglichkeit der Selbstmedikation macht Kinder von Erwachsenen in einer Art und Weise abhängig, die für Eltern und Therapeuten eine große Verantwortung mit sich bringt.

Während für Erwachsene Schmerztherapeuten und Schmerzambulanzen längst etablierte Normalität darstellen, gilt dies für Kinder nicht. Vielmehr wird das Schmerzempfinden der Kinder von Erwachsenen häufig nicht wahr- oder ernst genommen. Wer kennt nicht die Sätze: „Ein Indianer kennt keinen Schmerz", „Wenn du erst groß bist, hast du die Schmerzen längst vergessen" oder „So schlimm ist es doch gar nicht."

Besonders offensichtlich wird dieses Problem bei Kindern und Jugendlichen mit Hämophilie. In den Publikationen zum Thema Schmerz und Schmerztherapie im Kindes- und Jugendalter ist diese Patientengruppe nur selten vertreten. Dies verwundert, da historische Beiträge vorhanden sein sollten, bedenkt man die bislang verhältnismäßig kurze Zeit, seit der eine Therapie mit Faktor-VIII- bzw. Faktor-IX-Hochkonzentraten möglich ist. Vor dieser Zeit waren schwere hämophile Arthropathien bereits bei Kindern keine Seltenheit und somit arthrotische Beschwerden eher die Regel als die Ausnahme bei Patienten mit Hämophilie. Seit Einführung der Hochkonzentrate ist die Inzidenz der schweren Arthropathie deutlich rückläufig, doch sporadische und teils auch gehäufte Einblutungen in Zielgelenke als Ursache von Schmerzen gehören weiterhin zum Alltag in der Hämophilieambulanz.

22.1 Epidemiologie

Im Rahmen des Projektes „fit for life" von Seuser et al. (s. Abschn. 12.3) erhielten die teilnehmenden Kinder und Jugendlichen mit Hämophilie aus 18 deutschen Behandlungszentren über einen Zeitraum von zwei Jahren begleitend zu den Bewegungsuntersuchungen einen Fragebogen zum Thema Schmerz. Gefragt wurde nach den Ursachen und der Häufigkeit schmerzhafter Ereignisse, den betroffenen Gelenken, der Tageszeit, während der vorwiegend Schmerzen auftraten, sowie den damit verbundenen körperlichen und seelischen Einschränkungen und den eingeleiteten therapeutischen Maßnahmen gegen die Schmerzen. Insgesamt 255 Patienten erhielten den

Fragebogen, 107 (42%) füllten ihn ganz oder teilweise aus. Der Altersmedian betrug 11,2 Jahre (3,3–18,1 Jahre).

22.1.1 Schmerzursache

Angaben zur Schmerzursache machten 95 der 107 Kinder. Mehrfachnennungen waren möglich. 67 Kinder nannten akute Blutungen als Schmerzursache, 24 gaben an, Anlauf- und Belastungsschmerzen zu haben und 11 nannten als Ursache eine „falsche" Bewegung (Abb. 22.1). Die regelmäßigen Injektionen zur Gerinnungsfaktorensubstitution wurden bemerkenswerterweise nicht als Schmerzursache benannt.

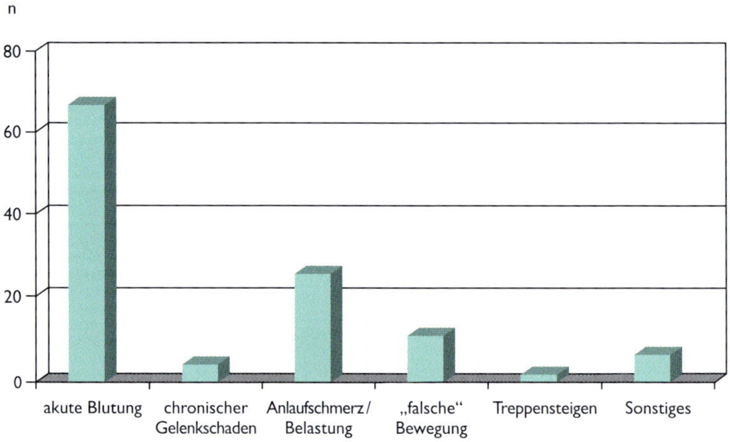

Abb. 22.1 Angaben zur Schmerzursache (n = 95)

22.1.2 Schmerzlokalisation

Über Gelenkschmerzen berichteten 66 der 107 Kinder. Auch hier wurden Mehrfachnennungen zugelassen. Betroffen waren 140 Gelenke. Angeführt von den Sprunggelenken mit 85% folgten die Kniegelenke mit 73% und die Ellenbogengelenke mit 23%.

22.1.3 Schmerzintensität

Die Frage nach der Schmerzintensität beantworteten 58 der 107 Patienten. Als Messinstrument diente eine numerische Ratingskala (NRS) von 0–10. Dabei entspricht der Wert 10 dem stärksten vorstellbaren Schmerz. Die Patienten bewerteten den Schmerz für jedes betroffene Gelenk. Insgesamt waren 118 Gelenke betroffen. 56 der 118 Gelenke verursachten Schmerzen der Intensität 5 und mehr auf der NRS (Abb. 22.2).

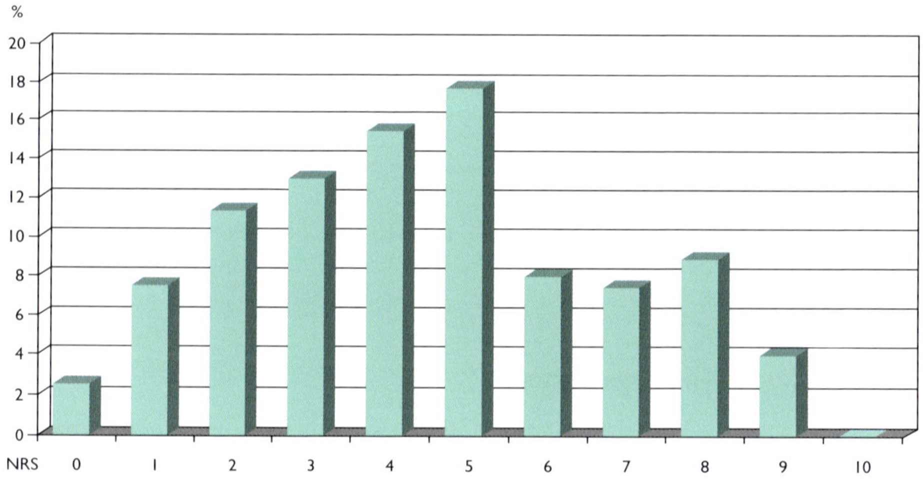

Abb. 22.2 Angaben zur Schmerzintensität auf der NRS (n = 58)

22.1.4 Beeinträchtigung durch die Schmerzen

Die Kinder und Jugendlichen wurden gefragt, ob sie durch die erfahrenen Schmerzen in irgendeiner Art beeinträchtigt seien und inwieweit sich die Schmerzen auf ihre Stimmung auswirkten (Beeinträchtigung der Lebensqualität). Von den 107 Patienten beantworteten 93 die Fragen. Mehr als die Hälfte (53%) gab an, dass sie durch Schmerzen gelegentlich bis stark in ihrem Wohlbefinden beeinträchtigt seien (Abb. 22.3), bei 45% war dies in unterschiedlichem Ausmaß der Fall (Abb. 22.4).

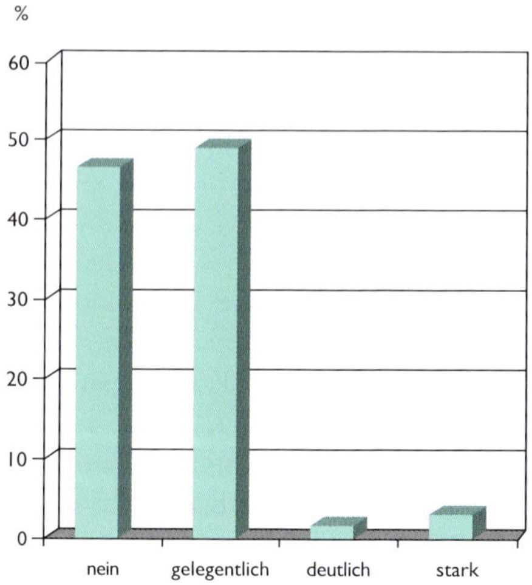

Abb. 22.3 Angaben zur generellen Beeinträchtigung durch die Schmerzen (n = 93)

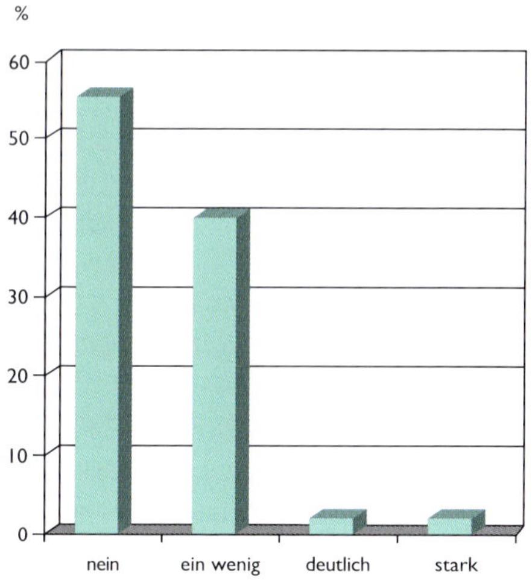

Abb. 22.4 Angaben zum Ausmaß der Stimmungsbeeinträchtigung durch die Schmerzen (n = 93)

22.1.5 Schmerztherapie

Zu der Frage, ob im Falle von Schmerzen eine ausreichende Linderung möglich sei, machten 74 der 107 Patienten Angaben. Von diesen berichteten 40% über keine oder nur eine unzureichende Schmerzlinderung.

Die Frage nach angewandten Schmerztherapiemaßnahmen beantworteten 58 der 107 Patienten. Bei 84% waren Gerinnungsfaktorenkonzentrate, bei 26% Salben und bei 16% nichtsteroidale Antirheumatika (NSAR) zur Schmerztherapie eingesetzt worden. Eine Behandlung mit Kortison gaben 2% und mit sonstigen Maßnahmen 5% der Befragten an. Mehrfachnennungen waren möglich.

22.1.6 Diskussion der Ergebnisse

Die Daten weisen eindrücklich darauf hin, dass Schmerzen bei Kindern und Jugendlichen mit Hämophilie trotz der deutlich verbesserten Therapiemöglichkeiten eine große Bedeutung haben. Bemerkenswert ist, dass als Ursache für Schmerzen und Missempfindungen nicht die regelmäßigen Injektionen, sondern fast nur Gelenkschmerzen genannt werden. In den wenigen bisher erschienenen Publikationen zu diesem Thema nimmt die Missempfindung durch schmerzhafte Injektionen einen größeren Stellenwert ein. Es bleibt offen, ob diese regelmäßigen Schmerzen so sehr in den Alltag integriert sind, dass sie von vielen Patienten nicht mehr erwähnt werden. Ebenso finden sich kaum differenzierte Angaben zu Schmerzen durch Fehlhaltung infolge von Fehlbelastungen. Dies mag seine Ursache darin haben, dass der Fragebogen hier nicht genügend differenziert war und Kinder auch noch nicht in der Lage sind, dies selbst einzuschätzen. Mit Blick auf die Gelenkschmerzen sind sowohl die Angaben zu der empfundenen Schmerzintensität als auch die große Anzahl der Patienten mit mangelhafter Schmerzkontrolle und dadurch bedingter Einschränkung der Lebensqualität alarmierend. Das Messinstrument der NRS ist sicherlich mit Blick auf die weite Spannbreite des Patientenalters in der Studienpopulation zu diskutieren, da jüngere Kinder die Skala nur eingeschränkt umsetzen können. Jedoch lag das Alter der Patienten, die den Schmerzfragebogen beantwortet haben, im Median bei 11 Jahren. Somit dürften die meisten Kinder und Jugendlichen hier korrekte Angaben gemacht haben. Interessant wäre eine Übertragung der Schmerzwerte der NRS in eine bildhafte Ausdrucksweise, um eine bessere Einschätzung der Angaben zu ermöglichen. Die Einschränkung der Lebensqualität und die mangelhafte Kontrolle der erlebten Schmerzen verhalten sich wie gegenseitige Verstärker. Gezielte Fragen hierzu waren im Fragebogen nicht enthalten, jedoch liegen ausreichende Daten anderer Patientenpopulationen vor, die den Kontrollverlust als Verstärker für Missempfindungen herausarbeiten konnten. Im Kindesalter hat dies eine besondere Bedeutung, da Kinder, insbesondere in der Medizin, in hohem Maße fremdbestimmt sind und sich nur unzureichend mitteilen können.

Akute und chronische Schmerzen stellen für Kinder und Jugendliche mit Hämophilie trotz der verbesserten Behandlungsmöglichkeiten auch weiterhin ein relevantes Problem dar. Ein großer Teil der betroffenen Kinder erlebt die Schmerzen nicht nur als akutes Ereignis, sondern ist durch sie mittel- bis langfristig in seinem körperlichen und seelischen Wohlbefinden eingeschränkt. Obwohl in der beschriebenen Untersuchung nicht danach gefragt wurde, ist davon auszugehen, dass sich dies nachteilig auf eine ungestörte kindliche Entwicklung auswirkt. Ein schmerztherapeutisches Konzept für Kinder und Jugendliche mit Hämophilie muss diesen Umständen Rechnung tragen.

22.2 Therapiekonzept

„Schmerz ist ein unangenehmes Sinnes- und Gefühlserlebnis, das mit einer echten oder potenziellen Gewebeschädigung einhergeht oder mit Begriffen einer solchen Schädigung beschrieben wird. Schmerz ist immer subjektiv." Diese Definition der International Association for the Study of Pain (IASP) ist mit Bedacht so weit gefasst, um allen Patienten gerecht zu werden, unabhängig von deren kulturellem, familiärem und individuellem Hintergrund.

Behandelt wird das „Unwohlsein" des Patienten; ob die zugrunde liegende Ursache in den Augen des Therapeuten hierfür ausreichend ist oder nicht, hat dabei keine Bedeutung. Grundsätzlich sind akuter und chronischer Schmerz voneinander zu unterscheiden. Ersterer ist eine Schutzreaktion und Aufforderung zur Schonung und stellt in der Regel kein Therapieproblem dar. Letzterer ist eine eigenständige Erkrankung mit physischer, psychischer und sozialer Zermürbung, dauert definitionsgemäß länger als sechs Monate und ist therapeutisch sehr schwierig zu beherrschen.

Das therapeutische Team sollte prinzipiell aus einem Kinderarzt, Schmerztherapeuten, Psychologen, Physiotherapeuten und einer Kinderkrankenschwester bestehen, wobei durchaus nicht für jeden Einzelfall alle der genannten Personen notwendig sind.

Folgende Schritte führen zu einem optimalen Therapiekonzept:

- Krankheitsanamnese,
- Schmerzanamnese,
- Schmerzerfassung und -dokumentation,
- Erstellung eines multimodalen Therapiekonzeptes,
- Überprüfung des Therapieerfolges und
- Modifizierung des Therapiekonzeptes.

22.2.1 Krankheitsanamnese

Die Krankheitsanamnese beinhaltet zunächst Fragen nach dem Schweregrad der Hämophilie, den stattgefundenen Blutungsereignissen mit Identifizierung der Zielgelenke sowie der Menge und dem Dosierintervall der Gerinnungsfaktorensubstitution. Hier schließt sich die Frage an, durch wen und auf welchem Weg der Gerinnungsfaktor verabreicht wird, um einen Anhaltspunkt für die Hilfsbedürftigkeit des Patienten zu erhalten.

Es folgt die Erfassung von Begleiterkrankungen und Medikamentenüberempfindlichkeiten als Hinweis auf potenzielle physische Verstärker des Schmerzempfindens und medikamentöse Einschränkungen. Vorangegangene Krankenhausaufenthalte deuten auf mögliche Problemfelder hin und können Misstrauen und Abwehr des Patienten in bestimmten Situationen erklären.

Die Familienanamnese gibt Hinweise auf vorhandene Ressourcen, prägende Erlebnisse und mögliche soziale Einschränkungen.

22.2.2 Schmerzanamnese

In der Schmerzanamnese werden Fragen nach der Ursache der Schmerzen, deren Lokalisation und Häufigkeit des Auftretens, dem Schmerzcharakter und der Intensität, spezifischen Auslösern, tageszeitlichen Schwankungen und Dauer der Schmerzen gestellt. Dabei wird zwischen akuten und chronisch wiederkehrenden Schmerzen unterschieden. Am besten lässt sich die Schmerzanamnese mithilfe eines Schmerztagebuches erfassen. Mit den Patienten und den Eltern sollte besprochen werden, wie die Vorgaben des laut Transfusionsgesetz zu führenden Substitutionskalenders hierfür genutzt werden können, um eine doppelte Buchführung zu vermeiden. Leicht ließe sich in die Spalte für das betroffene Gelenk ein Schmerzwert (s. u.) eintragen, um Ausmaß und Dauer der Schmerzen und letztlich die Effektivität der Therapie zu überprüfen.

22.2.3 Schmerzerfassung und -dokumentation

Zur Schmerzerfassung dienen Schmerzskalen, die bereits gut in die Kinderheilkunde eingeführt sind. Für Kinder, die jünger als 2,5 Jahre sind, wird in der Regel eine Fremdeinschätzung vorgenommen. Dafür kann beispielsweise die „Kindliche Unbehagen- und Schmerzskala" (KUSS) nach Büttner eingesetzt werden (Tabelle 22.1). Ab einem Punktwert von 4 bei maximal 10 erreichbaren Punkten ist eine Schmerztherapie indiziert. Diese Bewertungsskala ist bis zum Ende des 4. Lebensjahres geeignet. Für ältere Kinder bis in das frühe Schulalter wird im Allgemeinen die sog. Smiley-Skala mit Schmerzwerten von 1–5 (Abb. 22.5) verwendet. Jugendliche und Erwachsene beurteilen den Schweregrad ihrer Schmerzen in der Regel mithilfe einer numerischen Ratingskala (NRS), die üblicherweise eine Einteilung

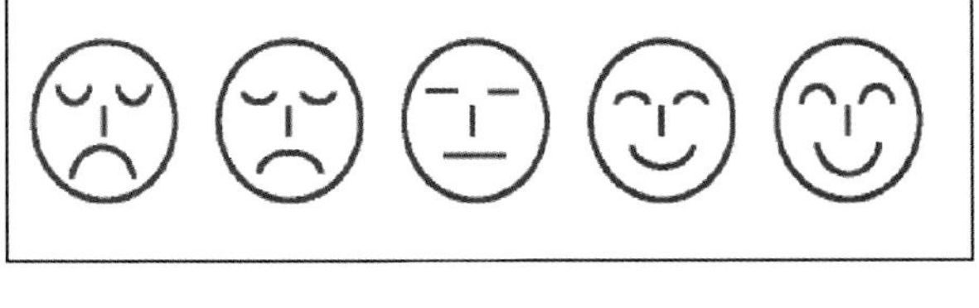

Abb. 22.5 Smiley-Skala

Tabelle 22.1 Kindliche Unbehagen- und Schmerzskala (KUSS) nach Büttner

Beobachtung	Bewertung	Punkte	Bemerkung
Weinen	Gar nicht Stöhnen, Jammern, Wimmern Schreien	0 1 2	Für jede Variable ist nur eine Aussage zulässig. Die Dauer der Beobachtung beträgt 15 Sekunden. Beobachtungen danach und davor dürfen in die Bewertung nicht miteinbezogen werden. Die Beobachtungen sollten in festen Abständen wiederholt werden, um die Aussage zu verbessern. Schlafende Kinder haben keinen akuten analgetischen Therapiebedarf. Eine Schmerzmedikation ist ab einem summierten Wert >4 erforderlich
Gesichtsausdruck	Entspannt, lächelt Mund verzerrt Mund und Augen grimassiert	0 1 2	
Rumpfhaltung	Neutral Unstet Aufbäumen, Krümmen	0 1 2	
Beinhaltung	Neutral Strampelnd, tretend An den Körper gezogen	0 1 2	
Motorische Unruhe	Nicht vorhanden Mäßig Ruhelos	0 1 2	
	Summe		

von 0–10 aufweist. Diese letzten beiden Bewertungssysteme erfassen die Schwere der Schmerzbeschwerden und eignen sich sehr gut für die Beurteilung des Therapieerfolges. Sinnvoll ist es, den Kindern zur Beschreibung der Schmerzen Formulierungshilfen anzubieten wie stechend, brennend, hell, dunkel, warm, kalt, drückend usw.

22.2.4 Erstellung eines multimodalen Therapiekonzeptes

Die Schmerzursachen der Kinder und Jugendlichen mit Hämophilie unterscheiden sich deutlich von denen gleichaltriger anderer Schmerzpatienten. Sie werden durch akute oder chronische Blutungen in Muskeln und Gelenke und daraus resultierenden chronischen Gelenkschäden sowie durch die regelmäßige Injektion von Faktorenkonzentraten verursacht. Deshalb wird nachfolgend insbesondere auf die Therapie dieser Schmerzen eingegangen.

Aufklärung

An erster Stelle der Therapie steht die Information der Eltern und der Kinder über die Ursachen der Schmerzen und die geplanten Maßnahmen zu deren Linderung. Wesentlich dabei ist, dass den Betroffenen das Gefühl vermittelt wird, ernst genommen zu werden, und sie die Information erhalten, dass ihnen geholfen wird. Eine gute Aufklärung führt zu einer Verbesserung der Kooperation, stärkt das Vertrauen in den Therapeuten und nimmt die Angst vor unerwarteten Ereignissen.

Gerinnungsfaktorensubstitution

Infolge der Grunderkrankung kommt der Substitution adäquater Mengen Faktor VIII bzw. Faktor IX natürlich eine entscheidende Bedeutung zu. Die Dosierung der Faktorenkonzentrate pro kg Körpergewicht und die Dauer der Substitution wird in Kapitel 20 beschrieben.

Linderung von Punktionsschmerzen

Bei Blutentnahmen oder der Verabreichung von Faktorenkonzentraten lässt sich durch die Anwendung lokal anästhesierender Cremes (z. B. EMLA®) 30–60 Minuten vor dem Einstich der Injektionsschmerz deutlich mindern. Bei Säuglingen wirkt ein zuvor in Glukose getauchter und dann dem Kind gegebener Schnuller signifikant schmerzlindernd.

Muskelverspannungen

Schmerzen aufgrund von muskulärem Hartspann, der infolge von Fehlbelastungen entstehen kann, lassen sich außer mit Physiotherapie sehr gut mit Tapeverbänden behandeln, die über propriozeptive Reize schmerzhemmende Bahnen aktivieren.

Chronische Synovialitis

Auch im Kindesalter wird die chronische Synovialitis mit adäquater Faktorensubstitution, Krankengymnastik und Kryotherapie sowie begleitenden schmerzstillenden Medikamenten behandelt. Nach Ausschöpfung der medikamentösen Schmerztherapie erfolgt bei drohender fixierter Funktionseinschränkung die Gelenkinstillation von Steroiden, die chemische oder nuklearmedizinische Synoviorthese oder die Synovektomie. Diesen Maßnahmen muss eine umfangreiche Diagnostik vorangehen, die sowohl die Bildgebung als auch den Ausschluss einer rheumatischen Erkrankung als Ursache der Gelenkbeschwerden beinhalten sollte. Die Radiosynoviorthese hat in Deutschland im Gegensatz zu anderen Ländern keinen sehr hohen Stellenwert. Alle vorliegenden Daten weisen jedoch darauf hin, dass ihre Anwendung auch im Kindesalter insbesondere in Hinblick auf mögliche teratogene Folgeschäden unproblematisch zu sein scheint.

Medikamentöse Schmerztherapie

Die medikamentöse Schmerztherapie folgt im Kindes- ebenso wie im Erwachsenenalter den Vorgaben des WHO-Schemas im Sinne eines Stufenplanes (s. Abb. 7.3, S. 39). Begonnen wird mit Nichtopioidanalgetika (WHO-Stufe I), d. h. traditionellen nichtsteroidalen Antirheumatika (tNSAR), Paracetamol und Metamizol, die ausdosiert werden müssen (Tabelle 22.2). Da Gelenkbeschwerden insbesondere anfänglich durch entzündliche Abbauprozesse infolge der chronisch rezidivierenden Einblutungen entstehen, sind vor allen Dingen nichtsteroidale saure Antirheumatika zur Schmerztherapie geeignet. Diese reichern sich im sauren Milieu des entzündeten Gewebes besser an. Acetylsalicylsäure verbietet sich aufgrund der irreversiblen

Tabelle 22.2 Dosierung der Nichtopioidanalgetika

Wirkstoff	Dosis	Dosisintervall	Nebenwirkungen
Saure Nichtopioidanalgetika			
Diclofenac	1 mg/kg KG p.o. und Supp.	6(–8) h	Überempfindlichkeitsreaktion, Ulkusgefahr, Nephrotoxizität möglich
Ibuprofen	10 mg/kg KG p.o. und Supp.	6(–8) h	Überempfindlichkeitsreaktion, Ulkusgefahr, Nephrotoxizität möglich
Naproxen	7–12 mg/kg KG p.o.	Alle 12 h	
Nichtsaure Nichtopioidanalgetika			
Paracetamol	15 mg/kg KG p.o. und Supp.	Alle 4 h	Überempfindlichkeitsreaktion, Störung der Blutbildung, Leberschäden auch bei sonst untoxischen Dosen bei gleichzeitiger Enzyminduktion (z. B. Carbamazepin), Nephrotoxizität möglich
Metamizol	15 mg/kg KG	(4–)6 h	Überempfindlichkeitsreaktion, kritischer Blutdruckabfall bei zu schneller Injektion möglich, extrem selten Agranulozytose (zumeist bei Erwachsenen >60 Jahre, Häufigkeit <1/1 000 000)

Thrombozytenaggregationshemmung (s. Kap. 10). Diese Einschränkung gilt grundsätzlich auch für die anderen sauren NSAR, jedoch ist die durch sie verursachte Thrombozytenaggregationshemmung reversibel. Insbesondere für Ibuprofen konnte in einer Reihe von Studien bei Patienten mit Hämophilie gezeigt werden, dass dessen Einsatz nicht zu einer Verlängerung der Heilungszeit durch Blutungskomplikationen führt.

Potenzielle Nebenwirkung der sauren Antiphlogistika ist die Ulkusbildung, die auch bei Kindern beobachtet wird, dies jedoch in einem weitaus geringeren Maße als bei Erwachsenen. Für die Kurzzeitbehandlung kann daher bei unauffälliger Anamnese auf die Komedikation mit Antazida verzichtet werden.

Neuerdings werden auch die selektiven Cyclooxygenase-2- (COX-2-)Hemmer eingesetzt, jedoch ist zu beachten, dass für Kinder derzeit keine Zulassung vorliegt.

Ist die Wirkung der Nichtopioidanalgetika unzureichend, kommen zusätzlich schwache Opioide zum Einsatz (WHO-Stufe II). Bleibt die erwartete Wirkung weiterhin aus, werden nun gemäß WHO-Stufe III die schwachen Opioide durch starke ersetzt (Tabelle 22.3). Der Bedarf der letzteren kann idealerweise mit Morphinlösung austitriert werden, die dem Patienten tropfenweise verabreicht wird.

Tabelle 22.3 Opioidanalgetika

Wirkstoff (Präparatebeispiel)	Dosis (mg/kg KG)	Dosisintervall	Besonderheiten
Schwache Opioide – reine Agonisten			
Tramadol (Tramal®)	0,5–2 p.o./i.v.	Alle 4–6 h	Dysphorie, Schwindel, Mundtrockenheit, Übelkeit
Dihydrocodein	1–2 p.o. (Tropfen)	Alle 8–12 h	Gleichzeitige Einnahme von Cimetidin kann zur Erhöhung der Plasmaspiegel führen
Schwache Opioide – Antiagonisten			
Naloxon	0,001–0,02	Titrieren	Wirkdauer deutlich kürzer als die der Opioide
Starke Opioide – reine Agonisten			
Morphin	0,05–0,1 i.v. (Bolus)	Alle 2–4 h	Histaminfreisetzung, Juckreiz, Urtikaria, Asthmaanfälle, aktive Metabolite. Cave bei Niereninsuffizienz, Halbwertszeit von Nichtretardform beim Neonaten 6–7 h, beim Klein-/Schulkind 3–4 h
	0,02–0,03 i.v. (DT)	Pro h	
	0,2–0,3 p.o. (nicht retard)	Alle 4 h	
	0,5–1 p.o. (retard)	Alle 8–(12) h	
Pethidin (Dolantin®)	(1)–2 p.o., 1–(2) i.v.	Alle 8 h	Erbrechen, Krampfanfälle, weniger stark spasmogen
Starke Opioide – Partialagonisten			
Buprenorphin (Temgesic®)	0,006 p.o., 0,003–0,006 i.v.	Alle 8 h	Starke Bindung an die Rezeptoren, schneller Ceilingeffekt, sublinguale Verabreichung möglich

DT Dauertropf

Bei lang andauernden schweren Schmerzen, die eine intravenöse Schmerzmittelgabe erfordern, ist der Einsatz der patientenkontrollierten Analgesie (PCA) mit Schmerzpumpe zu erwägen. Hierbei wird dem Patienten die Möglichkeit gegeben, sich über eine individuelle basale Opiatmenge hinaus bei zusätzlichen Schmerzen Bolusgaben zu verabreichen.

Bei chronischen Schmerzen, die sich durch konventionelle Schmerztherapeutika nur unzureichend behandeln lassen, kann der Einsatz weiterer Substanzen, die keine klassischen Schmerzmittel sind, nutzbringend sein (Tabelle 22.4). Antidepressiva wirken nicht nur stimmungsaufhellend, sondern bereits in geringerer Dosierung über eine Aktivierung deszendierender hemmender Bahnen analgetisch. Dieser Effekt tritt sehr viel schneller als die antidepressive Wirkung ein.

Neuropathische Schmerzen, die in der Folge einer blutungsbedingten Druckschädigung sensibler Nerven entstehen können, lassen sich medikamentös durch Antikonvulsiva (z. B. Carbamazepin) therapieren; ergänzend ist der Einsatz der transkutanen elektrischen Nervenstimulation (TENS) sinnvoll. Die additive Verabreichung

Tabelle 22.4 Substanzen, die unterstützend zur Schmerztherapie eingesetzt werden, jedoch keine klassischen Schmerzmittel sind

Substanzgruppe	Wirkstoff (Präparatebeispiel)	Dosis pro Tag	Bemerkung
Antidepressiva	Imipramin (Tofranil®)	0,2 mg/kg KG, über 2–3 Wochen auf 1–2(–4) mg/kg KG steigern	Nebenwirkungen entsprechen im Wesentlichen einer Aktivierung des Sympathikus mit entsprechenden Kontraindikationen
	Amitriptylin (Saroten®)	Wie Imipramin, max. 3 mg/kg KG	
Sedativa	Midazolam (Dormicum®)	0,05–0,1 mg/kg KG i. v. 0,2–0,4 mg/kg KG p.o. 0,2 mg/kg KG i.m.	Atemdepression, insbesondere bei zusätzlicher Gabe von Opiaten
Neuroleptika	Haloperidol (Haldol-Janssen®)	3 × 0,01 mg/kg KG (p.o./i. v.)	Evtl. langsamer einschleichen. Cave: extrapyramidalmotorische Nebenwirkungen
	Promethazin (Atosil®)	4 × 0,5 mg/kg KG (p.o./i. v.)	
Antikonvulsiva	Carbamazepin (Timonil®)	Start mit 2 × 2,5 mg/kg KG	Thrombozytopenie, Anämie Transaminasenerhöhung
Glukokortikosteroide	Dexamethason	5–12 mg	
Lokalanästhetika	Verschiedene Präparate, einerseits bei schmerzhaften Prozeduren, andererseits als Nervenblockade einsetzbar		

von Neuroleptika bei der Opioidtherapie führt zu einer Einsparung an Opioiden und einer zusätzlichen Distanzierung vom Schmerz. Steroide haben einen abschwellenden und entzündungshemmenden Effekt, eigenen sich jedoch nur unzureichend für eine Langzeittherapie.

Die Verabreichung von Opioiden wie auch die Anwendung von Antidepressiva und Antikonvulsiva ist insbesondere bei Kindern und Jugendlichen mit Hämophilie nur sehr selten notwendig. Opioide haben einen hohen Stellenwert in der Akutschmerztherapie im Rahmen stationärer Behandlungen und sollten hier unter Umständen etwas breiteren Eingang finden. In der Behandlung chronischer Schmerzen haben sie bei Kindern und Jugendlichen mit Hämophilie keine große Bedeutung. Dies liegt sicher daran, dass chronisch schmerzende Gelenkschäden in dieser Altersgruppe aufgrund der deutlich verbesserten Therapieoptionen eine Rarität darstellen. Der Einsatz von Antidepressiva und Antikonvulsiva als Schmerztherapeutika hat in der Kinderheilkunde im Allgemeinen und bei Kindern mit Hämophilie im Besonderen bislang keinen breiten Eingang gefunden. Mit der jedoch wachsenden Erkenntnis, dass auch Kinder unter chronischen Schmerzen leiden, sollte und muss ihr Einsatz in die Überlegungen zur Therapie einbezogen werden.

Therapie von Nebenwirkungen

Auf die Nebenwirkungen der NSAR wurde bereits im vorangehenden Abschnitt eingegangen. Selbst wenn Opioide bei Kindern mit Hämophilie selten eingesetzt werden, ist eine Kenntnis der möglichen Nebenwirkungen und deren Berücksichtigung bereits bei der Therapieplanung von großer Bedeutung. Insbesondere sind hier der Harnverhalt, die Obstipation, die Übelkeit und der gegebenenfalls starke Juckreiz zu nennen.

Gegen den Juckreiz reicht oftmals der orale Einsatz von Dimetinden (z. B. Fenistil®) aus. Zur Vermeidung einer Obstipation empfiehlt sich die Einnahme von Lactulose ab Therapiebeginn mit der Maßgabe regelmäßiger Toilettengänge. Gegen den Harnverhalt kann Butylscopolamin verabreicht werden, wenn beruhigende Worte, ein nasser Waschlappen auf den Unterbauch oder ein laufender Wasserhahn nicht ausreichen. Die nicht selten auftretende Übelkeit lässt sich gut mit Dimenhydrinat (Vomex®) beherrschen (Tabelle 22.5). Bereits nach kurzer Zeit nehmen diese Nebenwirkungen ab, weswegen die Komedikation rasch reduziert und abgesetzt werden kann.

Tabelle 22.5 Komedikation bei Opioidtherapie

Substanzgruppe	Wirkstoff (Präparatebeispiel)	Dosis pro Tag	Nebenwirkungen
Laxanzien	Lactulose	1–3 × 5–20 ml	Meteorismus
	Bisacodyl (Dulcolax®)	1–3 × 5–10 mg	Bauchschmerzen, Kolitis, Elektrolytverschiebungen
Spasmolytika	Butylscopolamin	0,3–0,6 mg/kg KG i. v. 10 mg p.o., 1–3 Supp.	Urtikaria, Dyspnoe, selten Blutdruckabfall und Schwindel oder schwere Überempfindlichkeitsreaktionen
Antiemetika	Dimenhydrinat (Vomex A®)	2.–6. Lj.: 75 mg 6.–12. Lj.: 150 mg	
	Ondansetron (Zofran®)	Ab 2. Lj. 2 × 4 mg	
	Haloperidol (Haldol-Janssen®)	3 × 0,01 mg/kg KG	Evtl. langsamer einschleichen. Cave: extrapyramidalmotorische Nebenwirkungen
Antihistaminika	Clemastil (Tavegil®)	Ab 1. Lj. 2 × 0,5–1 mg/kg KG	
	Dimetinden (Fenistil®)	Nach Alter 3 × 1 Tropfen/kg KG	
Ulkusprophylaxe	Ranitidin (Zantic®)	2 × 1–2 mg/kg KG	
	Magaldrat (Riopan® Magengel)	1–2 × ½–1 Beutel	Aluminium(intoxikation)

Lj. Lebensjahr

Je nach Alter muss besonders auch auf eine anfängliche Atemdepression geachtet werden, weswegen bei kleinen Kindern die initiale Einstellung mit Morphinderivaten (s. o.) stationär erfolgen sollte. Eine mögliche Medikamentenabhängigkeit stellt bei Kindern kein relevantes Problem dar.

22.2.5 Überprüfung des Erfolges und Optimierung der Therapie

Die Qualität der Schmerztherapie steht und fällt mit der zeitnahen Überprüfung des Behandlungserfolges. Dafür sollten mindestens einmal täglich anhand der NRS, Smiley- oder KUSS-Skala die Schmerzwerte erfasst und in einem Schmerztagebuch dokumentiert werden. Wie bereits erwähnt, lässt sich dies gut im ohnehin zu führenden Substitutionskalender integrieren. Ein wichtiger Punkt der Schmerzdokumentation ist die Angabe über das schmerzfreie Intervall, um Dosismenge und Dosierungsabstände optimieren zu können. So lässt sich einerseits die Therapie intensivieren und andererseits ein sinkender Schmerzmittelbedarf frühzeitig ermitteln.

Bei länger dauernden Schmerzzuständen muss immer wieder auch die Frage nach der Ursache der Schmerzen gestellt werden, um Fehldiagnosen zu vermeiden und die Therapie zu optimieren.

Die Schmerztherapie der Kinder und Jugendlichen mit Hämophilie ist häufig noch wenig differenziert und sehr stark auf die Gerinnungsfaktorensubstitution fokussiert. Um diesem Problem gerecht zu werden, bedarf es grundsätzlich eines interdisziplinären Therapieteams und eines differenzierten Therapiekonzeptes. Die eingesetzten Werkzeuge zur Schmerzerfassung sollten altersgerecht und standardisiert sein, dies trifft ebenso auf die Dokumentation zu. Das therapeutische Vorgehen ähnelt dem bei Erwachsenen. Unterschiede bestehen in den Dosierungen und bei einigen Medikamenten in der erhöhten Empfindlichkeit für die Nebenwirkungen. Darüber hinaus ist ein großer Teil der Präparate im Kindesalter nicht zugelassen. Der Erfolg der Schmerztherapie ist in hohem Maße von deren zeitnaher Überprüfung und Modifizierung abhängig.
Im Gegensatz zu Erwachsenen benötigen Kinder wesentlich mehr Hilfe bei der Formulierung ihrer Beschwerden und Wünsche. Die Verantwortung, schmerzhafte und beeinträchtigende Zustände zu erkennen und einer Therapie zuzuführen, liegt somit in einem hohen Maße bei den Eltern und Therapeuten.

Literatur

Cardwell M, Siviter G, Smith A (2005) Non-steroidal anti-inflammatory drugs and perioperative bleeding in paediatric tonsillectomy. Cochrane Database Syst Rev 2: CD003591)

Choiniere M, Melzack R (1987) Acute and chronic pain in hemophilia. Pain 31: 317–331

Hasiba U, Scranton PE, Lewis JH, Spero JA (1980) Efficacy and safety of ibuprofen for hemophilic arthropathy. Arch Intern Med 140: 1583–1585

Knijff-Dutmer EAJ, Kalsbeek-Batenburg EM, Koerts J, Laar MAF van de (2002) Platelet function is inhibited by non-selective non-steroidal anti-inflammatory drugs but not by cyclo-oxygenase-2-selective inhibitors in patients with rheumatoid arthritis. Rheumatology (Oxford) 41: 458–461

Ragni MV, Miller BJ, Whalen R, Ptachcinski R (1992) Bleeding tendency, platelet function, and pharmacokinetics of ibuprofen and zidovudine in HIV(+) hemophilic men. Am J Hematol 40: 176–182

Rattray B, Nugent DJ, Young G (2006) Celecoxib in the treatment of haemophilic synovitis, target joints, and pain in adults and children with haemophilia, Haemophilia 12: 514–517

Rodriguez-Merchan EC, Goddard NJ, Lee CA (Hrsg) (2002) Orthopädische Aspekte der Hämophilie. Stork, Bruchsal

Roth-Isigkeit A (2006) Zur Epidemiologie von anhaltenden und/oder wiederkehrenden Schmerzen bei Kindern. Monatsschr Kinderheilkd 154: 741–754

Santavirta N, Bjorvell H, Solovieva S, Alaranta H, Hurskainen K, Konttinen YT (2001) Coping strategies, pain, and disability in patients with hemophilia and related disorders. Arthritis Rheum 45: 48–55

Schoenmakers MA, Gulmans VA, Helders PJ, Berg HM van den (2001) Motor performance and disability in Dutch children with haemophilia: a comparison with their healthy peers. Haemophilia 7: 293–298

Spitzer A (1993) The significance of pain in children's experiences of hemophilia. Clin Nurs Res 2: 5–18, discussion 19–23

Steven MM, Small M, Pinkerton L, Madhok R, Sturrock RD, Forbes CD (1985) Non-steroidal anti-inflammatory drugs in haemophilic arthritis. A clinical and laboratory study. Haemostasis 15: 204–209

Turkmen C, Ozturk S, Unal SN et al. (2007) Monitoring of genotoxic effects of radiosynovectomy with Re-186 in paediatric age group undergoing therapy for haemophilic synovitis. Haemophilia 13: 57–64

Wallny T, Lahaye L, Brackmann HH et al. (2002) Clinical and radiographic scores in haemophilic arthropathies: how well do these correlate to subjective pain status and daily activities? Haemophilia 8: 802–808

Zernikow B (Hrsg) (2001) Schmerztherapie bei Kindern. Springer, Berlin Heidelberg

Abkürzungen und Glossar

AUC: Fläche unter der Konzentrations-Zeit-Kurve („area under the curve"). Im Rahmen der Entwicklung und Optimierung von Arzneimitteln spielen Bioverfügbarkeits- und Bioäquivalenzuntersuchungen eine wichtige Rolle. Unter der Bioverfügbarkeit eines Arzneimittels werden das Ausmaß und die Geschwindigkeit verstanden, mit der ein Arzneistoff bzw. der aktive Bestandteil eines Arzneimittels aus der pharmazeutischen Form freigesetzt, resorbiert und am Wirkort verfügbar wird. Da Arzneistoffkonzentrationen meist nicht direkt am Wirkort gemessen werden können, werden die Konzentrations-Zeit-Verläufe in der systemischen Zirkulation bestimmt und daraus die AUC sowie die beobachtete Maximalkonzentration (C_{max}) abgeleitet.

ATL: Aktivitäten des täglichen Lebens

ATL-Training: Bei der Prävention und Behandlung lernt der Patient, mit seinem Bewegungsapparat schonend umzugehen. Rückenschonendes Verhalten und gute Beinachsenbelastung werden in die Bewegungsabläufe des Alltags integriert. Mögliche Anpassung der Umwelt, wie Tisch- und Sitzhöhen, an die Vorgaben des eigenen Bewegungsapparates werden verdeutlicht. Die ergotherapeutische Behandlung, z. B. Selbsthilfetraining, An- und Ausziehtraining, wird unterstützt.

Behavioral: Verhaltensorientiert.

Beinachsentraining: Der Patient lernt, seine Beingelenke physiologisch zu belasten und die Beinstatik mithilfe zu beobachtender Kriterien zu kontrollieren.

Ceilingeffekt: Pharmakologischer Effekt, bei dem trotz Erhöhung der Dosierung keine Wirkungssteigerung einritt (Sättigungseffekt).

Coping, -strategie: Bewältigungsstrategie. Der Begriff stammt aus der Stressforschung und bezeichnet die kognitiven und verhaltensorientierten Anstrengungen, die ein Individuum unternimmt, um bestimmte innere und/oder äußere Anforderungen zu bewältigen, die seine Ressourcen stark beanspruchen oder sogar überschreiten.

CPM: Bewegungsschiene („continuous passive motion"), die für Sprunggelenk, Knie, Hüfte oder Schulter langsame passive Bewegungen überträgt. Dies kann gradweise gesteuert und beliebig oft wiederholt werden.

CP-Strom: Diadynamischer Strom nach Bernard. Reizstrom mit sinusförmigen Impulsen, der schmerzlindernd und durchblutungsfördernd wirkt.

Cryotron: Gerät zur Anwendung der Kältereiztherapie (Kryobehandlung, s. d.). Dabei wird Kälte mit Druck auf die Körperoberflache „geblasen".

E-Technik: Die Methode wurde von Peter Hanke entwickelt. Durch bewusste Ausnutzung vorhandener Bahnungs- und Hemmmechanismen des Nervensystems – unter Berücksichtigung der motorischen und sensorischen Entwicklung – werden pathologische Funktionsmuster verändert, wird die Balance wiederhergestellt.

Exterozeptoren: Rezeptoren, die nahe an der Hautoberfläche liegen und auf Druck, Berührung, Vibration oder Wärme reagieren.

Facettenblockade: Schmerzbehandlung der kleinen Wirbelgelenke (Facettengelenke). Mithilfe eines bildgebenden Verfahrens (z. B. CT) werden Medikamente zielgenau an die kleinen Wirbelgelenke gespritzt.

Faradisation: Anwendung eines unterbrochenen (faradischen) Stroms zur Muskelkräftigung.

FBL: Funktionelle Bewegungslehre nach Klein-Vogelbach. Bestehende artikuläre oder vertebragene Beschwerdebilder und Funktionsstörungen werden verbessert oder beseitigt, alltägliche Funktionsabläufe optimiert. Die Behandlungsstrategie besteht aus mobilisierender Massage, Widerstandsübungen und hubfreier bzw. hubarmer Mobilisation.

First-Pass-Effekt: Eigenschaft einiger Arzneistoffe, bereits vor bzw. während ihrer ersten Passage („first pass") durch die Leber zu einem hohen Anteil durch biochemische Reaktionen abgebaut bzw. deaktiviert zu werden. Der First-Pass-Effekt lässt sich durch parenterale, sublinguale oder rektale Gabe umgehen.

Galvanotherapie: Anwendung des elektrischen Gleichstroms zur Behandlung organischer Erkrankungen oder funktioneller Störungen, z. B. des Bewegungsapparates oder des Nervensystems.

Gangschulung: Gangtypische Synergismen und Bewegungsmuster werden geübt. Der Therapeut schult die Reaktivität des Bewegungsablaufes. Dabei werden Gang, Tempo, Spurbreite und Schrittlänge therapiert. Hierzu sind verbale, taktile und manipulative Hilfen notwendig.

Gedankenstopp: Verhaltenstherapeutische Technik zur Unterbrechung unerwünschter Gedankenströme.

Imagination: Psychotherapeutisches Verfahren, das mit inneren Bildern und Vorstellungen arbeitet.

Heiße Rolle: Spezielle Wärmetherapie durch das Anlegen von mit heißem Wasser getränkten, aufgerollten Frottiertüchern mit starker Wärmeintensität. Diese Behandlungsform ist auch als tonusmindernde Vorbehandlung für eine nachfolgende Krankengymnastik und/oder Massage angezeigt.

Hochvolttherapie: Reizung mit sehr kurzen Impulsen und einer hohen Spannung von ca. 550 Volt. Hochvoltreizströme besitzen das gleiche Wirkspektrum wie herkömmliche Reizströme und werden hauptsächlich zur Schmerzlinderung, Durchblutungsverbesserung und Muskelreizung eingesetzt. Keine Kontraindikation bei Implantaten.

Iontophorese: Einschleusen eines entzündungshemmenden Mittels in die Haut unter Anwendung des galvanischen Stroms.

Kognitive Umstrukturierung: Verhaltenstherapeutische Technik, mit der dysfunktionale Kognitionen (Einstellungen, Bewertungen, Überzeugungen) verändert werden.

Konditionierung, klassische: Beim klassischen Konditionieren (Lernen) wird ein unbedingter Reiz, der eine unbedingte reflexhafte Reaktion auslöst, mit einem anderen neutralen Reiz zeitlich gekoppelt. Der zuvor neutrale Reiz löst dann – nach zumeist häufigen Wiederholungen – (fast) die gleiche Reaktion aus (bedingte Reaktion) und wird zum bedingten Reiz.

Konditionierungsprozess: Unter Konditionierungsprozessen versteht man in der Lernpsychologie das Erlernen von Reizreaktionsmustern. Man unterscheidet die klassische und die operante Konditionierung (s. operantes Lernen).

Kontrollerleben: Überzeugung eines Individuums, eine Situation durch eigene innere und/oder äußere Reaktionen so beeinflussen zu können, dass sie weniger belastend erlebt wird.

Kryobehandlung: Anwendung von Eis zu therapeutischen Zwecken. Durch verschiedenartige Anwendungsformen mit unterschiedlichen Einwirkzeiten sollen Selbstheilungsprozesse unterstützt werden. Anwendungsformen sind Eisbeutel, Silikatkompressen (Kryopack), Eismassage, Eisabreibung, Eistauchbad und Ganzkörperkältetherapie.

Lymphangiomotorik: Eigenständige pumpende Tätigkeit der Muskulatur des Lymphangions, die aber auch vom autonomen Nervensystem und von verschiedenen Signalstoffen beeinflusst wird.

Manuelle Therapie: Jede zu beobachtende Winkelbewegung ist verbunden mit einer mehr oder weniger großen Roll-Gleit-Bewegung zwischen den beiden Gelenkpartnern. Das Funktionieren der Roll-Gleit-Bewegung ist Voraussetzung für die Winkelbewegung. Wesentliche Aspekte der manuellen Therapie sind die Beurteilung und Wiederherstellung dieser intraartikulären Bewegungen. Das heißt, der Therapeut versucht, mit spezifischen gelenknahen Griffen, Dehnungen der verkürzten Muskelgruppen und Kräftigung der zu schwachen Muskeln eine physiologische Beweglichkeit zu erreichen. Darüber hinaus umfasst das Befund- und Behandlungskonzept der manuellen Therapie heute alle Strukturen des Bewegungsapparates.

Marnitz-Massage: Triggerpunktbehandlung nach Marnitz. Reflektorische Wirkung auf die Schmerzareale durch besondere Massage der Triggerpunkte. Der Therapeut setzt zunächst Techniken der klassischen Massage ein, arbeitet dann aber überwiegend mit Friktionen oder einfach mit lang anhaltendem, dehnendem Druck.

Mechanotherapie: Medizinische Behandlung durch mechanische Beeinflussung des Körpers in Form von Massage, Krankengymnastik und Behandlung mit Apparaten.

MET: Muskelenergietechnik (siehe PIR).

MTT: Medizinische Trainingstherapie. Rein aktive Behandlungsform mit Geräten und Zugapparaten.

Neuroplastizität: Die neuronale Plastizität ist die Fähigkeit des Gehirns, seine eigene Struktur und Organisation den veränderten biologischen Grundlagen (z. B. Läsionen) und Anforderungen (z. B. Lernen) anzupassen. Hierbei handelt es sich um einen kontinuierlichen dynamischen Prozess.

NMDA: NMDA-Rezeptoren gehören zu den ionotropen Glutamatrezeptoren. Das sind Ionenkanäle in der Zellmembran, die durch die Bindung ihres Liganden Glutamat aktiviert werden.

Nonresponder: Proband oder Patient, der auf ein bestimmtes Verfahren (z. B. Medikament, Operation) nicht oder nicht wie erwartet anspricht.

NRS: Numerische Ratingskala. Sie ist wie die VAS (s. d.) eine Selbsteinschätzungsskala zur Beurteilung von Schmerzen.

Operantes Lernen: Beim operanten Lernen (Konditionieren) wird Verhalten durch positive oder negative Konsequenzen (Verstärker) in der Häufigkeit seines Auftretens verändert.

Phonophorese: Per Schallwellen (oft Ultraschall) geförderte Applizierung von Wirkstoffen.

PIR: Postisometrische Relaxation. Der zu entspannende Muskel arbeitet in einer schmerzfreien, bestmöglichen Dehnstellung gegen geringen Widerstand mindestens 10 Sekunden lang statisch. Der Patient nimmt die darauf folgende Entspannung wahr. Sobald der Therapeut die Entspannung der Muskulatur spürt, verstärkt er durch langsames Bewegen die Dehnung. Der Vorgang wird aus der neu erreichten Einstellung mehrmals wiederholt. Die Technik wird je nach Schule als PIR, Muskelenergietechnik (MET) oder auch neuromuskuläre Technik (NMT) bezeichnet.

PNF: Propriozeptive neuromuskuläre Faszilitation. Das Zusammenspiel der neuromuskulären Einheit wird durch gezielte Reize der Proprio- und Exterozeptoren (s. d.) erleichtert. Dies wird durch standardisierte Bewegungsmuster für die Extremitäten, den Kopf, die Schulterblätter, das Becken und den Rumpf erreicht. Sie verlaufen entsprechend dem diagonalen Verlauf der Muskulatur in den Körperdiagonalen.

Progressive Muskelrelaxation nach Jacobson: Diese Heilmaßnahme wirkt über muskuläres Anspannen und bewusstes Loslassen willentlich unmittelbar zugänglicher

Muskelgruppen durch zentrale Generalisierung der Entspannung. Sie aktiviert in kurzer Zeit die einem Organismus zur Verfügung stehende Regenerationsmöglichkeit der Entspannung. Damit können stressbedingte funktionelle Störungen reduziert werden.

Propriozeptoren: Diese Rezeptoren registrieren den Spannungszustand sowie die Bewegung der Skelettmuskulatur und der Gelenke. Sie sind essenziell für die Kontrolle der Körperhaltung. Propriozeptoren sitzen in Sehnen, Muskeln und Gelenken und sind Bestandteil der Tiefensensibilität. Zu ihnen zählen die Muskelspindel, das Golgi-Sehnenorgan, das vestibuläre System und die Nozizeptoren.

Proteasehemmer: Moleküle, die Peptidasen (alter Name: Proteasen) hemmen und damit den Abbau von Proteinen verhindern können.

Psychobiologisches Schmerzkonzept: Erklärungsmodell, das chronischen Schmerz als Resultat komplexer Wechselbeziehungen zwischen organischer Disposition, aversiven internen und externen Reizen, unzureichenden Bewältigungskompetenzen und spezifischen Schmerzreaktionen und Schmerzkonsequenzen beschreibt.

Radiosynoviorthese: Intraartikuläre Injektion von Radionukliden zur Zerstörung der oberen hypertrophen synovialen Zellschichten.

Reischauer Blockade: Infiltration einer Nervenwurzel mit Lokalanästhetika und Antibiotikazusatz.

Respondentes Lernen: Lernprozesse, die durch klassisches Konditionieren (s. d.) hervorgerufen werden.

Reverse Transkriptase: Auch RNA-abhängige DNA-Polymerase. Enzym, welches die Umschreibung von RNA in DNA katalysiert.

RT-PCR: Reverse-Transkriptase-Polymerase-Kettenreaktion. Kombination aus zwei Methoden der Molekularbiologie – reverse Transkriptase und Polymerase-Kettenreaktion – , um die Genexpression von spezifischen Genen in Zellen, Geweben oder Blutserum nachzuweisen. Verwendet wird die RT-PCR in Forschung und Diagnostik.

Sakrale Überflutung: Injektion eines Lokalanästhetikums in den spinalen Raum durch den Hiatus sacralis am Steißbein.

Schmerzkontingente Planung: Planung in Abhängigkeit vom Schmerz.

Schmerzmodulation: Veränderung der Intensität und Qualität des Schmerzempfindens infolge von psychologischen und neurologischen Verarbeitungsprozessen.

Somatosensorisch: Die Sinnesreize betreffend, die aus der Haut und den tieferen Strukturen im Inneren des Körpers stammen: Berührung, Druck, Temperatur, Vibration, Schmerz.

Stangerbad: Hydroelektrisches Vollbad. Der Patient sitzt in einer mit Wasser gefüllten Badewanne und wird von konstantem Gleichstrom (Galvanotherapie, s. d.) durchflutet.

Stemmführung nach Brunkow: Sonderform der PNF (s. d.). Krankengymnastisches Behandlungskonzept zur Korrektur fehlerhafter Bewegungsabläufe, bei dem durch gedacht oder tatsächlich ausgeführte Stemm- bzw. Schubbewegungen der Hände oder Füße eine Muskelanspannung aufgebaut wird, die sich dann bis in den Rumpf fortsetzt.

Strom, faradischer: Unsymmetrischer, durch Unterbrecherschaltung erzeugter Wechselstrom (siehe Faradisation).

Substanz P: Ein aus 11 Aminosäuren bestehendes Neuropeptid. Es gehört zur Gruppe der Neurokinine und wird von Nervenzellen, aber auch von Leukozyten gebildet. Der Buchstabe P stand ursprünglich für „powder", weil die Substanz als Pulver vorlag, heute wird das P als „pain" (Schmerz") interpretiert. Substanz P wurde zunächst als Neurotransmitter bei Schmerzrezeptoren (Nozizeptor) und schmerzleitenden C-Fasern angesehen. Wird ein solcher Rezeptor stärker erregt, setzt er Substanz P frei. Substanz P spielt aber auch als Modulator bei Entzündungen eine Rolle. Bei lokalen Entzündungen wird sie von den afferenten Neuronen der Spinalnerven und in Projektionsbahnen des Rückenmarks gebildet.

Synoviozyten: Fibroblasten der Gelenkinnenhaut (Synovialis).

Terrier-Massage: Massage der reflektorisch verspannten Muskulatur in Abhängigkeit von der Gelenkstellung. Die Extremität wird in eine bestimmte Stellung gebracht und dann der stellungsspezifische Muskeltonus gesenkt.

Träbert-Strom: Ultrareizstrom, nach Helmut Träbert benannt. Er gehört zur Gruppe der Niederfrequenzströme und wirkt analgetisch und detonisierend.

TCM: Traditionelle chinesische Medizin. Darunter werden verschiedene volksmedizinische Behandlungsmethoden und Bewegungsformen bezeichnet, die in China vor über 2000 Jahren begründet und über die Jahrhunderte hinweg weiterentwickelt wurden. Zu den TCM-Verfahren gehören die Arzneitherapie, die Akupunktur und Moxibustion (Erwärmung von Akupunkturpunkten), die Massage (Tuina Anmo), eine am Wirkmechanismus der Arzneien orientierte Diätetik und Bewegungsübungen wie Qigong und Taijiquan.

Triggerpunkte: Kleine palpable Verhärtungen im Muskel, die auf Druck schmerzhaft reagieren.

VAS: Visuelle Analogskala. Sie wird häufig in der Schmerzforschung eingesetzt. Meistens handelt es sich um eine Linie, deren Endpunkte extreme Zustände darstellen, wie z. B. kein Schmerz bis unerträglicher Schmerz. Die subjektive Empfindung wird durch einen vertikalen Strich auf der Linie markiert. Der angegebene Wert wird als Prozentzahl oder mit einer definierten Skala, meist von 0 bis 10, quantifiziert.

Vojta-Therapie: Die Therapie beruht auf Beobachtungen von Bewegungsabläufen der motorischen Entwicklung im 1. Lebensjahr. Der Kinderneurologe Vojta fand heraus, dass man in die Steuerung des Gehirns eingreifen kann, um Haltung und Bewegung zu beeinflussen. Diese Bewegungsmuster sind bei vielen Befunden und Diagnosen in der Traumatologie und Orthopädie therapeutisch anwendbar. Dabei wird die reflektorische Muskelaktivität im Sinne der Korrektur von Fehlhaltungen und für die Reduktion gelenkbelastender Aktivitäten genutzt. In definierten Ausgangsstellungen lassen sich durch das Reizen von Periostzonen – auch in Kombination mit einer Dehnung – auf die Muskulatur globale Reflexmuster im Sinne der Fortbewegung auslösen. Die entstehende „Reflexlokomotion" entspricht stets Fortbewegungsmustern im Kreuzgang und breitet sich auf dem gesamten Bewegungsapparat aus.

Wärmebehandlung: Behandlung mit Rotlicht oder Heißluft zur Durchblutungsförderung, Muskeldetonisierung und Schmerzdämpfung. Der therapeutische Effekt kann zusätzlich durch Verwendung sog. feuchter Wärme (zusätzliche Auflage feuchtwarmer Tücher auf der Haut) variiert werden. Diese Behandlungsform ist insbesondere als tonusmindernde Vorbehandlung für eine nachfolgende Krankengymnastik und/oder Massage angezeigt.

Zeitkontingente Planung: Planung nach einem festen Zeitschema.

Zellenbad: Beim elektrogalvanischen 2/4-Zellenbad handelt es sich um ein hydroelektrisches Teilbad mit zwei Arm- und/oder Fußbecken, die mit 37 °C warmem Wasser gefüllt sind.

Zytochromsystem: Gruppe verschiedener biologischer Katalysatoren, die hauptsächlich in der Leber vorkommen. Das Zytochromsystem des Darms spielt bei der medikamentösen Therapie eine wichtige Rolle, da es Arzneistoffe bereits während der Passage durch die Darmschleimhaut abbauen kann.